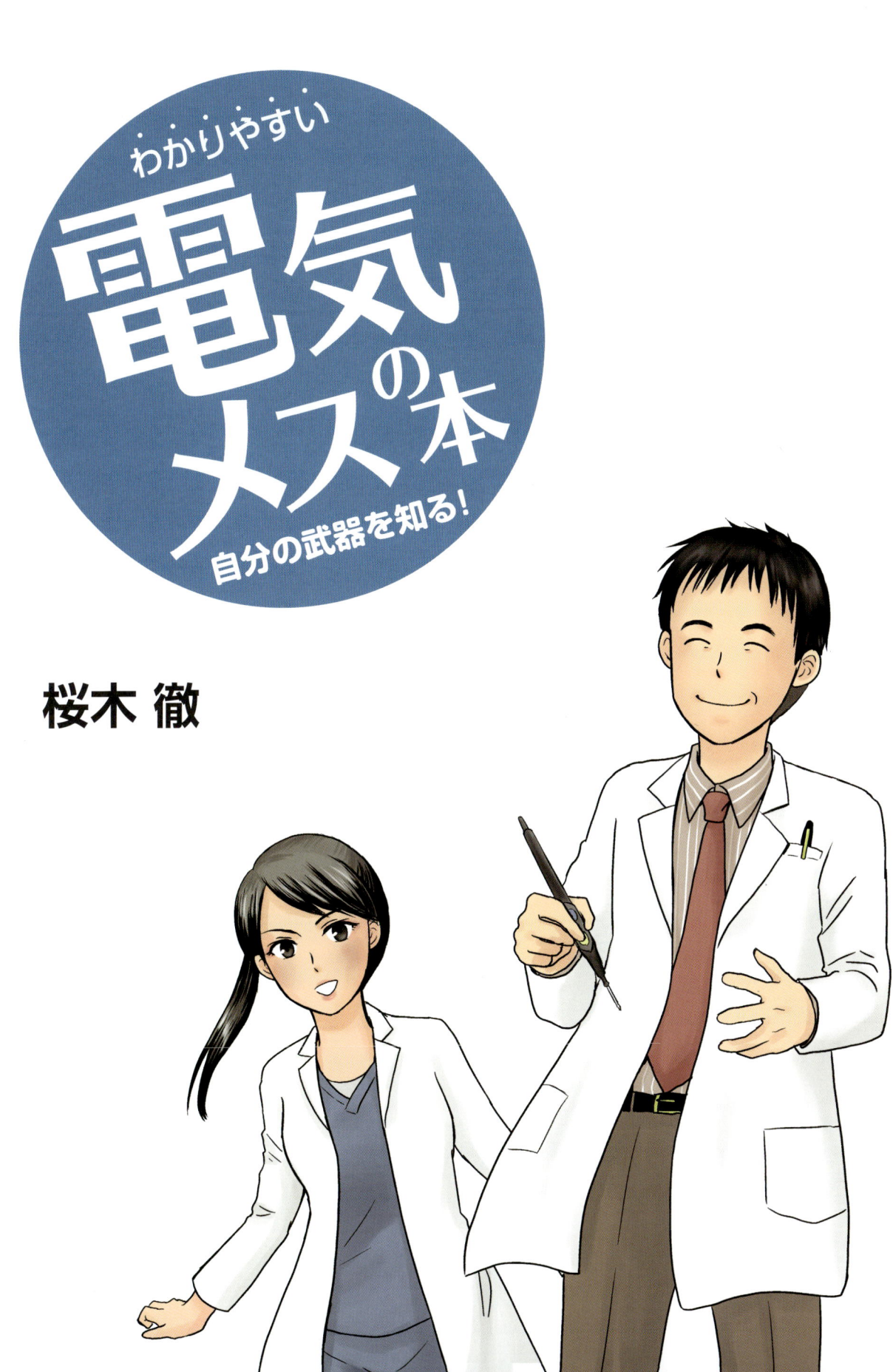

は じ め に
―宮本武蔵　五輪書　著者の解釈―

　"武道具の利をわきまゆるに，いづれの道具にても，おりにふれ，時にしたがい，出会もの也."

☞どんな武器であっても，使う機会，タイミングに応じて，それが最大限の力を発揮する潜在能力を有する．

　これは私の愛読書である，宮本武蔵の『五輪書　地の巻』の一節です．現代の外科医にとって，電気メスは"武器"であり，多種多様なモードの潜在能力をいかに発揮させるかが，手術成績を左右するのではないかと考えています．

　"道具以下にも，かたわけてすく事あるべからず．あまりたる事はたらぬこととと同じ事也．人をまねせず共，我身に随ひ，武道具は手にあふやうにあるべし．将卒共に物にすき，物を切らふこと悪し．工夫肝要也."

☞道具だけに限ったことではないが，好き嫌いをはっきりさせてはいけない．自分の好みに必要以上にこだわることは，その好みのものの多面性を熟知していないことに等しい．（好き嫌いではなく，また）人のまねをするのでもなく，自分の身の丈に合わせて，武器の本質を正しく自分の手におぼえこませる必要がある．（戦場において）指揮をする者も，（指揮をうけて）最前線で戦う者も，武器の好き嫌いがあってはいけない．武器の特性を考察し，最大限の効果を発揮することが大切である．

2014 年 3 月

桜木　徹

推薦の言葉

　電気メスを使用せずに手術を行うことは，包丁を持たずに料理することに匹敵するくらい考えられないことです．電気メスほど廉価で使いやすいエネルギーデバイスはない，と外科医の誰もが感じているに違いありません．しかし，一体，どれほどの数の外科医が電気メスの原理や使い方を熟知して使用しているでしょうか？

　電気メスは基本的に人間の組織に電気を流す装置で，局所に高い熱を発生させて切開・凝固を行います．一歩間違えれば極めて危険な「武器」にもなりますが，「自分の武器を知る」という副題があるのは，多くの外科医は日常使用している武器をもっと知るべきである，という桜木先生の熱いメッセージがこの本に込められているからだと思います．

　私は，2006年12月，九州のある都市で，本書の第7，8章で紹介されている新しい概念の電気メス「VIO」に関する講演をしていました．そのときに，目を輝かせて参加していたのが桜木先生でした．それ以後，桜木先生は独自に，電気メスのすべてにわたって勉強し，マスターしたのです．

　少なくとも日本には，電気メスの基礎から臨床まで記載されている教科書は全くといっていいほど存在しないなかで，このような誰でもわかる，『わかりやすい電気メスの本』を著したことに敬意を表したいと思います．桜木先生が日本で電気メスについて最も詳しい外科医であることは間違いありません．

　電気メスはなぜ切れるのか？という第1章のタイトルは，まさに電気メスを理解する一歩です．切開モードと凝固モードは何が違うのか？そして，臨床で使用されているラジオ波焼灼やベッセルシーリングといわれる新しいエ

ネルギーデバイスも，すべて電気メスであることに気づくでしょう．

　この本は難しい電気メスの参考書ではなく，漫画を見ながら楽しく一気に読破できる本です．そして，何回も何回も読んでいくうちに，電気メスの深さがわかり，電気メスの魅力にとりつかれていくことは間違いありません．この本を読み終えれば，きっと外科医は電気メスを見る目が変わり，今までと異なる電気メスの使い方をするに違いありません．組織の種類や切開・凝固の深さに応じて電気メスの条件を変更するようになるでしょう．それは，料理のプロが食材によって包丁を変えたり，切り方を変えることと同じなのです．

　もちろん外科医のみならず，臨床工学技士や手術室の看護師にもとても役立つ内容です．第11章では対極板の役割について，わかりやすく記載されており，体を流れる電気からいかに患者を守るかが理解できます．手術に関わる外科医，看護師，臨床工学技士などすべての医療従事者は，電気メスを使用する前に，何が何でもまずこの『わかりやすい電気メスの本』を必ず読んでください．

2014年3月

埼玉医科大学国際医療センター　病院長・消化器外科教授

小山　勇

目次

▶ 序章　電気メス（高周波手術装置）に興味のある方へ　　10

1　金属のメスで直接切れば血が出ます　　11
2　電気メスのコンセプトは「血を出さないで切る」　　12
3　雷から放電を考える　　14
4　ジュール熱とは　　16
もっと深く!!　①体内諸臓器の抵抗値を考える　　17

▶ 第1章　電気メスはなぜ切れる？　主役はジュール熱，放電は脇役　　18

1　電流は患者さんの身体の中を流れている　　19
2　ジュール熱と放電熱　　20
　　a　主役は内側の熱：ジュール熱／20　　b　放電による急激な熱上昇：放電熱／20
3　それでは，なぜ切れるか？　　22
4　電流密度の高い状況がなぜ必要か？　　24
5　なぜ「連続的な電流」が必要なのか？　　26
もっと深く!!　②究極の1点―電気メスの場合はアーク放電を利用する　　26

▶ 第2章　人体はなぜ感電しないのか？　　28

1　感電とは？　　29
2　電気メスの電流は高周波を使用している　　30
3　人体で試してみました　　31
もっと深く!!　③どれくらいの周波数の高周波電流を用いなければならないのか？　　33

▶ 第3章　そもそも凝固 coagulation とは何？　　34

1　凝固の定義　　35
2　身近な蛋白質の変性から考えてみよう　　37
3　熱が細胞に与える影響は？　　38
4　熱が生体の蛋白質に与える影響まで掘り下げてみよう　　39
エナジー・マスターへの道　① Media(plasma cloud, steam envelope) という考え方　　42

▶ 第4章　放電凝固 fulguration の理論　主役は放電熱，ジュール熱はかすんでしまう　　44

1　放電による凝固モードの基本は断続波である　　45
2　デューティーサイクル duty cycle とは？　　47

3　クレストファクターとは？ ………………………………………………… 50
　　4　放電凝固モードでは組織に触れず，高い電圧をかける ………………… 51
　　もっと深く!!　④バジング buzzing について …………………………… 53
　　もっと深く!!　⑤飛び込みで考える切開と凝固 ………………………… 56
　　エナジー・マスターへの道　②ソフト凝固 SOFT COAG を考えるための基本用語 ……… 59

▶第5章　ソフト凝固 SOFT COAG（無放電凝固）とは？　62

　　1　ソフト凝固 SOFT COAG は放電を必要としない …………………………… 63
　　2　無放電凝固と比較して考えてみる ………………………………………… 64
　　3　先端電極としてボール電極，IO 電極が有用 ……………………………… 66
　　　　a ボール電極／66　b IO（イオ）電極／68
　　4　エフェクト（電圧）が低いと，凝固層が深くなる ……………………… 70
　　5　ソフト凝固は万能ではない ………………………………………………… 71
　　もっと深く!!　⑥単極電極による凝固の経時的変化 …………………… 73
　　エナジー・マスターへの道　③切開 Cut と凝固 Coag のパラドックス ……… 75

▶第6章　近代電気メスの仕組み　電気凝固システムの基本的な回路から考える　76

　　1　一般的な電気メスの仕組み ………………………………………………… 77
　　2　ラジオがなぜ聞こえるか？から考えてみよう …………………………… 78
　　3　スパークギャップ方式から真空管へ ……………………………………… 80
　　4　トランジスタ導入―現在の回路の完成 …………………………………… 81
　　もっと深く!!　⑦なぜ放電を利用して発振回路がつくれるか？ ……… 84

▶第7章　なぜ VIO は優れているのか？　86

　　1　CPU を搭載した電気凝固システム ………………………………………… 87
　　2　VIO の各種モードについて ………………………………………………… 87
　　3　これが VIO の真骨頂―出力の自動制御 …………………………………… 88
　　4　自動制御のアルゴリズム …………………………………………………… 90
　　もっと深く!!　⑧実は電圧も変化している …………………………… 92
　　もっと深く!!　⑨パワーピークシステム（PPS）とは ………………… 93

▶第8章　VIO の代表的な各種モード　94

　　1　定格負荷抵抗値とは？ ……………………………………………………… 96
　　2　それでは電気メスではどうなっているのか？ …………………………… 97
　　3　それぞれのモードの特徴 …………………………………………………… 99

a オートカット／100　　b ハイカット／101　　c ドライカット／103
　　　d スイフト凝固／104　　e ドライカット○,スイフト凝固○／105
　　　f クラシック凝固／107　　g フォースド凝固／108　　h スプレー凝固／108
　　　i ソフト凝固／110
　　もっと深く!!　⑩ VIO の定格負荷抵抗はどのように考えるのか？ ………………………… 111

▶ 第9章　ForceTriad™　エネルギープラットフォーム　　112

　1　ForceTriad™ の各種モード ……………………………………………………………… 114
　　　a Pure Cut／115　　b Blend／115
　　　c Fulgurate／115　　d Spray／115
　2　では,Valleylab™ モードは？動物実験の結果を比較して考えてみる ……………… 117
　3　なぜこのような高いパフォーマンスが再現可能か？ ………………………………… 118
　4　グラフで見る ForceTriad™ のモード ………………………………………………… 120
　5　VIO300D と比較して考える ForceTriad™ …………………………………………… 121
　　　a 混合モード／121　　b ドットモード／122
　　　c "ファルギュレート" モード／123　　d Force Fx™／124

▶ 第10章　バイポーラデバイス
　　　　　すべてのエネルギーデバイスは,バイポーラ（双極）である　　126

　1　バイポーラデバイスの基本的な考え方 ………………………………………………… 127
　　　a バイポーラ凝固装置の作用機序／128　　b マッシュルーム現象／129
　2　VIO のバイポーラシステム ……………………………………………………………… 131
　　　a バイポーラカット／131　　b バイポーラソフト凝固／133
　　　c バイポーラフォースド凝固／135
　3　BiClamp® ………………………………………………………………………………… 136
　　　a BiClamp® の理論／136　　b BiClamp® のクランプ能力の検証／139
　4　LigaSure™ ……………………………………………………………………………… 140
　　　a LigaSure™ の歴史／140　　b LigaSure™ の驚くべき能力／141
　　　c LigaSure™ は主に電流制御／142
　　　d LigaSure™ は modulation（出力をしない時間帯）がない／143
　　　e ハンドピースを選ぶ楽しみ／144
　5　ENSEAL® ………………………………………………………………………………… 144
　　　a I-Blade™ を使用した "I"Beam cutting mechanism／145
　　　b Polymer Temperture Coefficient と Smart Electrode Technology／146
　　　c RF60 接続 ENSEAL® の Pitfall ①マッシュルーム現象／147
　　　d Pitfall ②適用する組織／149

6　3つのシーリングデバイスの比較―では，どれを使用するか？ ················· 150
　　　　　a 機能の比較／150　b 経済的比較／152
　　　　　c 新しいENSEAL®の本体の出現―二刀流はどんな効果を生み出すか？／152
　　もっと深く!!　⑪RF60接続ENSEAL®の高い耐圧性を再考察する ················· 155

▶ 第11章　対極板の役割は「縁の下の力持ち」It works behind the scenes！　156

　　1　対極板部位でなぜ熱傷が起こりえるのか？ ··· 157
　　2　対極板発展の歴史 ·· 158
　　　　　a ディスポーザブル対極板／158　b 導電型と容量型／159
　　3　ほとんどの対極板は分割型 ··· 160
　　4　VIOの対極板の貼付方向は決まっている ·· 162
　　5　他の対極板は，貼る方向を考える必要があるのか？ ·· 164

▶ 第12章　電気メスの原理　放電現象を中心に　166

　　1　放電現象とは ·· 167
　　2　アーク放電 ·· 170
　　3　高周波放電 ·· 171
　　4　生体の電気的性質 ··· 173
　　　　　a 導電率 σ／174　b 誘電率（誘導率）ε，比誘電率 $\varepsilon/\varepsilon_0$／174
　　　　　c 電気的特性からみた細胞／175　d 電気的特性からみた生体／175
　　　　　e 生体電気特性の周波数依存性／176
　　5　生体の熱伝導 ·· 178
　　もっと深く!!　⑫アーク放電をさらに深く考えてみる ·· 181
　　エナジー・マスターへの道　④Ecosurgery ·· 184

▶ 最終章　一歩だけ，前に　電気メスの歴史　188

　　1　原始的な止血法と生体物理学としての発見 ·· 190
　　2　CushingとBovieの功績 ·· 191
　　3　真空管の導入 ·· 192
　　4　真空管からトランジスタへ―ソリッドステート型電気メスの到来― ··········· 192
　　5　スプレーモードの創始―電気メス装置に新風を吹き込む― ······························· 194
　　6　CPU搭載へ ·· 194
　　7　付属品の発達 ·· 195
年　表 ·· 197
参考文献・参考資料 ·· 201
索　引 ·· 203

序章 電気メス（高周波手術装置）に興味のある方へ

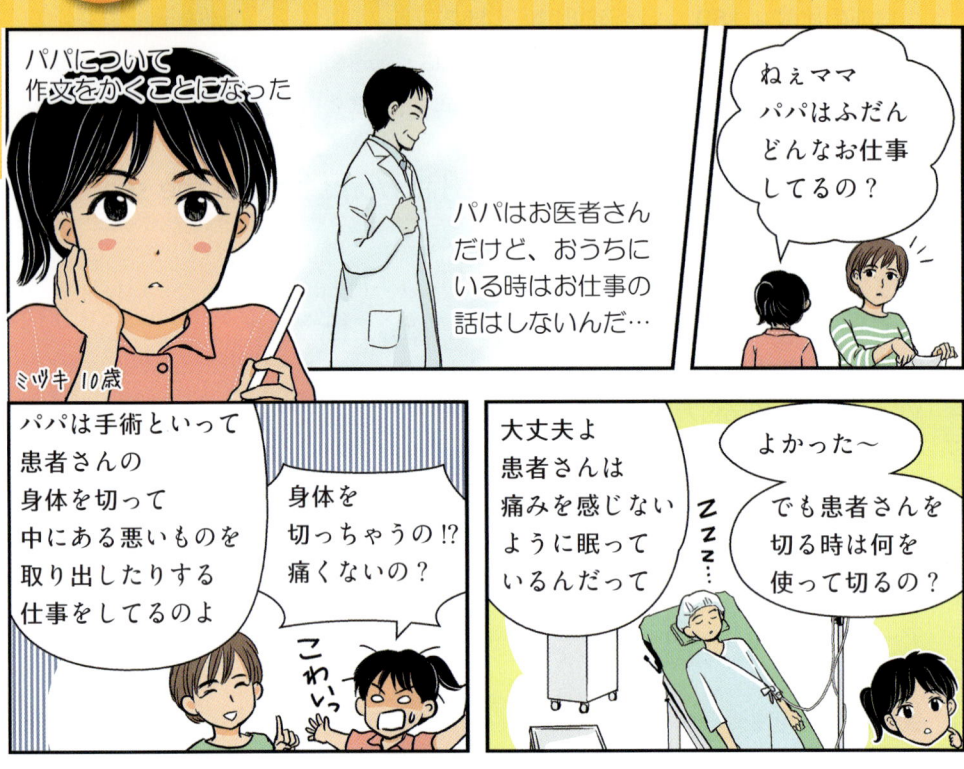
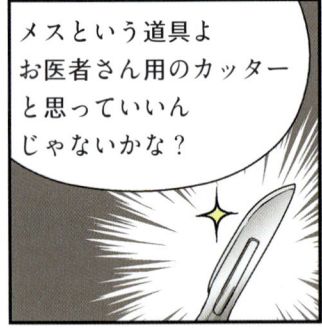
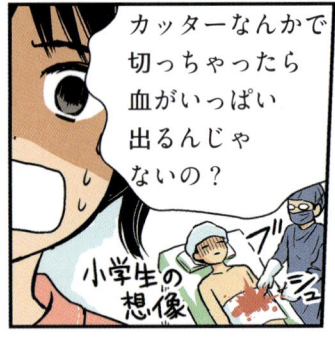
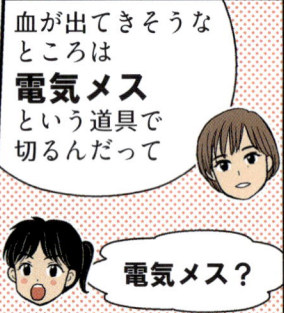
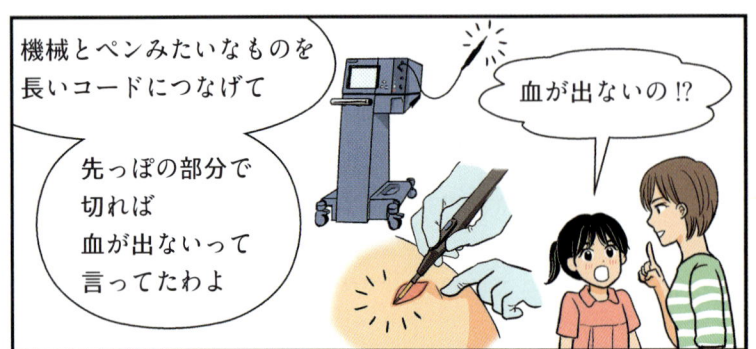
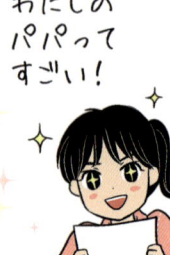

序章 電気メス（高周波手術装置）に興味のある方へ

本書のコンセプトは，電気メスについてできるだけわかりやすく解説することです．その理由は，読者として予想される外科系の医師や臨床工学技士の方々だけではなく，これから医師を，特に外科医を目指そうとする若い世代の高校生や，医学部の学生，また現在工学や電気関係の大学あるいは専門学校で勉強されていて医療技術の開発に興味をもたれている方々，そして手術室の看護師さんたちにも，ぜひ読んでいただきたいからです．

ご存知のとおり，現在，医療従事者は厳しい状況におかれており，外科医を志す若い方々も減少傾向にあるとの話も聞きます．本書を読んで，外科系を目指す若者，医師の卵が少しでも増えてくれたらと思います．

電気メス（高周波手術装置）は，われわれ現役の外科医にとって当たり前の医療器具です．しかし，外科手術に携わったことのない方々には，医学部の学生でさえ電気メスがどのようなものか，理解できないと思います．そこでまず，電気メスの外観と簡単なコンセプトをお伝えします．

 金属のメスで直接切れば血が出ます

まずは，最も基本的なメスから説明します．いわゆる刃物です．先が尖ったものから，丸くなっているものもあり，用途に応じて使い分けます（図0-1）．メスの持ち方はいろいろですが（図0-2），最も正確に切れると思う方法で把持すればよいと思います．これらのメスには血を止める働きはありませんので，どのような状況でも多少なりとも出血します．

通常，皮膚を切るときはこれらのメスを用い，電気メスで皮膚を切ることはありません

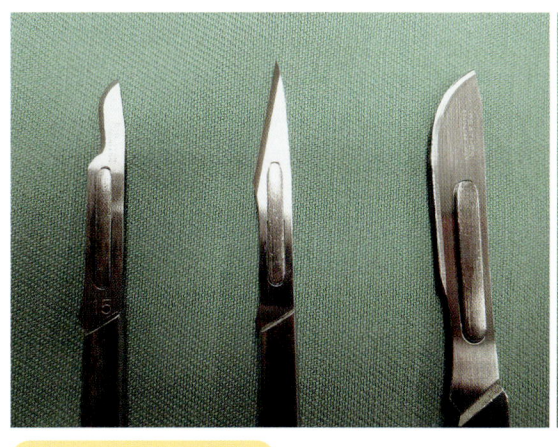

図0-1 メスの刃（各種）

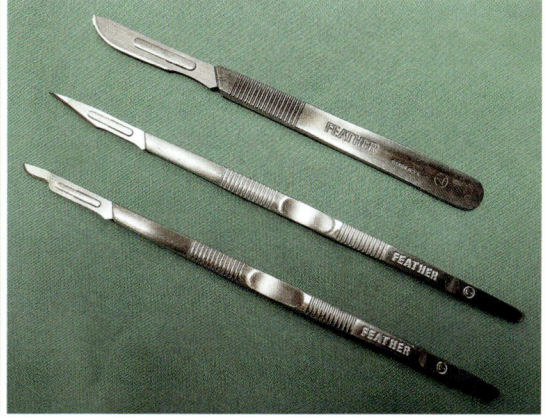

11

用途に応じて個人個人が使用しやすい持ち方をすればよい

a
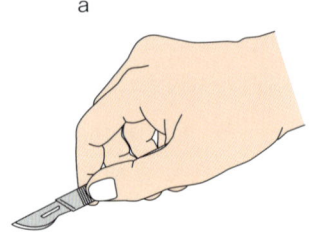
b
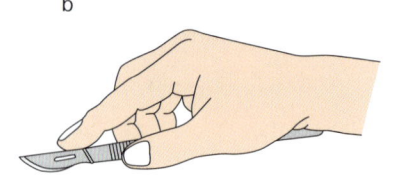
c
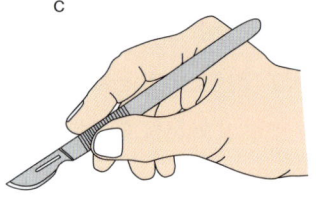

図0-2　メスの持ち方

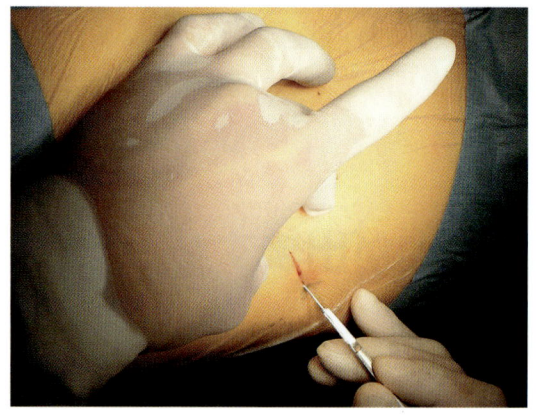

図0-3　金属のメスで皮膚を切る

（図0-3）．なぜなら，皮膚は抵抗値が高いからです（もっと深く!!①）．抵抗値の高い皮膚を電気メスで切開するには，抵抗の高いところに電流を流さなくてはなりませんので，非常に高い電圧を要し，皮膚がやけどを起こして治りが悪くなる場合があるからです．このことは，各章を読み進めていただくうちに理解されるでしょう．

2 電気メスのコンセプトは「血を出さないで切る」

　前述のメスでどんどん組織を切ると，ご想像のとおり人体からは血が出続けます．一方電気メスは，切りながら血を止めることを目的とした道具です．最もよく使われるのは，**メス先電極**（アクティブ電極，ハンドピース）と呼ばれるペンシルタイプの電極です（図0-4）．電極の先端を切りたい部分に当てながら，焼きながら（正確には凝固しながら）切っていきます（図0-5）．

　電気メスには切り方に応じていろいろな種類（モード）があり，切ることを主眼とした「**切開モード**」や，切れ味は落ちても血が止まりやすい「**凝固モード**」などがあります．仮に直流回路に例えた場合（実際は交流，第1章で解説）電気メスのメス先電極の先端から出ているのは，電流です．電流は電気メスの本体から電極

序章　電気メス（高周波手術装置）に興味のある方へ

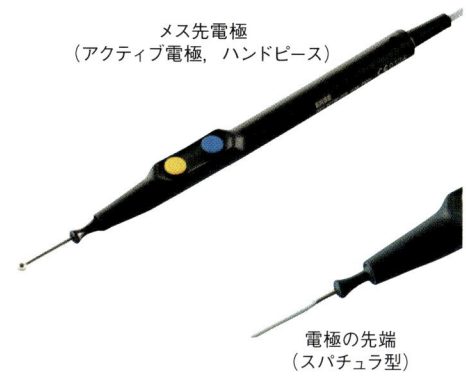

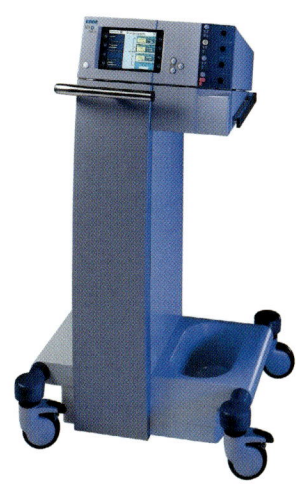

図0-4　電気メス本体の例

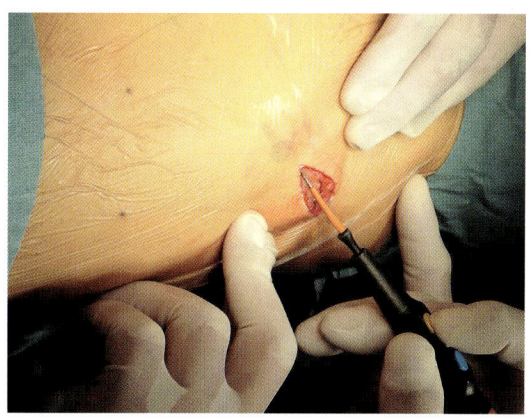

の先端へ供給され，身体の中を通って，**対極板**というもう一方の電極で回収され，再度電気メスの本体に戻るという**閉鎖回路**を形成しています（図0-6）．

次に，電気メスを理解するうえでヒントになると思われる，懐かしい理科の教科書からの自然現象や理論を挙げてみます．

図0-5　電気メスで焼きながら切る

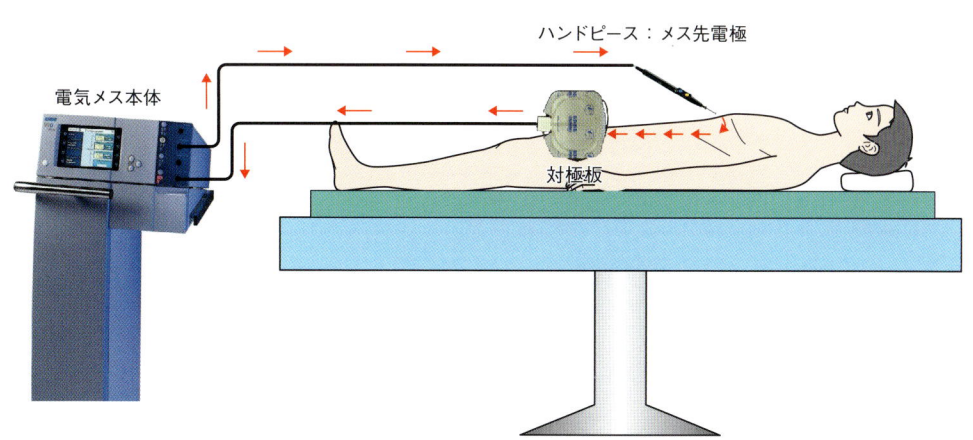

図0-6　電気メスシステムは閉鎖回路である（直流に例えている）

13

3 雷から放電を考える

放電現象というものは，電気メスを考えるときの基本となるようです．詳細は後述しますが，まずは雷の発生を考えてみましょう[1]．

われわれの身近な放電は落雷です．落雷はわれわれにとって一番身近な**絶縁の破壊**でありま す．では，なぜ雷は落ちるのでしょうか？

まずは真夏の積乱雲（入道雲）の成長を考えてみます．積乱雲は上昇気流によって発生します（**図0-7a**）．水蒸気が上昇することによって，だんだんと冷やされ，雲の内部で氷の結晶

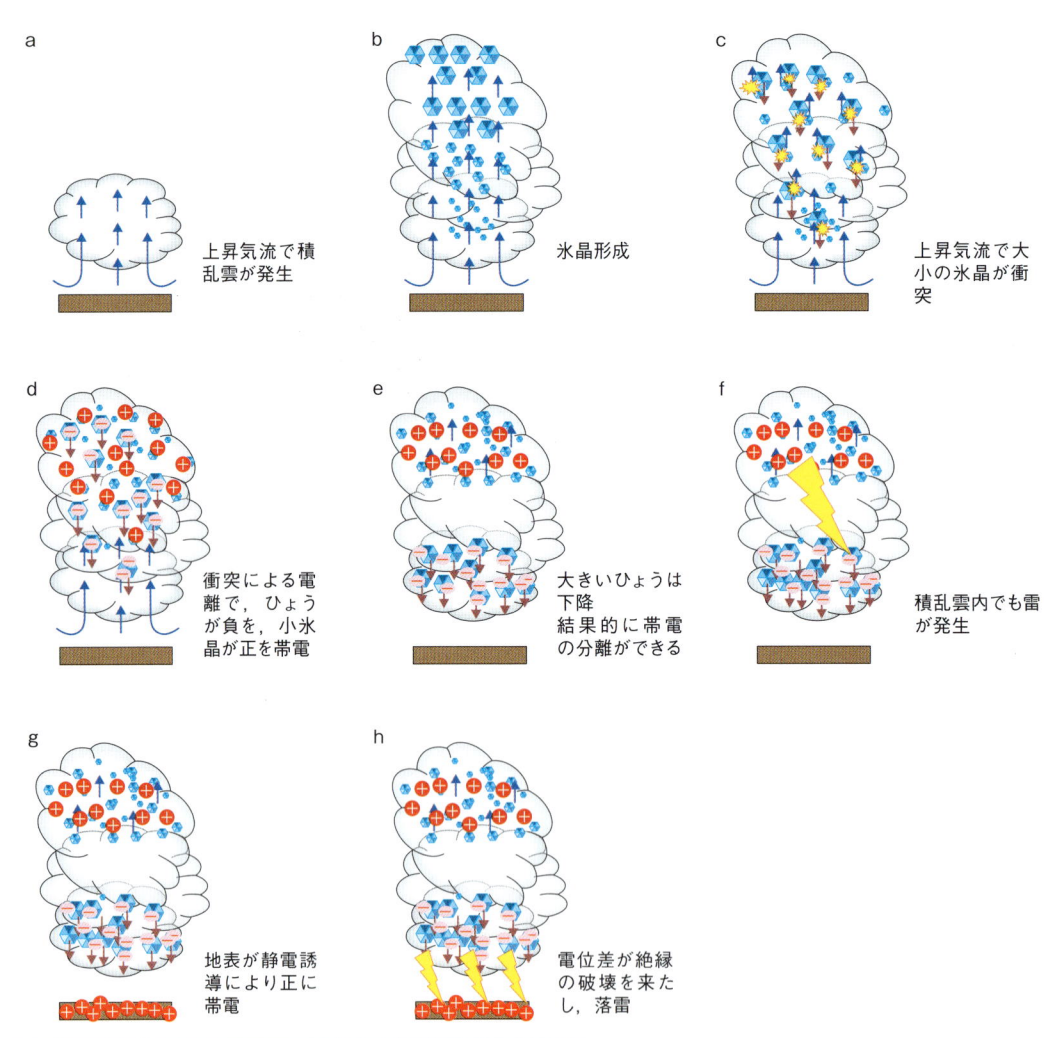

図0-7 雷はわれわれに身近な絶縁の破壊，つまり放電である

（氷晶）となります．

　小さな氷晶は上昇気流に乗ってどんどん上昇し，それに伴いどんどん大きくなっていきます（図0-7b）．大きくなった氷晶（あられ）と小さい氷晶は，上昇気流にあおられながら，互いに激しくぶつかり合います（図0-7c）．それゆえ，摩擦されたり，砕けたりすることで，水分子 H_2O の一部が電離し，小さい氷晶とあられが，それぞれ正と負に分かれます（図0-7d）．

　負に帯電したあられは，大きいため下のほうに落ちていき，正に帯電した小さな氷晶は上昇気流でさらに上のほうに運ばれます．結果として，正と負の電気を帯びた粒子が，雲の中で分かれていきます（図0-7e）．

　この積乱雲の中での上層と下層，正と負それぞれの電荷の蓄積が進むと，雲の内部で**電位差が拡大**してきます．積乱雲内でも放電し，雷が鳴っている状態です（図0-7f）．夕立ち前のゴロゴロという音は，この音なのでしょう．すると結果的に，積乱雲の下層の負の帯電に対し，**静電誘導**で地表には正の帯電が発生します．つまり，地表との電位差も拡大することとなります（図0-7g）．

　ついに空気の絶縁限界（約300万V/m）を超えると，電子が放出され，放出された電子は空気中にある気体原子と衝突して，これを電離させます．電離によって生じた陽イオンは電子とは逆に向かって突進し，新たに電子をたたき出します．この繰り返し（**電子なだれ**）が持続的な（しかし，ご存じのとおり一瞬の）放電現象となって，雷が発生することとなります（図0-7h）．つまり雷は，一言でいうと電位差の拡大による積乱雲と地表との間の**絶縁の破壊**であり，その電力は，電流が100kA，電圧が1億V程度にもなるといわれています．

　電気メスのモノポーラにおけるメス先電極の先端で切開する場合は，放電が絶対に必要となります．ミクロレベルで考えてみた場合，電極の先端と組織は接触しておらず，空気という相対的に抵抗値の極めて高い間隙における**絶縁の破壊**であります．この絶縁の破壊が**放電**です．

　この放電が起こる際に，極めて高い熱が発生することになり，これを**放電熱**と呼びます．放電熱を利用して鉄を溶かす電気炉性鋼法という製鉄方法があるくらいです．放電熱は，放電が強ければ強いほど（≒電圧が高ければ高いほど）高くなります．この放電熱は，次の**ジュール熱**とともに，電気メスを理解するうえでの根本となるキーワードです．

4 ジュール熱とは

　放電熱と同様に重要な物理現象はジュール熱です．中学校の理科や高校の物理の授業を思い出してください．電気的抵抗に電流が流れた場合，ジュール熱と呼ばれる熱が発生します．

　細胞におけるジュール熱の発生を考えてみます．電気メスから流れてくる電流は交流であるということが，この面白い現象を引き起こします．細胞内液には電気的に荷電したイオンが存在します．つまり，陽（+）イオンとして Na^+，K^+, Ca^{++}, 陰（-）イオンとして，電子そのもの，Cl^-，質量の大きい蛋白が存在します（図0-8a）．

　一つの方向に電位差が生じると，帯電している細胞内のイオンが細胞内を移動することになります（図0-8b）．すると細胞内のイオン同士がお互いに衝突します（図0-8c）．流れてくる電流は交流であるため極性が瞬時に変化し，それに合わせて瞬時に細胞内を移動し，衝突を繰り返すこととなります（図0-8d～i）．このイオン同士，特に分子量の大きい蛋白質と陽イオンの衝突の総和がジュール熱であります．

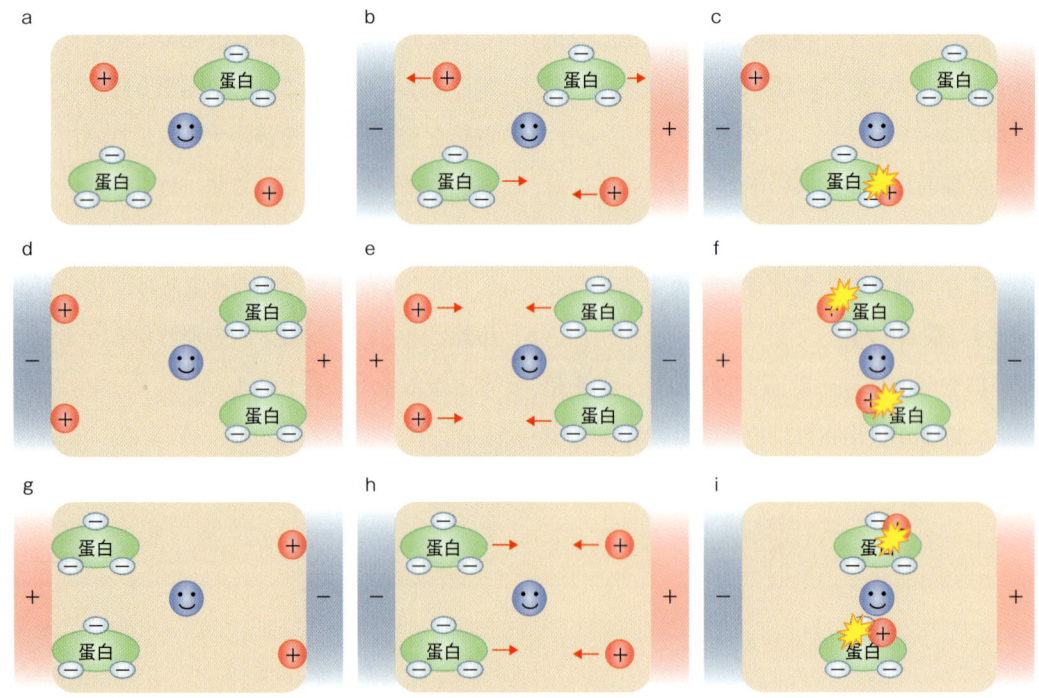

図0-8　ジュール熱の発生はイオン同士の衝突の総和である

序章 電気メス（高周波手術装置）に興味のある方へ

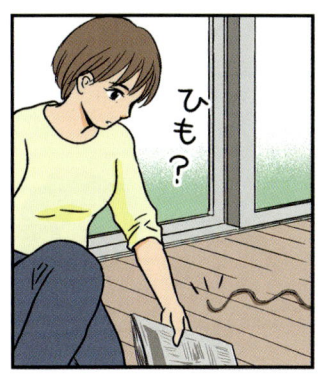
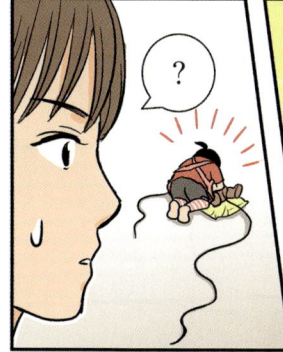
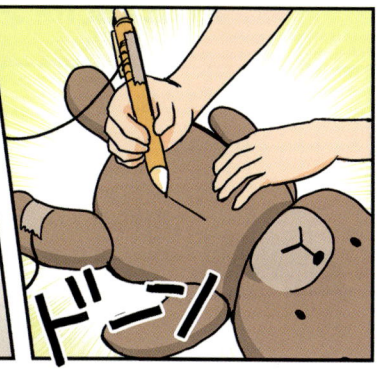
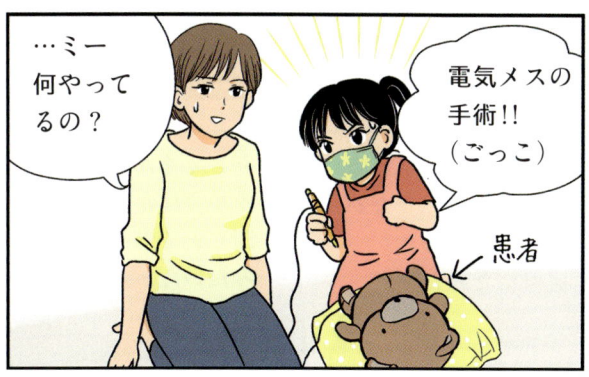

もっと深く!!

①体内諸臓器の抵抗値を考える

人体に電流が通電されうるのは，人体の細胞一つ一つが細胞内液という水分に満たされているからです．細胞内液には，陽イオンであるNa^+，K^+と，Cl^-，その他マイナスに帯電した蛋白質が多量に含まれています．これらが細胞内で電気的に振動することによって電流が流れることとなります．つまり，わかりやすくいうと，水分が多いほうが電気的抵抗が低い，と考えても間違いではないでしょう．

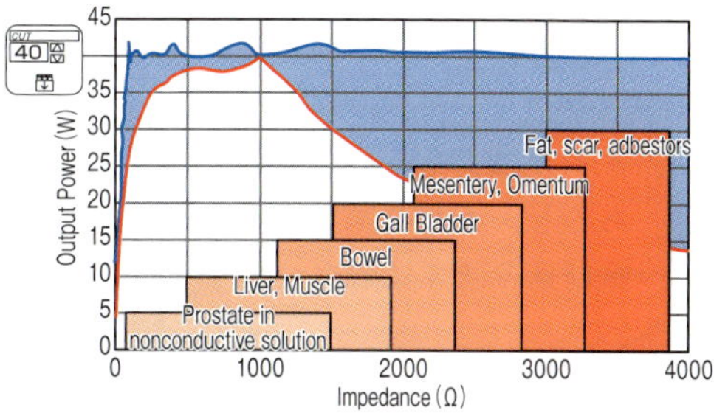

右の図を見ると，水分の多そうな肝臓や筋肉は抵抗値が低く，水分の代わりに油の多い脂肪や水分の少ないと思われる瘢痕や癒着は抵抗が高いことがわかりま

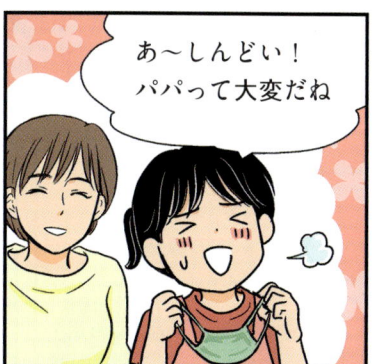

（コヴィディエン・ジャパン社ホームページ http://surgical.covidien.com/imageserver.aspx/force-fx-technical-specifications.pdf?contentID=40823&contenttype=application/pdf より転載）

す．それゆえ皮膚は水分が少ない組織になり，抵抗が高いことになります．

第1章 電気メスはなぜ切れる？
主役はジュール熱，放電は脇役

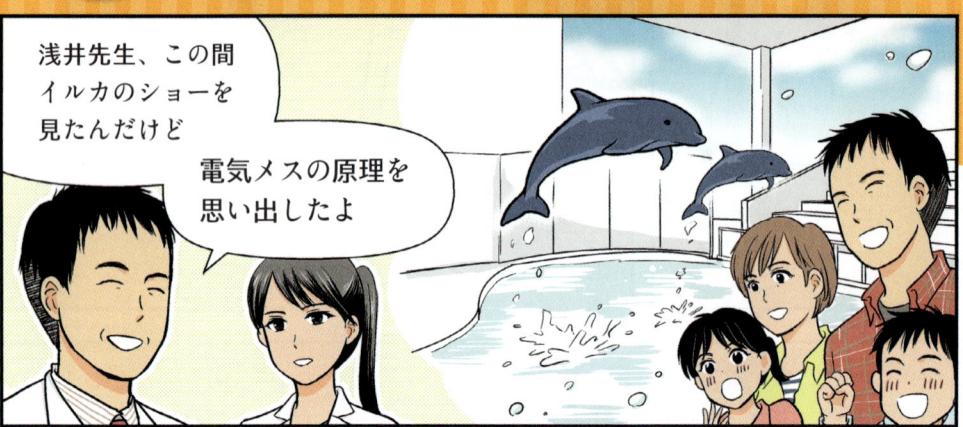

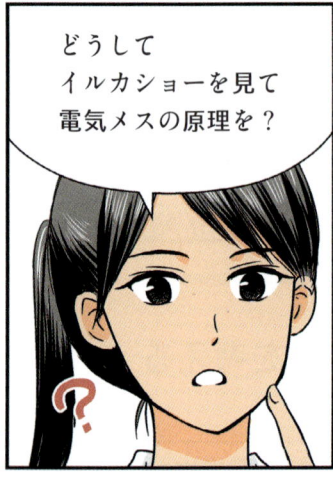
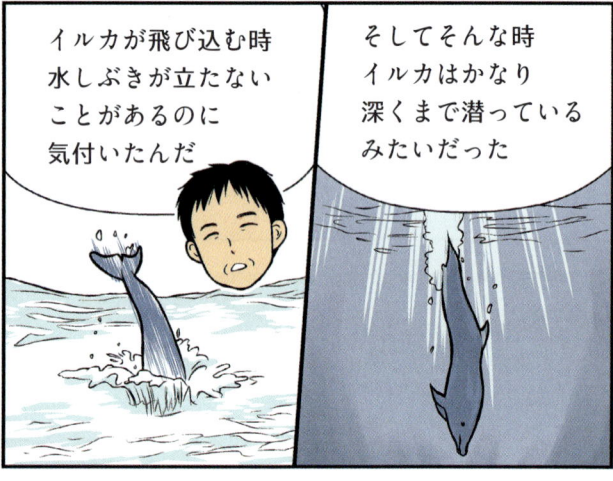

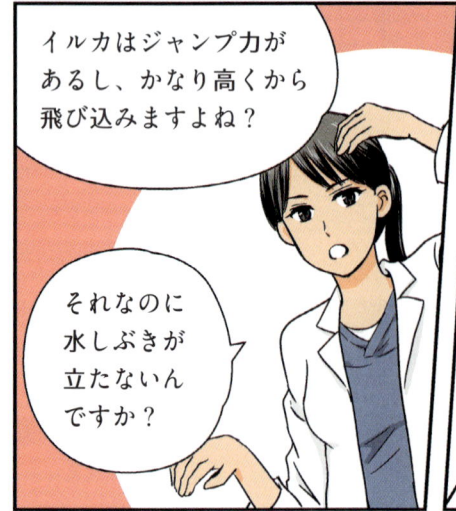
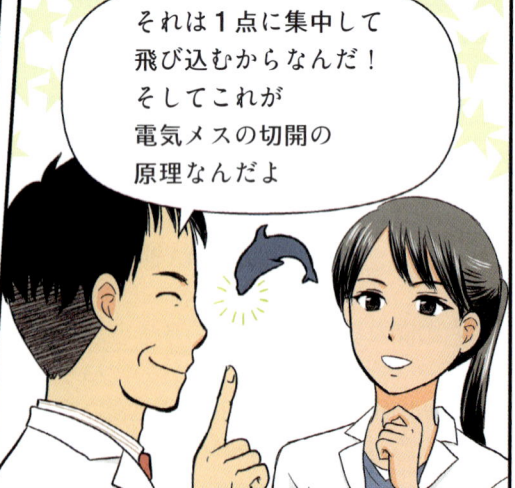

第1章 電気メスはなぜ切れる？

 電流は患者さんの身体の中を流れている

　電気メスという呼び方から考えてもわかるとおり，電気の作用が最大のポイントです．まず，カッターや包丁などでなぜ切れるか？を考えてみます（図1-1）．鋭利にとがった刃先に<u>圧力が集中する</u>ため，その圧力の集中した刃先を，つまり圧力をスライドさせることによって切れるという理屈です．刃物の場合は圧力が集中し，刃先が鋭利であればあるほど，切れ味が良くなります．

　"電気メスで切る"という行為は，<u>連続的に通電された電流が1点に集中する</u>ことによります．これを"電流の密度が上昇する"と表現します．その集中した電流によるジュール熱を利用して細胞が突然沸騰して爆発することによって，切開が行われます．"連続的に"ということが，後述する凝固モードとの違いです．そして，切るために集中した電流をスライドさせます．

> **Point**
> 刃物は圧が集中し，電気メスは電流が集中し，それらをスライドさせることで切れる．

　電気メスを使用して手術を始める際に最低限必要な道具は，**電気メス本体 generator**，本体につないで実際に患者さんの組織を切る**メス先電極（アクティブ電極）**を先端に備えた**ハンドピース**，および，しばしばその重要性を忘れがちな導線の付いた**対極板**です（図0-6参照）．

　では，実際の外科手術ではどうなっているのでしょうか？　ハンドピースの切開のスイッチ（通常，黄色いボタン）を押して，メス先電極を患者さんに近づけます．ただし，この時点ではまだ切開を可能にする電流の閉鎖回路はできあがっていません．この電気回路には電気メス本体からそれなりの強い電力（例えば，設定を40Wにするなど）を発生させようと，電気的な圧力（<u>電圧</u>）がかかっています．目標とする

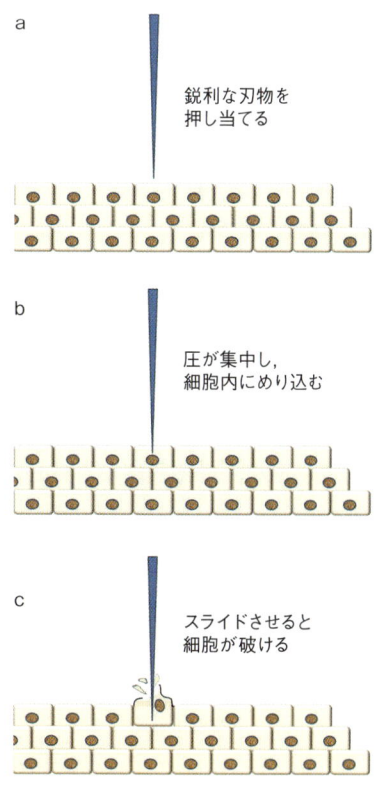

図1-1 刃物でなぜ切れる？

19

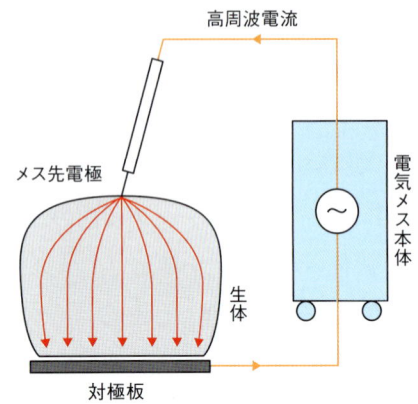

図1-2 電気メスの基本構成

（文献2より引用）

電します（放電には200Vの電圧が必要）．

　メス先電極が実際に接触する前に，極めて至近距離で患者さんに向けて電流を流すために放電することになります．本書では，切開のためのこのような放電を**微小放電**と定義します．

　メス先電極から微小放電されると，電流は患者さんの身体の中へと入ります．患者さんの身体には電気抵抗がありますが，電流は流れます．そして，その電流は対極板に集められて，最終的に電気メス本体に戻っていくという電気的な閉鎖回路を形成します（図1-2）．

出力（**電力**）を発揮するために，徐々に電圧も上昇し，電圧が200Vを超えると，メス先電極が切開部位に触れる直前に，**電流を流そう**と放

> **Point**
> 電圧が200Vを超えると放電する．

2 ジュール熱と放電熱

a 主役は内側の熱：ジュール熱

　さて，本題に入りましょう．電気メスで切るということにおいては，2つの要素，つまり，①内側の熱：ジュール熱による細胞内液の温度上昇，と②外側の熱：放電による急激な熱上昇（しかし放電圧をかける程度で十分），が重要です．

　序章にて説明しましたが，電気的抵抗に電流が流れた場合，**ジュール熱**と呼ばれる熱が発生します．一つの方向に電位差が生じると，細胞内液の帯電している細胞内のイオンが細胞内を移動することになります．交流ですので，周波数に合わせて衝突を繰り返すこととなります．特に分子量の大きい蛋白質と陽イオンの衝突のエネルギーの総和がジュール熱であります．

> **Point**
> 交流電流によるジュール熱により，細胞内液が急激に温度上昇する．

b 放電による急激な熱上昇：放電熱

　この電気的な閉鎖回路において，最も電気的抵抗の高い場所は，はたしてどこでしょうか？　雷が落ちる理論（序章参照）と一緒で，電圧の上昇により絶縁を破壊された，電気メスの先端と患者さんとの間，つまり，今まさに切開されようとしている部分です．

20

図1-3aのように，細い放電路から電流が生体内に流れ込んだとします．すると電流は，きわめて細い道から体内に拡がって，最終的に対極板へ向かって流れます（図1-3b）．患者さんの身体はものすごく太い導体と考えられるので，細い1点に集中している電流が拡がって，大きな抵抗が生じます（図1-3c）．これを**拡がり抵抗**と呼びます．

このポイントは，空気による絶縁という抵抗と拡がり抵抗の組み合わさった，まさに"究極の1点"（もっと深く！！②）と考えてもよいでしょう．また，この抵抗は人体そのものがもつ電気抵抗に比べて極めて大きいものと考えられるので，この電流の閉鎖回路は，いわば図1-3dのように「まさに切開されようとする部分において最も電気的抵抗が高い」と考えることが可能です．つまり，メス先電極を組織に限りなく近付けることにより，微小放電というスイッチが入った瞬間，放電が体内に入っていく，その部分に最大の電気的抵抗が存在すると考えられます．まさにこの1点で放電を誘導する（ここ1カ所に雷が落ちる，ような）ことになるのです．この放電は，"この1点"の周囲に急激な温度上昇をもたらします．

> **Point**
> 外側の熱：放電熱とは放電が"究極の1点"に集中し，その周囲に引き起こす急激な温度上昇のこと．

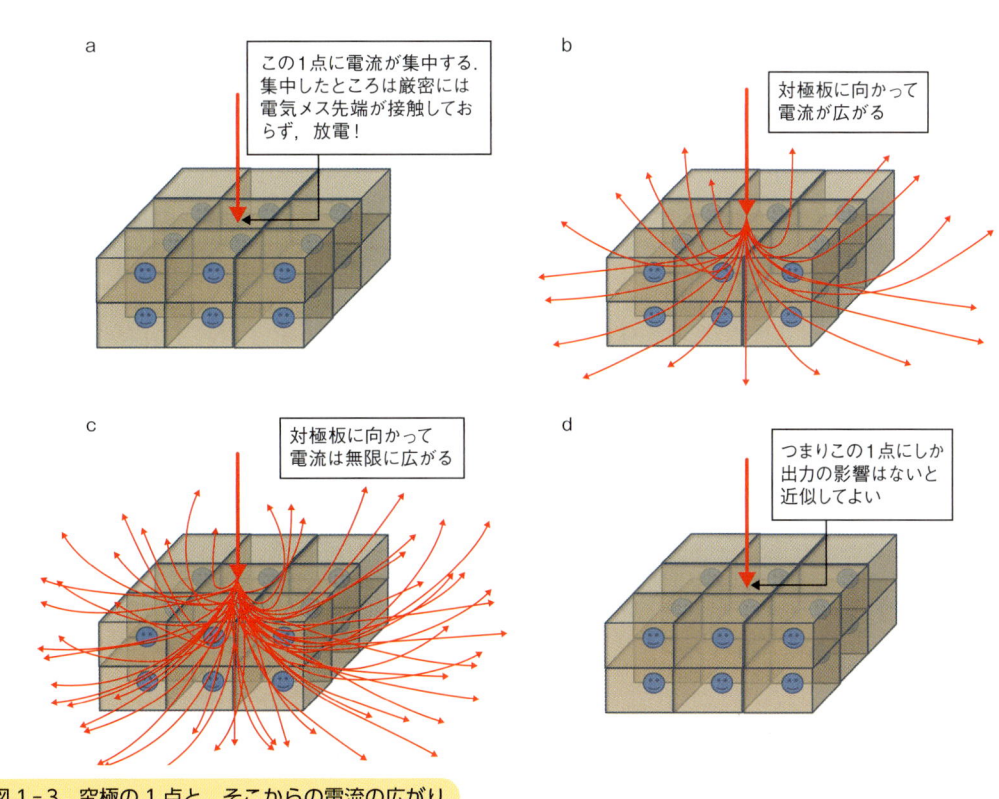

図1-3　究極の1点と，そこからの電流の広がり

3 それでは，なぜ切れるか？

さて，この"究極の1点"では何が起こっているのでしょうか？

微小放電がヒットする"究極の1点"では，放電熱により，放電路周囲の気体がパッと熱せられ，膨張して，その1点にかかる圧力が急激に上昇します（放電圧）．この放電圧により細胞の容積低下が起こり，細胞内部の圧力が上昇します（図1-4b）．この1点の細胞群では，ジュール熱によって内部温度は上昇しますが，外からの圧力である放電圧のため内圧は急激に上昇していますので，100℃以上となっても組織中の水分は沸点に達しません（逆の例として，気圧の低い富士山の頂上では100℃に至る前に水が沸騰します）（図1-4c）．

しかし，放電路はメス先電極の移動に合わせて移動しますので，メス先電極が離れると100℃以上になっている細胞群は放電圧から解放され，圧力が常圧まで低下します．このため，組織中の水分の過熱水化が起こり，細胞内で水分が突然沸騰（突沸現象）し，細胞が急激に膨張し（図1-4d），破裂 vaporization して（図1-4e），消失します（図1-4f）．

このような細胞中の急激な水分の水蒸気化→破裂 vaporization が組織を切断する力となり，切開作用が発生すると考えます（逆に放電による凝固は，ジュール熱より，放電により誘導された超高温を必要とし，水分が比較的ゆっくり消失し，乾燥する．第3章，第4章）．切開にとって，効率的に細胞の破裂を引き起こすためには，放電に伴う放電圧は不可欠なものなのです（図1-5a）．

以上からも，放電がないと切開ができないことがご理解いただけると思います．このことから，メス先電極（アクティブ電極，ハンドピース）を動かせば，それに合わせてこの作用が繰り返されるため，動かした長さだけ切開ができるというわけです．また，さらに深く切開する場合は，破裂した細胞群の次に深い層の細胞群が同じような作用で破裂し消滅するため，切開部位と同じ場所で先端電極を深く進めていくことが可能です（図1-5b）．通常の剪刀（いわゆるメス）での切開は，圧力の連鎖で細胞を破り続けていると言い換えることもできるでしょう．

切開には微小放電による圧力（放電圧）が不可欠であるということです．つまり，微小放電がないと切開は成立しません（ただし放電熱は細胞を破裂させるためのものではない）．

Point
ジュール熱（内側）で細胞が破裂の臨界状態に達したところを，放電（外側）の作り出した圧力の変動がサポートし，細胞が破裂する．→これが，切開．

第1章 電気メスはなぜ切れる？

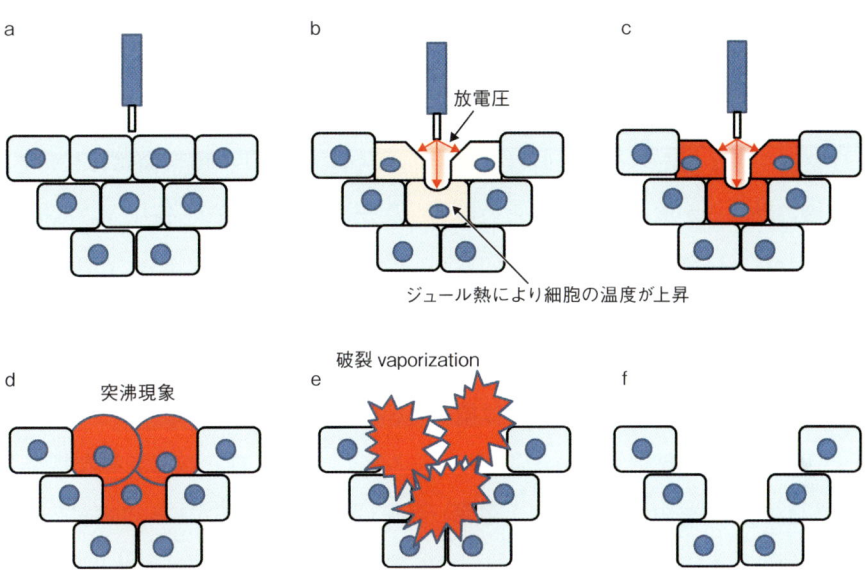

図1-4 切開とは放電圧を利用した効率的な細胞の破壊である

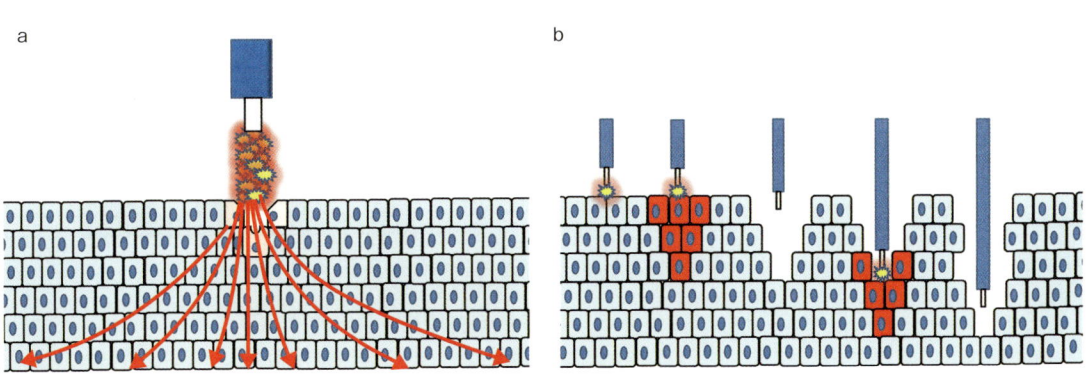

図1-5 電流の広がるイメージと深く切開するイメージを関連づける

23

4 電流密度の高い状況がなぜ必要か？

　筆者が術者になりたての頃，先輩外科医に「電気メスを使うときはファインな操作を心がけろ，先端電極をベターッと組織にくっつけるな」という教育を受けました．その当時は，メス先電極が組織に触れるか触れないかくらいの距離で切開が進む状況は確かに気持ちのいいものだと思っていましたが，なぜなのかはわかりませんでした．

　繰り返しになりますが，切開のポイントは微小放電がごくごく狭い所に集中していることです．このように放電路が集中することを"電流密度が高い"と表現します．

　それでは，仮にメス先電極をベターッと組織にくっつけて切開しようとした場合，どのようなことが起こるのでしょうか？ 従来の電気メスは，出力が一定になるような設定でした．つまり「切開を40に設定する」ということは「常にこの電気回路は電力量（P）40Wを維持する」という意味です．電気回路においては，**オームの法則**から，電流I，電圧V，抵抗Rを使って，$V = IR$，$I = V/R$，$R = V/I$の式が成り立ちます．また電力量$P = VI$となります．

　メス先電極をベターッと組織にくっつけている状態では，メス先電極の金属部分が広く組織と接しているので，電気的な抵抗Rが低くなる（電流が流れやすい）と容易に想像がつきます．なおかつ，広範に接触しているので電流密度は低くなります．前述の式より$P = V^2/R$なので，Pを一定の値に維持するためには，抵抗Rの低下に伴い，Vも低下させる必要があ

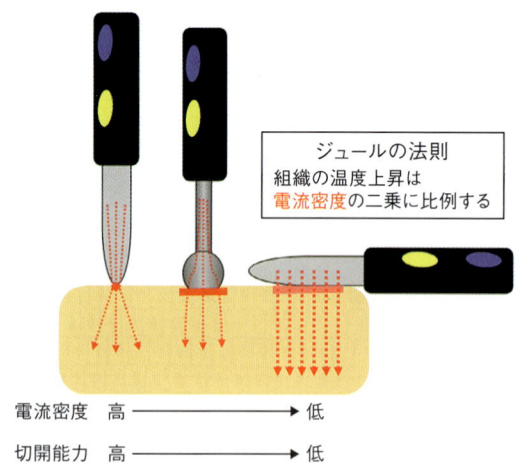

電極が密着したり，広い面で接触すると
電流密度は低くなり組織の温度は下がる．
→蒸散しづらく，切れづらい

接触がわずかだと電流密度は高くなり，
組織温度は上昇する．
→組織は瞬時に破裂，蒸散し，切れやすい

ジュールの法則
組織の温度上昇は
電流密度の二乗に比例する

電流密度　高 ──────→ 低
切開能力　高 ──────→ 低

図1-6　ジュール熱と電流密度

ります．微小放電には200V以上の電圧が必要なので，仮に電圧Vが200Vを下回れば，切開の絶対条件である微小放電が不可能になります（図1-6）．

図1-7は鋏をフックのようにして組織を切開している写真です．フックでの操作は，内視鏡手術においては周囲の組織に損傷を加えないような比較的安全な手技と思われます．しかし，最初から電極の先端が組織に密着していますので，その密着した部分では抵抗値が極めて低く，切開の成分を含む電気メスのモードでは，接触した部分の両サイド（矢印）に放電することになります．つまり，<u>本当に切りたい部分の両サイドに放電して，切開することとなります</u>．その意味では，ピンポイントのファインな切開ではないかもしれません．フックを用いて切開をする場合は，この両サイドの被放電マージンを計算に入れて操作を進める必要があるでしょう．

> **Point**
> 電気メスもオームの法則が原点！フックによる切開では，被放電マージンを考慮する．

筆者はかつて，このような原理を知らずに，メス先電極を組織にくっつけている（電流密度が低い）にもかかわらず，「切れないよ，切開（出力）をもっと上げて！」と看護師に指示していたことがありました．一定値に設定している電力Pをより高くすることによって，電圧が200Vを超える状況がつくりだせるからです（$P = V^2/R$において，Rが不変ならPを上昇させることによりVも上昇し，200Vを超える回路

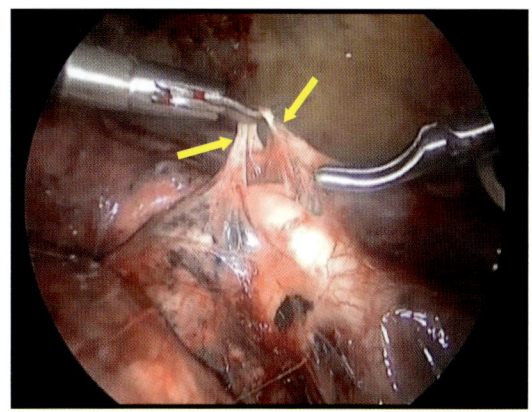

図1-7　いわゆるフックによる切開では両サイド（矢印）に放電している

となりえます）．

しかし，メス先電極を組織にくっつけている限りは，理論上切れが悪くなります．切りたい所が組織に接触しているために，放電しないわけですから，切りたいところは切れずに，その周りに放電して，その放電が作用した部分が切れていることになります．

以上を考慮すると，切開には「電流が体内へ流入する経路（放電路）ができるかぎり小さい，つまり電流密度が高いこと」と「放電路が極めて細いために上昇する拡がり抵抗」が必要な条件であることがわかります．実際の手術では，それぞれの症例（脂肪の多い人，筋肉の弱い人，癒着のある人など）に合わせて切開をしながら，いわゆるファインな操作を経験的に会得する必要があると思います．

> **Point**
> 切開では放電を集中させ，放電路を細くする．

25

5 なぜ「連続的な電流」が必要なのか？

このことは，後述する凝固と比較するとわかりやすいのですが，一度ここで解説をさせてください．図1-8に示すように，切開時に回路に流れている電流は交流の連続波（凝固では断続波）です．350〜500kHz付近の周波数を使用している機種がほとんどです．

切開の場合は次から次に細胞群の爆発を惹起する必要があるので，通電を休めている暇modulationはありません．安定した放電路を1カ所に維持する必要があります（これは後述する凝固における動作との違いを理解するうえで重要です．凝固モードでは放電を一度止めてしまうので，放電を再開しても新たな放電路が別の場所に形成されてしまいます）．ジュール

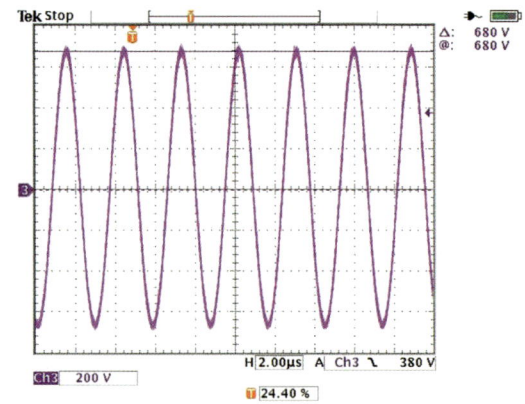

図1-8　切開には交流の連続波を使用

（提供：株式会社アムコ）

熱により蛋白質が凝固するので，それなりの止血効果はあるかもしれませんが，あくまでもここでは凝固を前提としていません．

> **Point**
> 切開では，放電路の安定のため連続波を必要とし，modulationは必要ない．

もっと深く!! ②究極の1点—電気メスの場合はアーク放電を利用する

アーク放電は電流自体が作る磁界の作用によって放電路が収縮するため，非常に細くなり，したがって電流密度が非常に大きくなります．通常10^3〜10^6cm^{2}くらいです．

電気メスで切開する場合は，一方の電極は金属（メス先電極），他方の電極は生体です．放電電流を0.1A，電流密度を10^3A/cm^{2}として計算すると，放電路は直径100μmほどとなり，極めて小さくなります．これは数個の細胞と同じ程度の大きさです（図1-4，図1-5で3〜4個の細胞が破裂しているのは，このためです）．

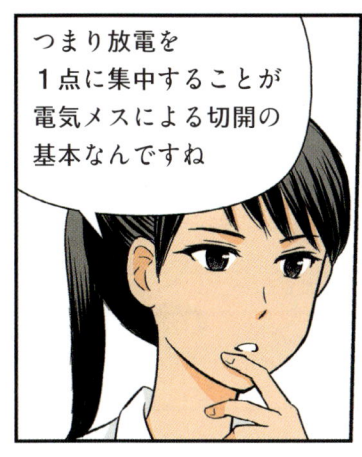
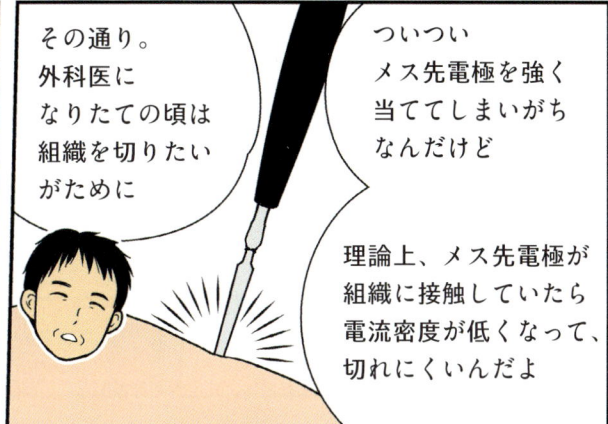

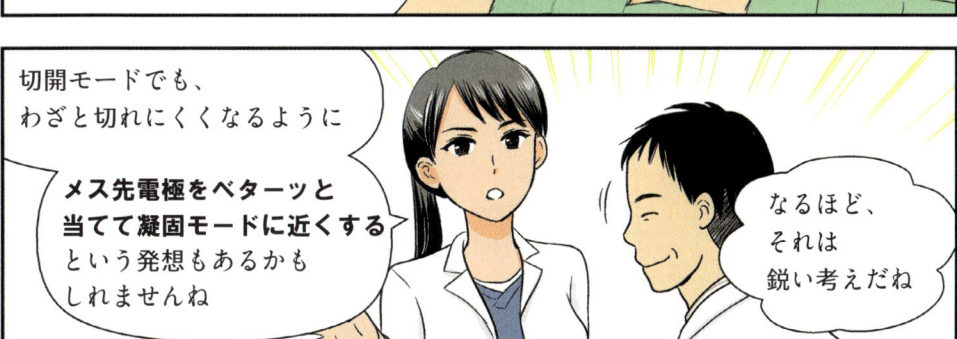

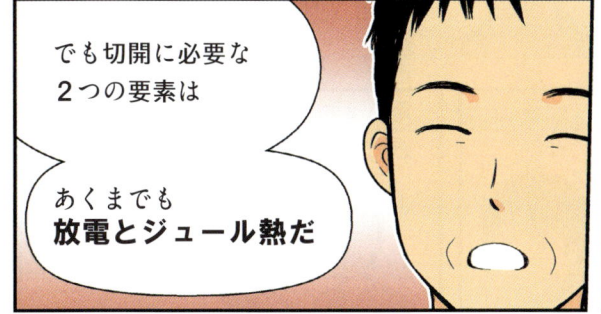
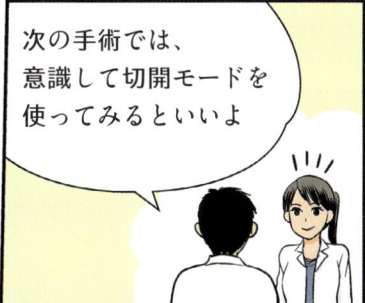

第2章 人体はなぜ感電しないのか？

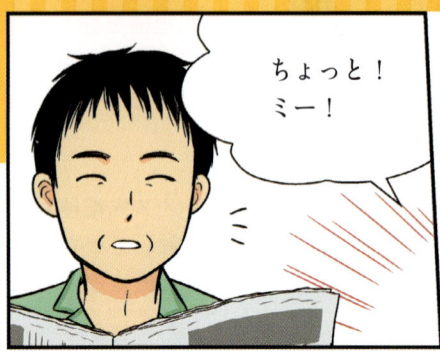
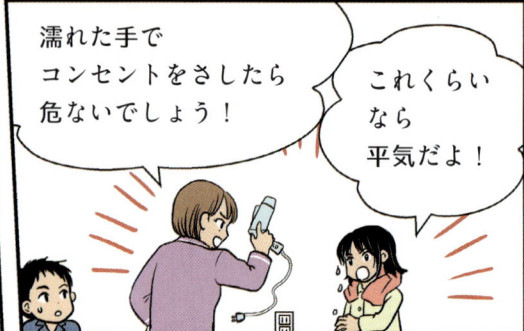
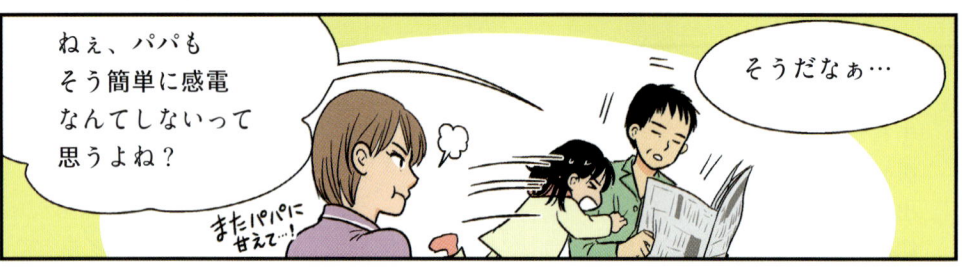
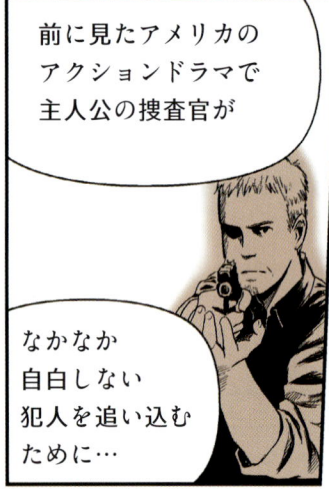
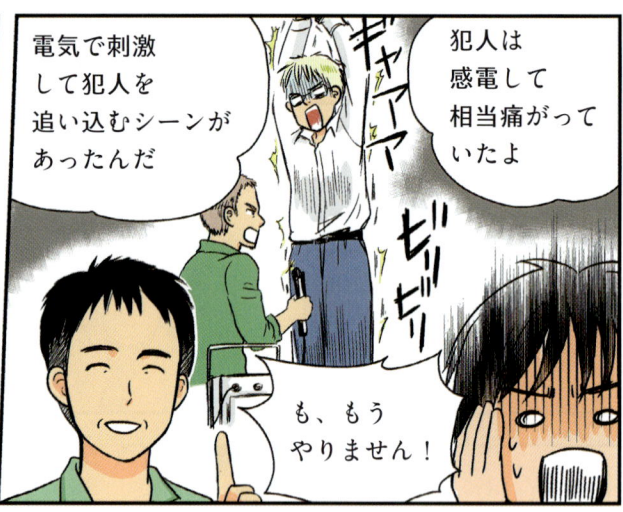
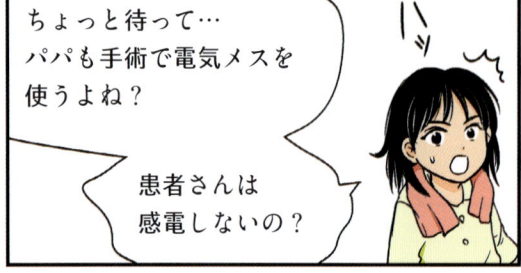
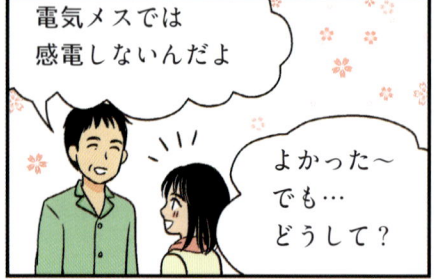

感電とは？

　感覚器官をもった人間や動物などの身体に電流が流れて障害を起こすことを**感電**といいます．人体は70％が水分であるため，通電中の家電製品やコンセントなどの露出金属部分に，素手や素足など身体の一部が接触すると，身体の表面または体内を電流が流れて感電します．そのため，図2-1のような感電防止用のさまざまな保護具が考え出されています．

　感電の危険度は，電圧ではなく，電流の大きさで決まります（表2-1）．一般家庭へ供給される前の高圧配電線は6600Vの電圧で，東日本では50Hz，西日本では60Hzで電流が送られています．ですから近い周波数で，それなりの大きい電流が体内を流れることが予想され，電線に濡れた凧糸が引っかかってしまった場合などは，注意を要します．

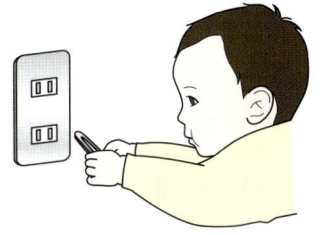 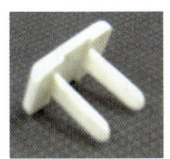

図2-1　赤ちゃんを感電から守っている

　電気メスでの放電はアーク放電と呼ばれる大きな電流で，電流密度は$10^4 \sim 10^6 \, \mathrm{A/cm^2}$にも達します．そのため電気メスには100mA以上の電流が流れるといわれているので，表2-1と照らし合わせても，生命にとって非常に危険であるということは容易に想像がつきます．

> **Point**
> 通常の周波数の場合，人体に電流が流れると感電する．

交流電流（mA）	人体に与える影響
0～0.5	連続して流れても危険ではない
0.5～5	連続して流れても危険ではないが，指などに痛みを感じるようになる
5～30	数分間が限度，けいれんを起こし，呼吸困難になることがある
30～50	強いけいれんを起こし，心臓の鼓動が不規則になり死亡することもある
50～100	強烈なショックがあり，失神したり死亡の可能性が大きくなる
数百以上	致命的な障害（やけどなど）が起こり，死亡に至る

表2-1　交流電流が人体に与える影響

（文献3より引用）

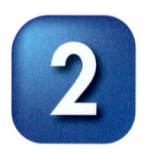

2 電気メスの電流は高周波を使用している

電流はいわゆる電磁波とほぼ同様で，表2-2のような種類があります．一般家庭への送電は50〜60Hzであり，低周波という種類になります．このような低周波の電流にさらされると人間の体は感電します．Faradic effectとよばれますが，低周波の電流を通電することにより，電圧の影響で神経細胞や筋肉の細胞膜において解放されるNa^+やCa^{++}チャンネルが働き，それらの細胞が脱分極するという現象です．その脱分極が，けいれんや，それに伴う痛みを発生させることになります．

手術室のコンセントには当然，この周波数で送電されていますが，電気メス本体において周波数を300kHz〜5MHzの**高周波**に変換します．電流が人体に与える影響は，図2-2のように周波数が高くなればなるほど少なくなるといわれており，電気メスで使用する周波数では，もはや人体には影響がありません．

	名　称	波　長	周　波　数	利用の例
電波	VLF（極長波）	100〜10km	3〜30kHz	
	LF（長波）	10〜1km	30〜300kHz	電波時計，電波航法
	MF（中波）	1000〜100m	300〜3000kHz	AMラジオ
	HF（短波）	100〜10m	3〜30MHz	遠距離ラジオ，船舶・航空機用通信
	VHF（超短波）	10〜1m	30〜300MHz	FMラジオ
	UHF（極超短波）	100〜10cm	300〜3000MHz	テレビ，携帯電話，電子レンジ
	SHF	10〜1cm	3〜30GHz	レーダー，衛星テレビ
	EHF	10〜1mm	30〜300GHz	衛星通信，天体観測
	赤外線	1mm〜780nm		赤外線写真，熱線診察
	可視光線	780〜380nm		光学器械，光ファイバー通信
	紫外線	380〜10nm		殺菌，医療
	X線	10〜0.001nm		X線写真，医療，材料検査
	ガンマ線	0.1nm未満（おもに放射性原子核から生じる）		材料検査，医療

表2-2　いろいろな電磁波

（文献4より引用）

高周波電流は極めて短い間隔での電流の波であるため，前述のNa$^+$やCa^{++}チャンネルが解放しなくなり，脱分極が起こりません．したがって，高周波電流を生体に流しても筋肉や神経が刺激に追いつかなくなり，反応しなくなるため，感電（ビリビリ感）がなくなるといわれています．それゆえ，次のような実験が可能になります．

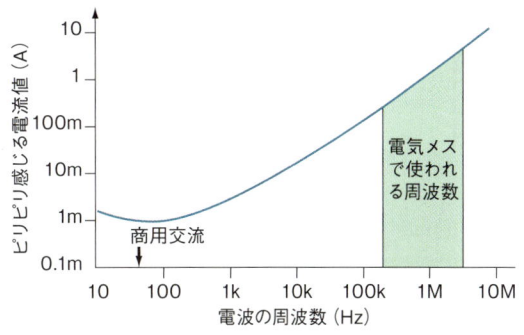

図2-2 なぜ電気メスはこのように高い周波数の電流を用いるのか？
電流は周波数が高くなればなるほど人体に対する影響が小さくなる．

（文献2より改変）

Point
電気メスで使用する電流の周波数は高周波であるため，人体に通電しても感電しない．

3 人体で試してみました

ある実験をしてみましょう．

手術室でのセッティングと同じように，電気メスの本体にハンドピースと対極板をつなぎ，左の上腕に対極板を貼ります．右手親指と人差し指で円をつくって，100Wの電球の根元部分を持ち，残りの3本の指で電球そのものを把持します．左手にはハンドピースを持ちます．

ハンドピースの通電スイッチのボタンを先に押して，押したまま電球のソケット側にハンドピースの先端電極を接触させると，電球は点灯します（ちなみに，ソケットは抵抗値の低い伝導体でありますので，接触させる部位では，放電しません．あっさり電流が流れます）．

この実験は，電気メスの先端電極から流れた電流が電球を通って右前腕→右上腕→胸部→左上腕→対極板の順で流れたことを証明しています．

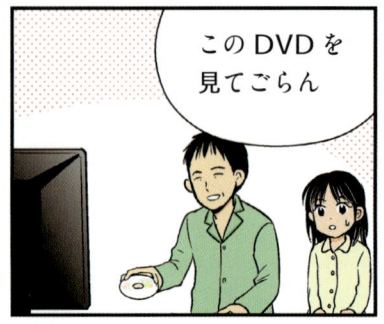
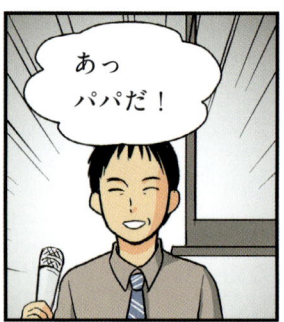
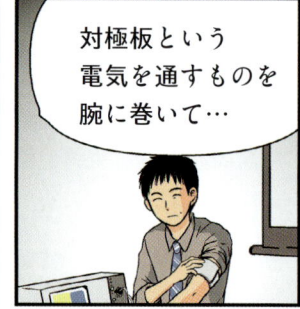
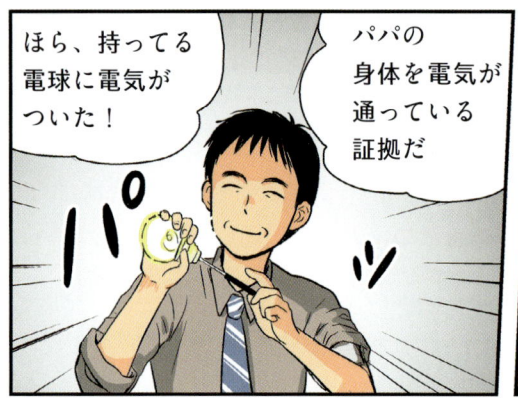
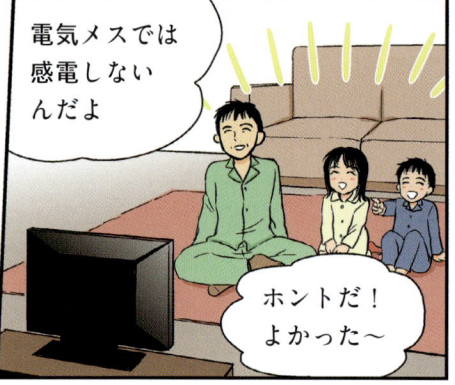

第 2 章 人体はなぜ感電しないのか？

もっと深く!! ③どれくらいの周波数の高周波電流を用いなければならないのか？

　これに関して疑問がわくのは当然です．『電気メスの理論と実際』[5)] によると，「この問題を実験的に確かめるのは無理な面もあって，研究報告が見当たらない．しかし，だいたいの見当をつけることは可能である」とあります．

　生体を水とみなし，これを瞬間的に蒸発させるのに要する高周波電流の値と，右の図に示した感知電流の周波数特性の値を比較した結果，「300 kHz 程度以上でなければならない」と計算されています．

　通常の電気メス装置の周波数は 300 〜 500 kHz なので，理にかなっているといえるでしょう．

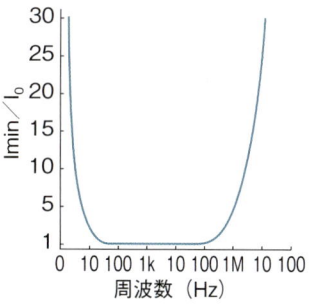

Io：興奮細胞膜のレオベース（基電流），Imin：細胞が興奮を生じる最小値．
（都築正和ほか編：電気メスの理論と実際．文光堂，1984 より改変）

第3章 そもそも凝固 coagulation とは何？

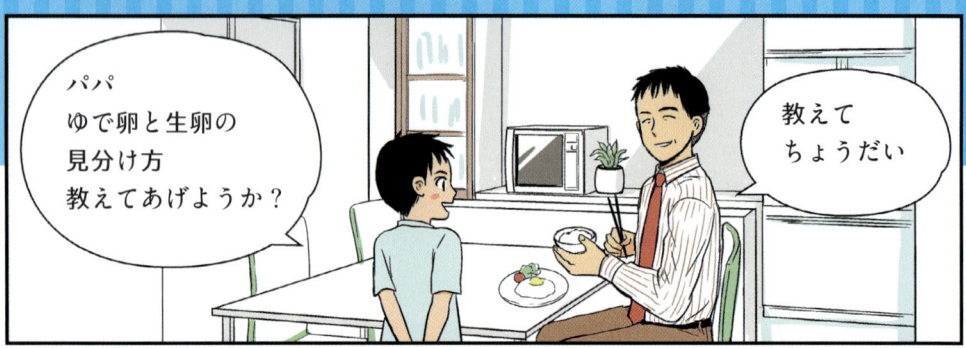

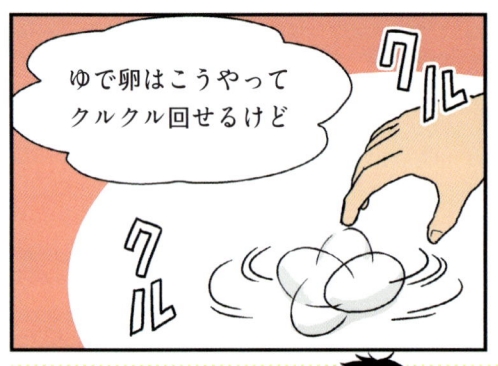

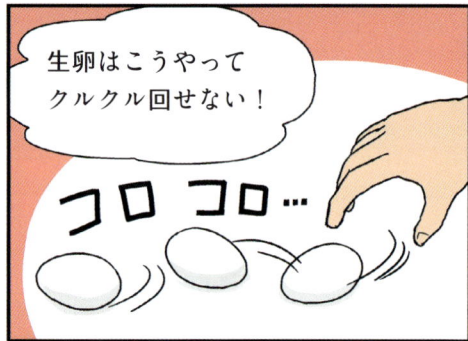

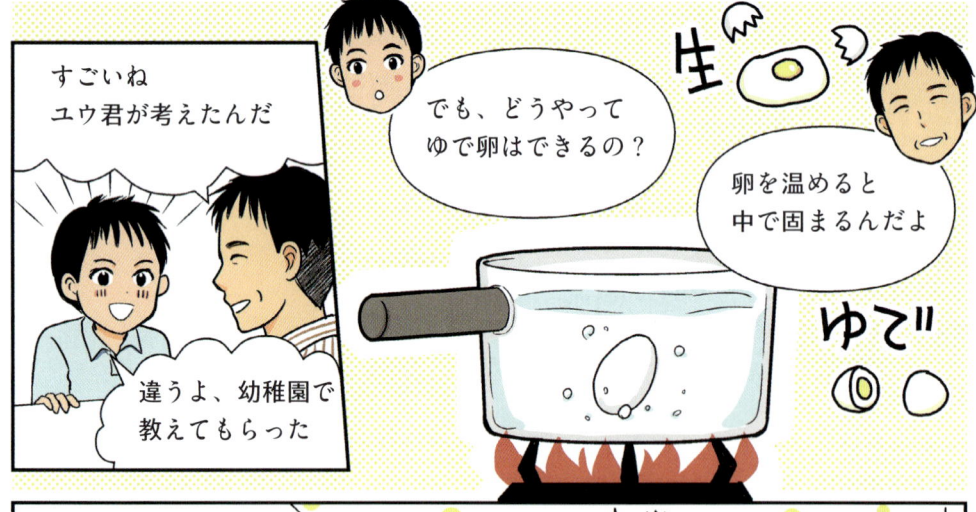

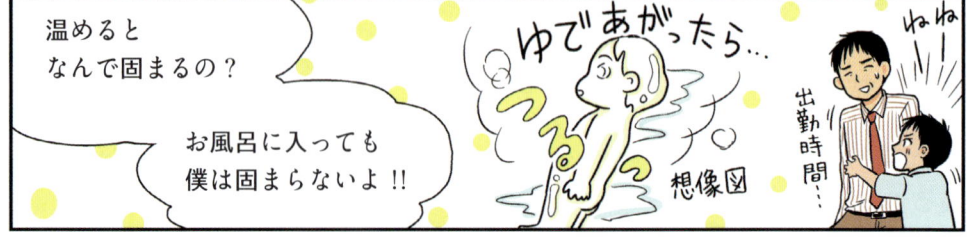

1 凝固の定義

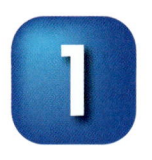

「凝固」という言葉を国語辞典（第7版新版）でひくと，「①こりかたまること．②特に，物理で，液体・気体が固体になること」とあります[6]．ロングマン英英辞典（第5版）で"coagulation"を調べてみますと，"if a liquid coagulates, or something coagulates it, it becomes thick and almost solid"となっています[7]．

電気メスで凝固を考える場合は，高温への変化により軟らかいものがギュッと引き締まり，硬くなるイメージであると思います．本書では，組織の凝固 coagulation とは，やや時間をかけて約100℃の高温にさらされることにより，蛋白質レベルの蛋白変性および細胞レベルの細胞脱水→細胞乾燥が同時に進行すること，と定義します．やや時間をかけて，というのは，急激な温度上昇で切開の場合のような突沸現象が起こらない程度，という意味です．

①**蛋白変性 protein denaturation（図3-1）：蛋白質レベルで！**

水素結合などの熱の影響を受けやすい部分は，熱により蛋白質の構造が崩壊し，切断され，いったん構造変化をきたすが，疎水性の部分同士が再結合し凝集する．結局，蛋白質が変性すること．

②**細胞脱水 cell dehydration→細胞乾燥 cell desiccation（図3-2b）：細胞レベルで！**

蛋白変性 protein denaturation により，細胞壁も崩壊し（図3-2b），交流電流下であるため，陽イオンである電解質も安定性を失い，それらに伴い細胞内液が細胞外へ漏出する（脱水 dehydration，図3-2c, d）．さらに温度上昇とともに，水分も蒸発し，100℃に達した結果，組織自体も乾燥してしまうこと（乾燥 desiccation，図3-2e）．

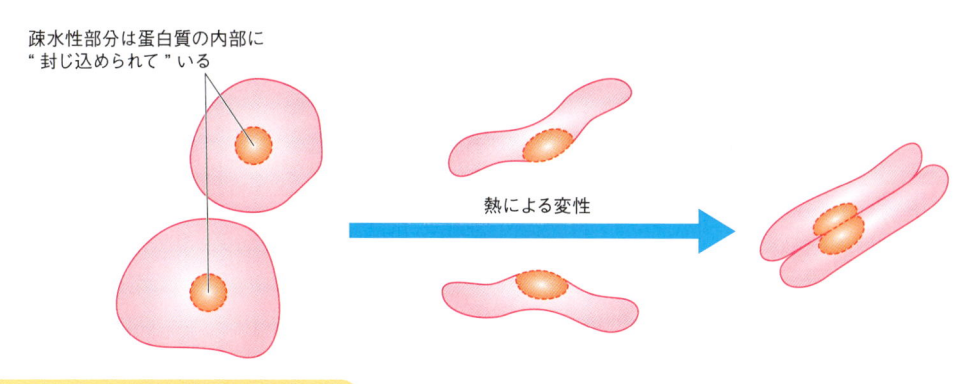

図3-1 蛋白変性 protein denaturation

（文献8より引用）

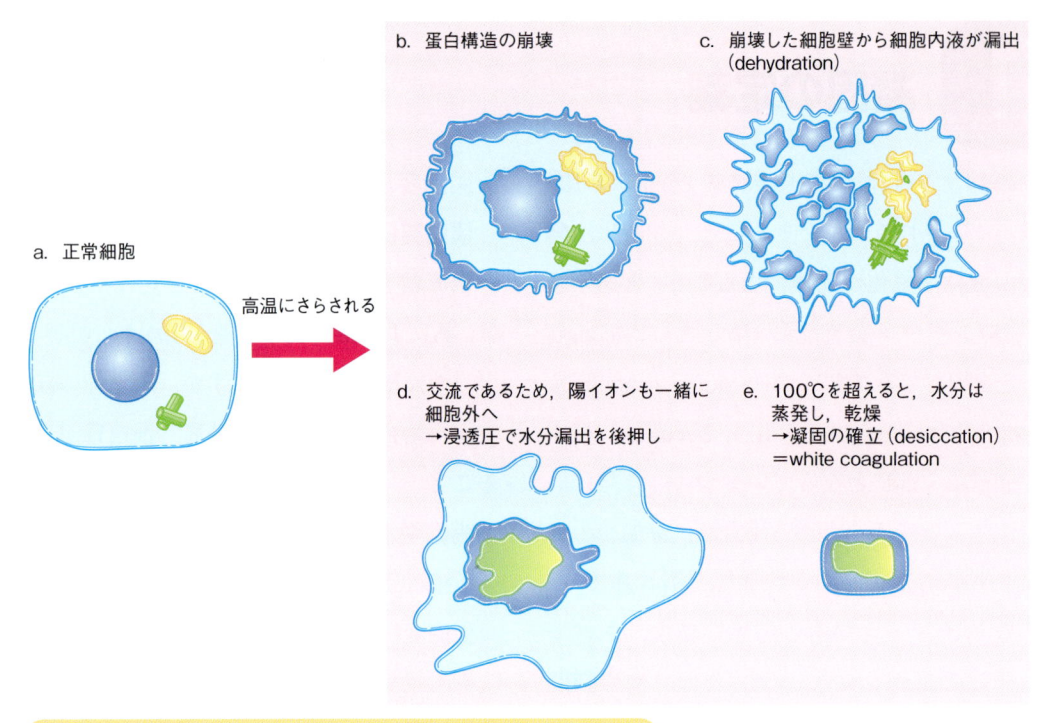

図 3-2　細胞脱水 cell dehydration →細胞乾燥 cell desiccation

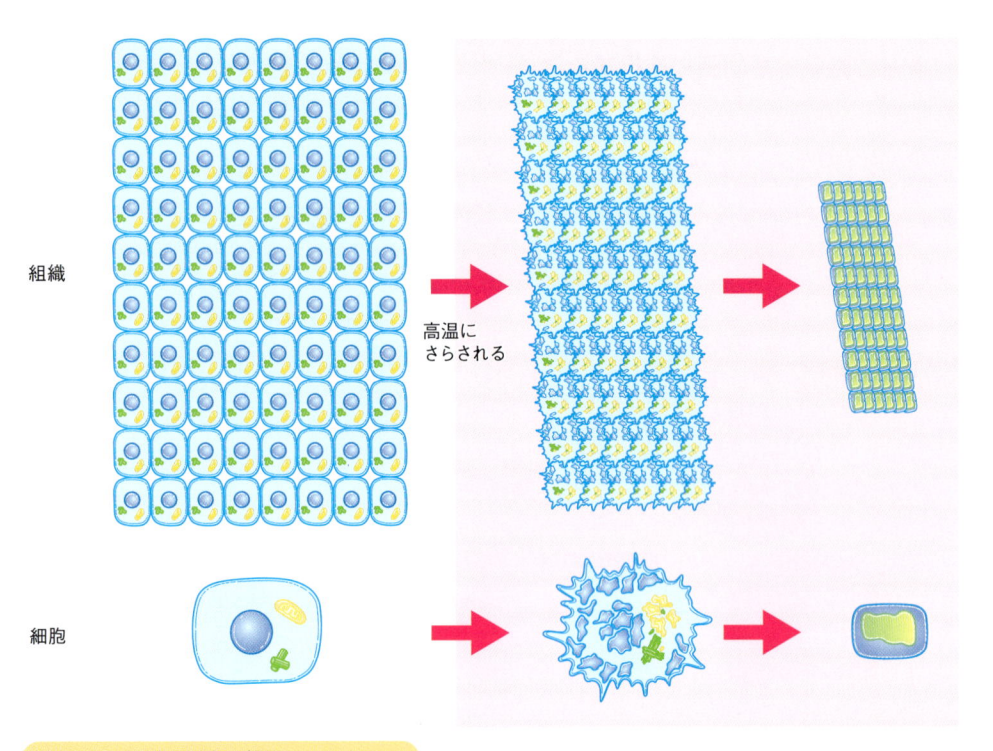

図 3-3　組織と細胞の凝固 coagulation

つまり凝固とは，蛋白変性と細胞脱水→細胞乾燥が同時に進行することにより，高熱を発した組織が"縮んで硬くなる"（図3-3）とイメージすると考えやすくなると思います．この本の中で，細胞脱水 cell dehydration と細胞乾燥 cell desiccation は頻出しますので，よろしくお見知りおきのほど，お願いします．

> **Point**
> 凝固 coagulation は，蛋白変性と細胞脱水→細胞乾燥の同時進行と定義する．

2 身近な蛋白質の変性から考えてみよう

ゆで卵を例にとって考えてみましょう．それまで透明であった白身が真っ白になってしまうのは，卵白に含まれる蛋白質の三次構造が熱によって壊され，お互いに凝集することによります．このような状態を**蛋白変性**といいます．

蛋白質の構造に一次構造から四次構造まであったことを覚えている方も多いかと思います．赤血球内のヘモグロビンは四次構造を形成していて，αグロビンおよびβグロビンという名の三次構造をつくった蛋白質が2個ずつ集まってできています（図3-4）．

一次構造とは，アミノ酸がペプチド結合でつながった状態です．まっすぐつながった一次構造が，ある規則をもって折りたたまれ，ところどころで水素結合をなして，らせん状のコイルとなったものが二次構造と呼ばれます．蛋白質（四次構造）に熱を加えると，熱の影響を受けやすい水素結合が切断され，二次構造まで変化することがあります．しかし，アミノ酸がつながった状態である一次構造は変化しません．

もう少し詳しく考えてみましょう．多くの蛋白質では，60℃以上に加熱されると，蛋白質自身，あるいはその周囲にあって蛋白質と軽く結びついている水の分子の運動が激しくなります．すると，水素結合などさまざまな結合が破壊され，蛋白質の構造は壊れます．通常，蛋白質は内部に疎水性部分（水が嫌いなので内部に閉じこもった部分）がありますが，加熱によって蛋白質の構造が大きく変化しますと，こうし

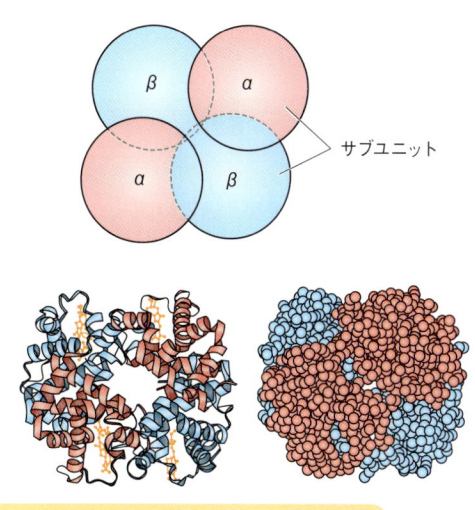

図3-4 四次構造としてのヘモグロビン
（文献9より改変引用）

た"水が嫌いな部分"が表に出てきてしまいます．すると，その部分は周りの水が嫌いですので，他の蛋白質の，やはり表に出てきた疎水性の部分同士でいそいそと結合することとなります（**蛋白変性**protein denaturation：図3-1）．

こうして熱により低次構造へダウンステージした蛋白質の分子同士が凝集するのが，蛋白質の**凝固**coagulationであります．ゆで卵で卵白が固まった場合，固まる前より水分が少なく感じるのは，このようなメカニズムだったわけです．しかし，ゆで卵の白身は依然としてみずみずしさを保っていますので，乾燥には至っていません．言い方を変えれば，卵白の凝固は脱水までで完結することになります．

> **Point**
> 卵白の凝固は，構造破壊による変性と疎水性部分の結合による凝集である（ただし脱水まで）．

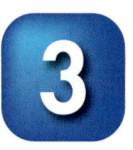

3 熱が細胞に与える影響は？

次に，実際の人間の体で考えてみます．細胞の温度に対する変化はどのようになっているのでしょうか？（図3-5）

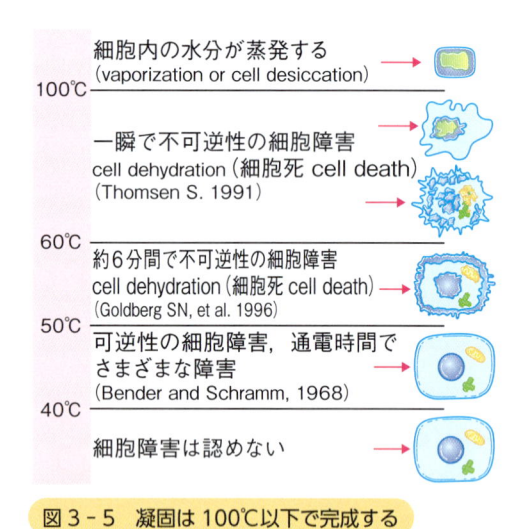

人体では40℃を超えると細胞障害が起こりえますが，これは可逆的です．水銀体温計が42℃までしか目盛りがないことも，これで理解できると思います．しかし，高熱が3日ほど続いた後は，体がぎこちないものです．これは，多少なりとも，体内の蛋白質が可逆性の障害を受けた名残ではないかと考えていますが．

細胞は50～60℃の温度に6分間さらされると[11]，また60℃以上になると一瞬にして[12]，不可逆性の**細胞障害**cell death（おそらく細胞脱水 cell dehydrationを指す）が起こります．さらに，急激に100℃以上に達すると，細胞内液が突沸し（突沸現象），細胞内の体積の増加をもたらし，細胞が破裂することになります（vaporization）．

100℃	細胞内の水分が蒸発する (vaporization or cell desiccation)
	一瞬で不可逆性の細胞障害 cell dehydration（細胞死 cell death）(Thomsen S. 1991)
60℃	
	約6分間で不可逆性の細胞障害 cell dehydration（細胞死 cell death）(Goldberg SN, et al. 1996)
50℃	
	可逆性の細胞障害，通電時間でさまざまな障害 (Bender and Schramm, 1968)
40℃	
	細胞障害は認めない

図3-5 凝固は100℃以下で完成する

> **Point**
> 60℃以上で不可逆性の細胞障害，急激に100℃以上になると細胞は爆発する．

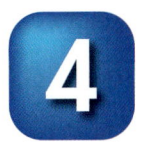

4 熱が生体の蛋白質に与える影響まで掘り下げてみよう

生体の蛋白質など，つまり細胞より小さいレベルでは，どのような変化が起こっているのでしょうか？このような不可逆性の細胞障害 cell death が起こる理由を考えます（図3-6）．

60℃以下では細胞内の主要な蛋白質である膠原繊維は一瞬，壊されることになりますが（図3-2b），約6分経過する前に冷却されると元に戻ります．つまり可逆性の細胞障害であり，細胞死 cell death は誘導しません．やけどしたらすぐ氷で冷やしましょう．

60℃以上100℃未満（沸騰する前）では，一瞬で不可逆性の細胞障害が起こるのですが，細胞内では2つのことが同時に進行します．まさに凝固 coagulation の始まりです．

1つは熱により蛋白質分子の構造が崩壊します（蛋白変性：図3-1，2b）．しかし，この時点ではまだアミノ酸の構造は保たれています（それゆえ蛋白変性）．

もう1つは，細胞内液の漏出（cell dehydration）です．熱により細胞壁の蛋白質も崩れてしまうので，そこから細胞内液が漏れ出すことになります（図3-2c）（第1章，切開の場合は蒸発）．電気メスの場合は，交流電流の作用で陽イオンが活発に動く（変性する蛋白質はマイナスにチャージしている）ので，細胞内液が漏れ出るのを後押しするようになります．また，細胞外に漏出した細胞内液に含まれる Na^+ などの浸透圧差により，H_2O を細胞外へ引っ張り出すようになります（図3-2d）．このときはまだ100℃未満ですので，これらのことが細胞の爆発と比べてゆっくりと起こることとなり，不可逆性の細胞障害 cell death が起こります．

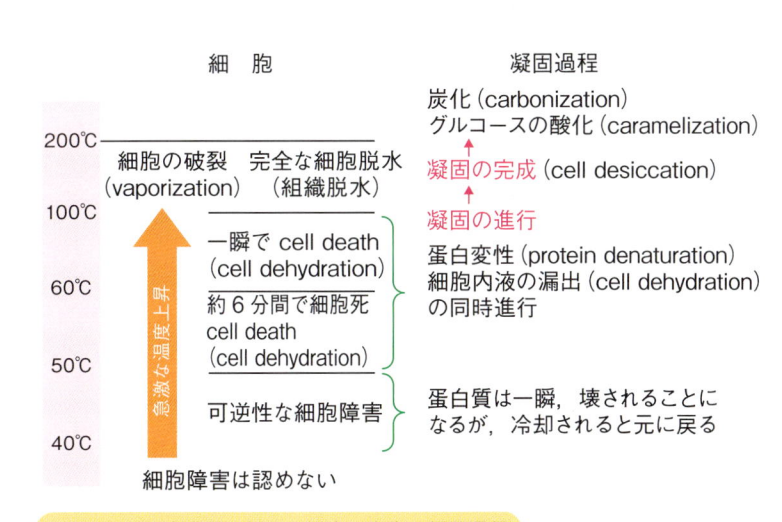

細胞		凝固過程
200℃		炭化（carbonization） グルコースの酸化（caramelization）
	細胞の破裂　完全な細胞脱水 （vaporization）（組織脱水）	↑ 凝固の完成（cell desiccation） ↑ 凝固の進行
100℃	一瞬で cell death （cell dehydration）	蛋白変性（protein denaturation） 細胞内液の漏出（cell dehydration） の同時進行
60℃	約6分間で細胞死 cell death （cell dehydration）	
50℃	可逆性な細胞障害	蛋白質は一瞬，壊されることになるが，冷却されると元に戻る
40℃	細胞障害は認めない	

（急激な温度上昇）

図3-6　温度上昇に対する細胞の変化と凝固過程

細胞の蛋白質は，変性すると同時に水分も漏出し続け，前述の疎水性部分はより水分の少ない状態で結合するようになります（図3-1）．徐々に温度が上昇し，約100℃を超えると，細胞外液と細胞内液の水分が完全に蒸発します．組織は急速に乾燥し，完全脱水となります．凝固の完成です（white coagulation：図3-2e）．

完全脱水後もさらに温度が上昇し，約160℃になると，アミノ酸の構造さえ崩壊した蛋白質，特に膠原繊維（人体の全蛋白質の約30％）から変化したグルコースが酸化し，組織が粘着性をもつようになります（caramelization：フライパンで砂糖を熱していくと焦げてしまうのと同じ状態です）．

200℃を超えると，さらに構造崩壊が進み，炭素分子の露呈，つまり炭化（carbonization）することによって黒くなります（black coagulation）．一瞬にして200℃を超えるようなことがあれば，一瞬にして炭化し，black coagulationを誘導することになります．

日常よく遭遇することのあるやけどは，熱湯などが60℃以上であったとしても，組織そのものは50～60℃の温度に数秒さらされる程度で済むため，可逆性なのでしょう．

筆者の経験では，手術中に電気メスの熱が右手人さし指に通電して，しばらく激痛が抜けませんでした．その部分は白く凝固したまま残って，ある日，ポロッと脱落しました．つまり，その部分は60℃以上になったために，一瞬にして不可逆性の細胞死が起こったと考えられます．

Point
60℃以上100℃未満では蛋白変性と細胞内液の漏出→脱水が進行する．
100℃を超えると完全に水分がなくなり，凝固（white coagulation）が完成する．
200℃以上では炭化する（black coagulation）．

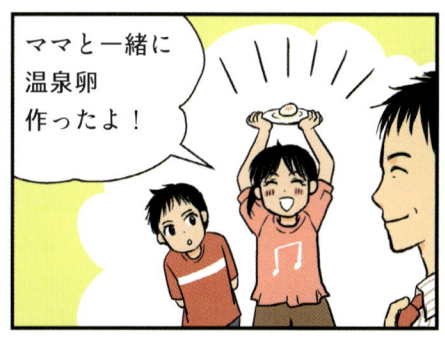

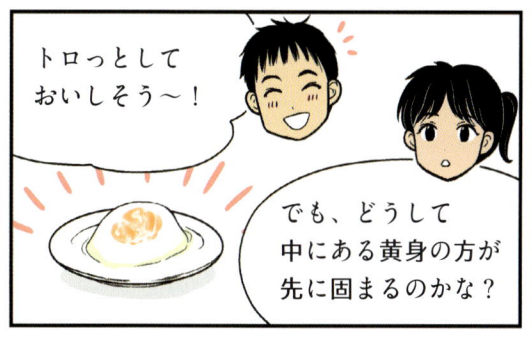

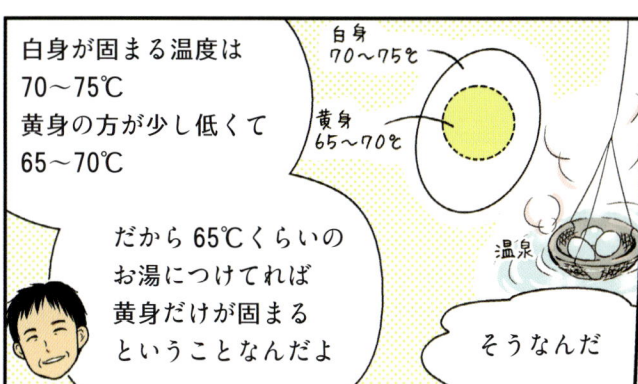

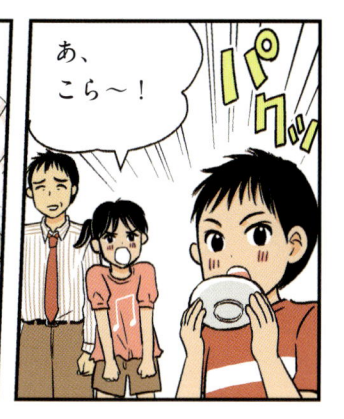

第3章　そもそも凝固 coagulation とは何？

① Media (plasma cloud, steam envelope) という考え方

　Media (medium の複数形) とは日本語で"〔他のものを伝える〕媒体, 媒介物, 媒質"という意味になります.

　電気メスで切開が可能になるためには, 放電が必要と説明しました. 放電は"絶縁の破壊"であります. 電気メスでの切開でいうと, "メス先電極の先端と, 切開される組織との間の絶縁部位に介在する何かを破壊する"ということです.

　具体的にいえば, 切開を始めるときに最初に介在するのは空気で, 切開が始まると細胞が破裂したために発生する "plasma cloud (steam envelope)" が介在します. また argon beam coagulator (アルゴン凝固) においては, 切開のためではありませんが, media として argon (アルゴン) を使用することにより, 電極先端と組織の間の抵抗を極端に減らし, 強力な凝固を施行します.

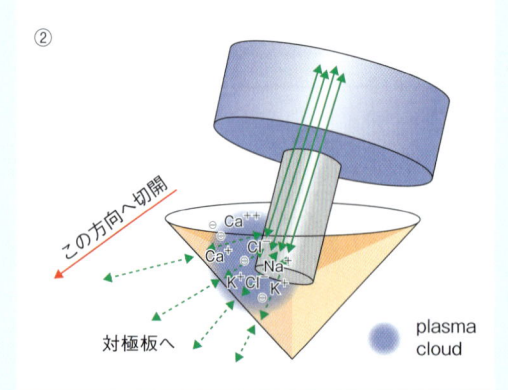

　それではこれを, 図を用いて解説しましょう.

　① 切開モードとして電極の先端を徐々に組織に近づけますと, 出力に応じて, その出力の最大の電圧がかかったときに放電が発生し, それに伴いジュール熱を利用した切開が始まります.

　② その際, 放電直下の組織内ではジュール熱を原動力として, 細胞群が破裂し, 1点の穴が開いたような状態 (図内では逆円錐状) となります. 切開をするということは, 電極の先端がその目的とする方向へ動こうとすることですので, この穴の空間において, 切開の進行方向の組織の壁のほうがより電極の先端に近くなりますから, 進行方向への放電のほうが容易になります. 加えて, 最初に細胞群が爆発したため, その中の細胞内液が蒸気状 steam envelope (plasma cloud) となり, それらは内部に電荷したイオンをもつため, 伝導性となります. 切開の場合, この蒸気化した細胞内液が media であります.

　切開を始めるにあたり, 最初の media は空気で, 窒素, 酸素, 二酸化炭素など伝導性の良くない気体に対し, 絶縁の破壊をしなければいけません. 切り始めをスローモーションで考えた場合

第3章　そもそも凝固 coagulation とは何？

ら，この時点で切開が始まり，切開したい方向へと細胞群の破裂が連鎖していき，切開されることとなります（③）．

これらのことから考えても，有効に切開を進めるためには，メス先電極の先端を適切なスピードで steam envelope (plasma cloud) の中に保ち，電流密度を集中させることが必要であることがわかります．このとき，スピードを速くして電極の先端を組織に接触させた場合は，抵抗値も下がり，容易に電流が流えることになります．それゆえ切開のための適切な放電にもかかわらず，また電流密度も小さくなるため，切開よりも凝固に傾くことになるのです（第3章参照）．

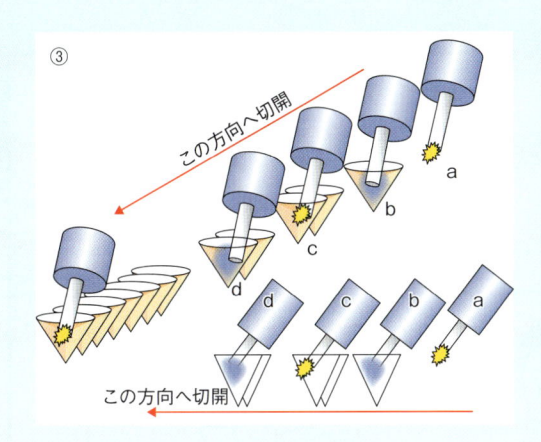

は，メス先電極のボタンを押してから，電極の先端を組織に近づけることになりますので，電気メスは必ず最初に，その設定で出力できる最高の電圧をかけることになります．そして放電＝通電ですか

第4章 放電凝固 fulguration の理論
主役は放電熱，ジュール熱はかすんでしまう

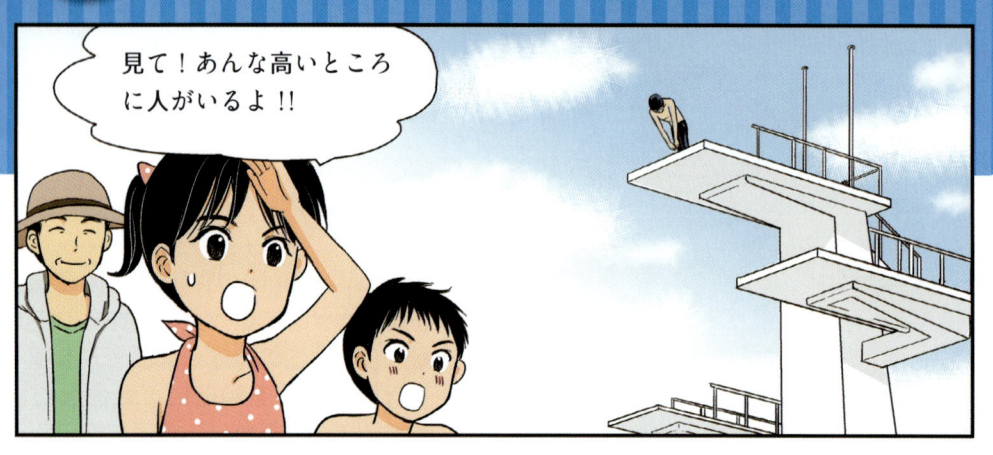

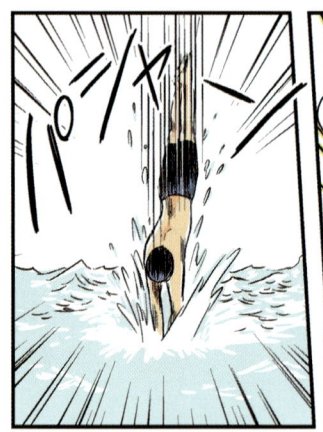

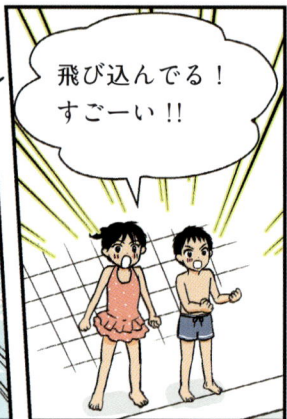

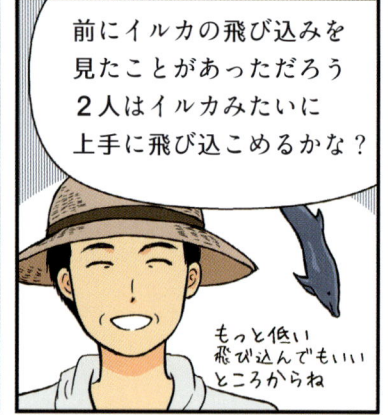

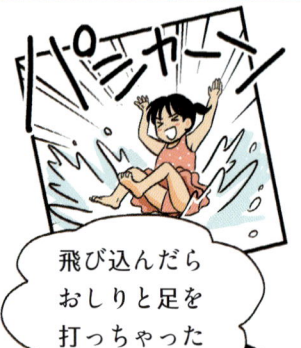

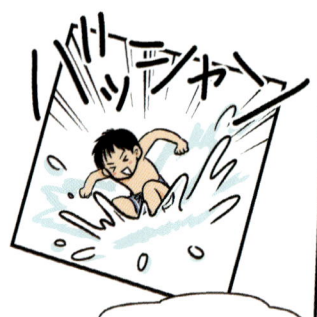

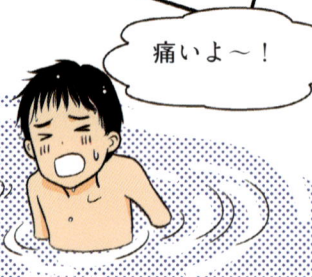

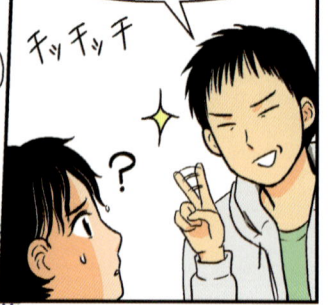

第4章 放電凝固 fulguration の理論

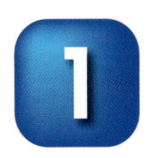

1 放電による凝固モードの基本は断続波である

　この章では，次の第5章で登場するソフト凝固（無放電凝固）に対し，**放電凝固 fulguration** という言葉を使うことにします．

　第1章では，切開の主軸は内側の熱：ジュール熱であり，放電は，メス先電極の周りの空気をパッと熱くして膨張させ，放電圧を作り出すためだけで十分であると説明しました．つまり"凝固のための外からの極めて高い熱"を要求せず，微小放電で十分，放電熱は脇役でした．

　しかし，放電凝固 fulguration の場合は主役と脇役が入れ替わります．というより，主役の存在があまりにも大きくなり，脇役がかすんでしまうという表現のほうが，イメージがつかみやすいかもしれません．放電による凝固の場合，通電することに変わりませんので，内側の熱：ジュール熱も発生しますが，それよりも強い放電が作り出す外側の熱：放電熱の果たす役割が大きくなります（図4-1a）．

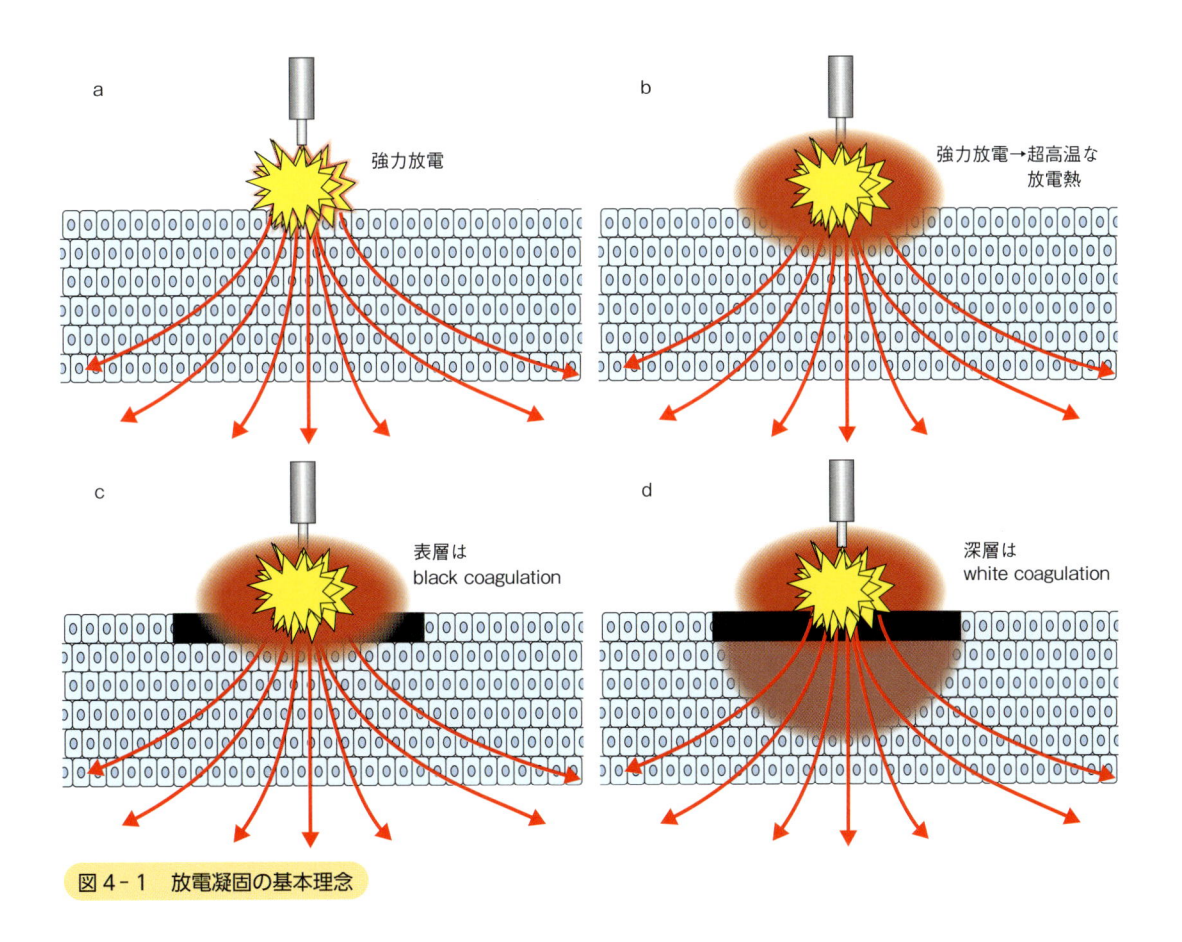

a　強力放電

b　強力放電→超高温な放電熱

c　表層は black coagulation

d　深層は white coagulation

図4-1　放電凝固の基本理念

まず大前提として押さえておきたいことは，切開や凝固のための電気メスの閉鎖回路において，熱の及ぶ深さ，つまり放電による凝固層の深さは，電圧（≒放電の強さ）に比例するということです（図4-2）（逆にソフト凝固，すなわち無放電凝固の場合は，低い電圧でじっくり時間をかけたほうが凝固層が深い，次章）．

電圧が高ければ高いほど放電は強くなり，放電が強くなれば強くなるほど，放電熱も高くなります（図4-1b）．表面はその超高熱により一瞬にして200℃を超え，炭化を誘導しblack coagulationとなります（図4-1c）．そして，その超高温がblack coagulationを形成した深層に及び，white coagulationを誘導することになります（図4-1d）．

つまり，深層は100〜160℃くらいの高温状態となり，深いところまで凝固層が形成されると考えられます．放電が強ければ強いほど，放電熱も高くなり，放電熱が高ければ高いほど，その熱がより深層まで影響を及ぼすという考え方です．この外側の熱に比べれば，内側の熱：ジュール熱はほとんどないものと考えられます．これが，放電凝固のために高い電圧≒強い放電（**強力放電**，図4-1a，b）を必要とする理由です．

図4-2ではおよそ800Vあたりから炭化層がはっきりしてくることを示しています．VIO300Dでは，純切開モードであるオートカットモードでは最大電圧が740Vpで800Vに届きませんが，（ソフト凝固を除く）そのほかのモードでは最大電圧が800Vpを超えることが可能です（第8章 図8-1）．このことは，多少なりとも放電凝固による止血作用を期待できることとなります．

> **Point**
> 強力放電の放電熱により，表層はblack coagulationを形成，深層はwhite coagulationを誘導する．

放電凝固モード（Coag）と切開モード（Cut）の共通点は，放電を伴うということです．切開には放電が不可欠であると第1章で説明しましたが，放電凝固fulguration（Coag）も文字どおり，放電を要しますので，切開能力もある程度兼ね備えることになります．つまり，放電にて組織を処理する以上，純粋な凝固能力をもった放電する電気メスのモードはありえません．多

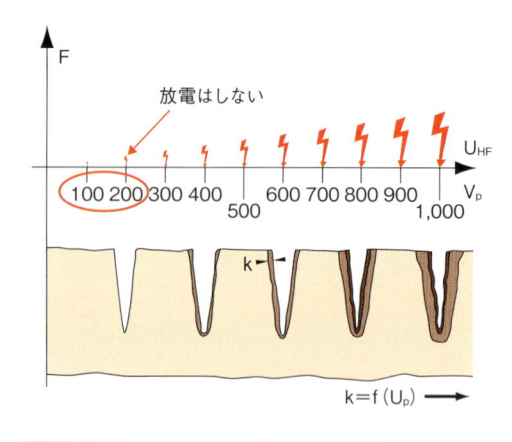

図4-2 電圧と放電凝固の深度との関係
上段の座標軸の横軸は電圧の大きさ．電圧が大きくなればなるほど放電が大きくなることを示している．またkは凝固層の深さを表し，放電の電圧が高ければ高いほど深くなり，この図ではおよそ800Vあたりから炭化層がはっきりしてくることを示している．第5章のソフト凝固との違いとして，「放電による熱の影響が，200Vp以上では，電圧が高い≒放電が強い≒放電による凝固層が厚い」ということがわかる．
（参考資料1より引用）

第4章 放電凝固 fulguration の理論

少は細胞が突沸するということです（第1章図1-4を参照）．

このことを体験的に知っているからこそ，われわれ外科医はハンドピース（メス先電極，アクティブ電極）の青いボタンを押して放電凝固モードに切開性をもたせ，切開と凝固が同時に起こることを期待しつつ，手術を進めることが多いと思います．

Point
凝固モードでは，切開しながら止血する（ことを期待する）．

2 デューティーサイクル duty cycle とは？

放電凝固 fulguration における電圧の出力波形は図4-3のようになっています．第1章の切開の波形（図1-8）と比べてみると，明らかに違いがわかると思います．大雑把にいうと，"通電を休んでいる（modulation）かどうか"であります．働いている度合，休んでいない度合いは，デューティーサイクル duty cycle で表します．duty cycle は，図4-4のように，交流波の，繰り返し周期に対する連続波の持続時間をパーセンテージで示したものです．つまり，duty cycle が高ければ高いほど休まないといえます．

放電を伴う凝固で，純粋に凝固を追及するモードは図4-5e,fのような波形となり，ピン

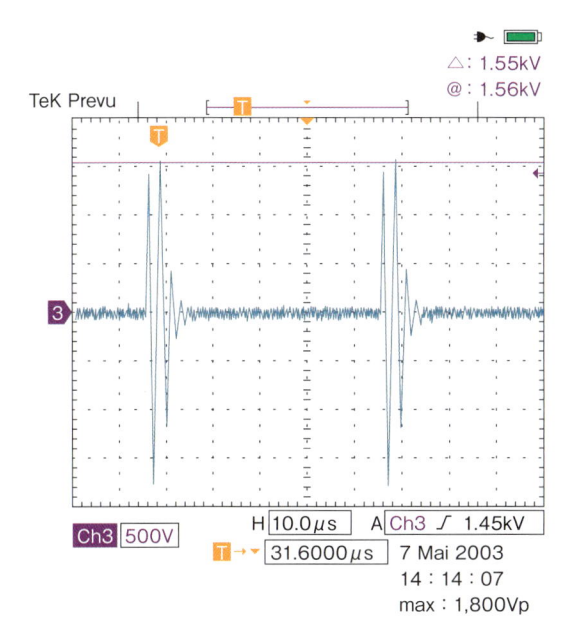

図4-3 凝固における電圧の波形
（提供：株式会社アムコ）

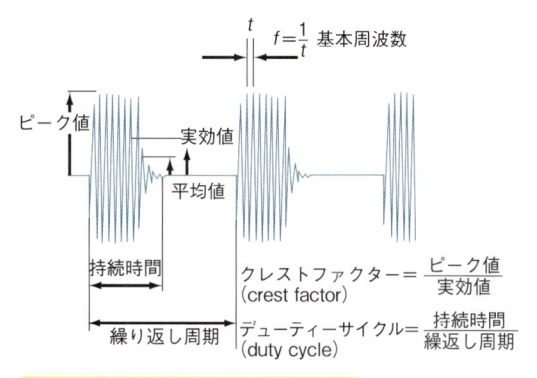

図4-4 電気メスで使用される波形
平均値：波形の1周期の平均値（面積）．
実効値：波形のもつエネルギー．
ピーク値：波形の最も振幅の大きい点の値．
(小野哲章編：電気メスハンドブック―原理から事故対策まで―．クリニカルエンジニアリング別冊3, 学研メディカル秀潤社, 1993 より転載)

47

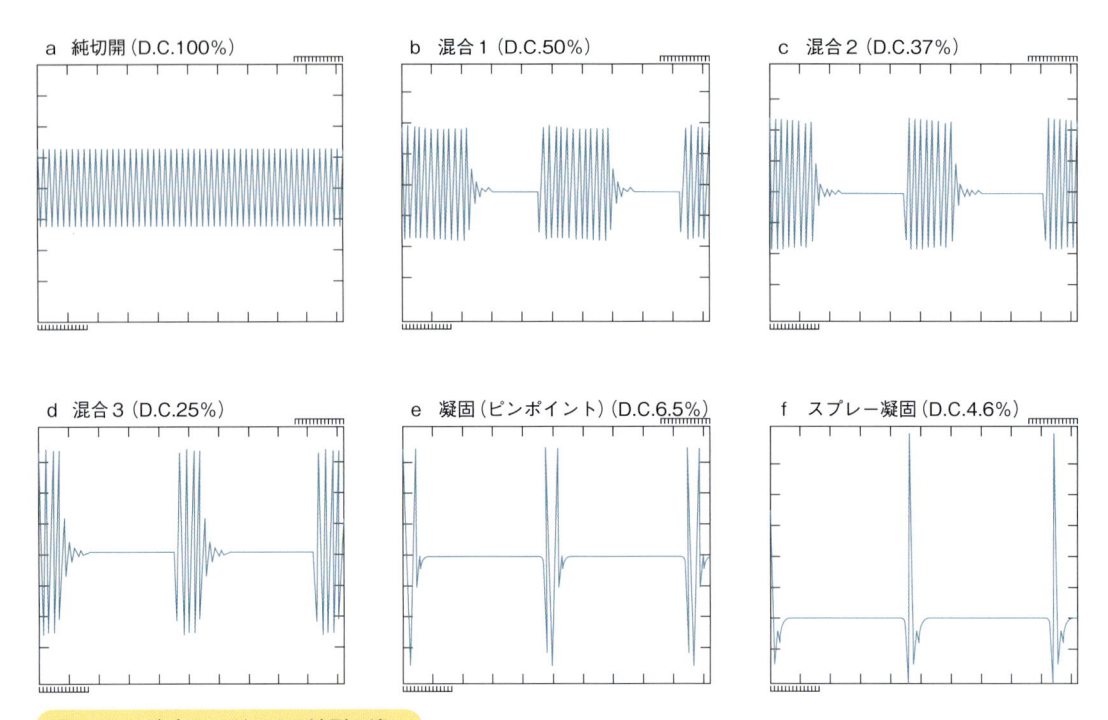

図4-5　出力モードによる波形の違い

a　純切開（D.C.100%）
b　混合1（D.C.50%）
c　混合2（D.C.37%）
d　混合3（D.C.25%）
e　凝固（ピンポイント）（D.C.6.5%）
f　スプレー凝固（D.C.4.6%）

D.C.：デューティーサイクル．
300Ωの無誘導負荷抵抗の両端に加わる高周波電圧波形．各モードの出力はすべて50W．スケールは各モードともに電圧軸（縦軸）が200V/DIV，時間軸（横）が10μsec．
（小野哲章編：電気メスハンドブック―原理から事故対策まで―．クリニカルエンジニアリング別冊3，学研メディカル秀潤社，1993より転載）

ポイント凝固（図4-5e）やスプレー凝固（図4-5f）と呼ばれます（duty cycleは10%以下で，繰り返し周期の周波数は20〜30kHz）．つまり，瞬時的な放電による極めて高温の放電熱：外側の熱＞＞通電によるジュール熱：内側の熱の両者の組み合わせで，出血部位を止血するという考え方です．図4-5b,c,dは，放電が断続する**混合凝固**の波形です（しかし，瞬発しているか，断続しているかは肉眼ではわかりません）．

このような瞬時的な（スプレー凝固やピンポイント凝固），もしくは断続的な（混合凝固）放電で切開能力が低下する理由は，次の3つの作用が関係しています．

①電流密度より電圧を優先する

図4-5を見るうえでのポイントは，同じ抵抗値300Ωに，各モードの出力の上限を50Wで統一しています．そのため，電流の流れに**休止期modulation**が発生するということは，電流が少なくなることになりますので，統一した出力（電力）を保つためには，オームの法則より電圧が上昇することになります．この図で，純切開に対しスプレー凝固のほうが，縦軸の電圧が高くなっているのは，このような理由

第4章 放電凝固 fulguration の理論

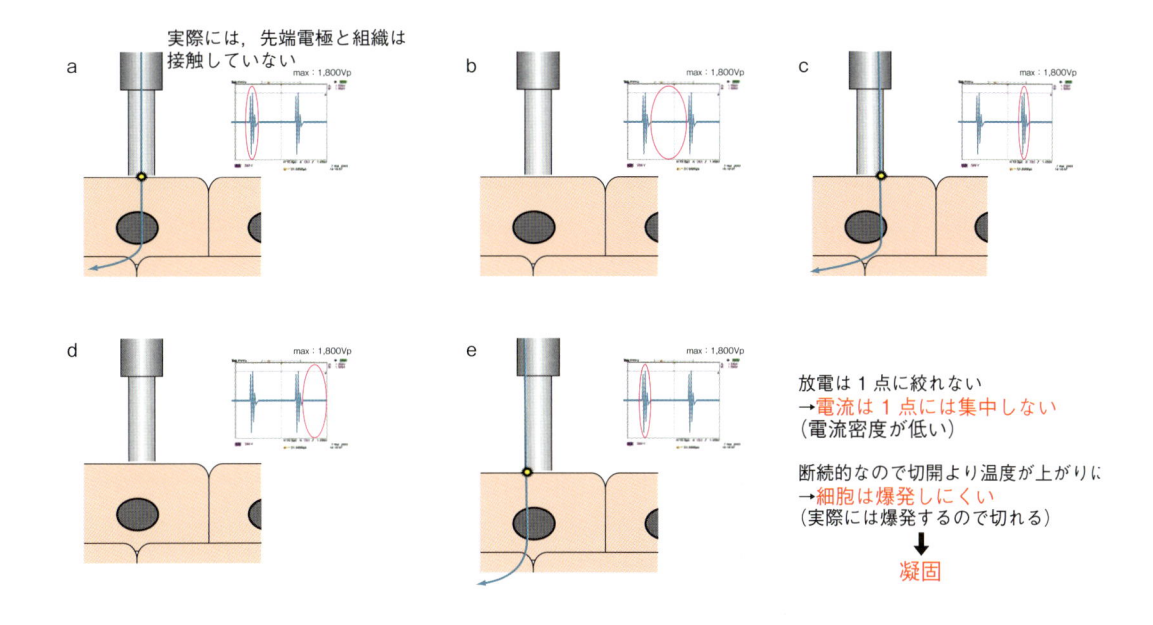

a 実際には，先端電極と組織は接触していない

b

c

d

e

放電は1点に絞れない
→電流は1点には集中しない
（電流密度が低い）

断続的なので切開より温度が上がりに
→細胞は爆発しにくい
（実際には爆発するので切れる）
↓
凝固

図4-6 放電凝固 fulguration の理論

になります．

　一般的には duty cycle が小さくなれば電圧が高くなる≒放電が強くなる（図4-2），と考えます．電流は途切れますので，電流密度が下がり，切れにくくなるのです．

Point
duty cycle は放電の強さの指標の一つ．duty cycle が小さければ電圧が高くなる≒放電が強くなり，切れにくくなる．

②放電路が一定でない（図4-6）

　放電路は，いったんできてしまうと安定的に維持されますが，最初に放電が始まるときには，大気中のイオンの分布や電極表面の状態など，偶発的な要素に支配されます（図4-6a）．したがって，メス先電極にかかる電圧を断続的にすれば，そのつど違う場所で放電が

切開　　　凝固

電流密度が高い　　電圧が高い

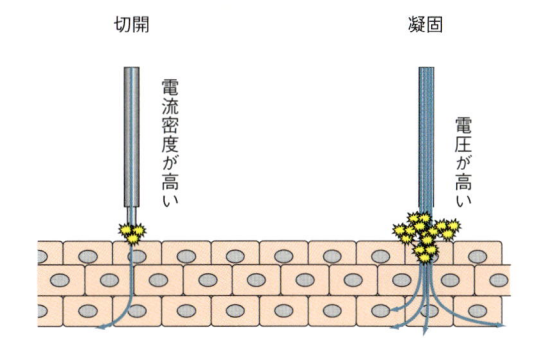

図4-7 切開と凝固の違いは電流密度，電圧，duty cycle

起こり（図4-6b→c→d→e），1カ所だけに集中することがなく，1カ所が切れていくことはありません．

　メス先電極の先端が針のように尖っていれば，先に放電された部位とあまり離れていないところに新しい放電路が形成されるでしょうが，実際の手術では針電極を使うことはあまりなく，先端は顕微鏡的には平坦なので，放電路

49

は電極平坦面を激しく動き回ります．これによって比較的広範な組織の凝固作用が進むことになります（図4-6a, c, e）．これは切開と違い，「電流密度が高い」とはいえない状態です．1カ所だけが切れていくというイメージではありません．

上記の①②を切開と比較すると，「切開の場合は次から次に細胞群の爆発を惹起するために，安定した放電路を1カ所に維持する必要がある」ということと対照的です（図4-7）．

Point
断続的な通電では放電路が一定せず，電流を集中できないため，切れにくくなる．

③細胞が突沸現象に至りにくい

断続的な放電ですから，表層以外は切開の状態のように一瞬にして温度が100℃以上まで上昇することは困難です．多くの蛋白質はprotein denaturation，また多くの細胞はdehydration → desiccation という凝固の王道white coagulation を突き進み（図4-1d），切開には至りにくいようです（逆に表層は一気に200℃以上の温度に達するため蛋白質も瞬時に炭化する，black coagulation：図4-1c）．言い方を変えれば，切開の必須である突沸に至る頻度が，切開と比較すると少なくなります．

放電凝固を使用して手術を進める場合，通常は電気メスの設定をいわゆる「混合」にして使うことが多いと思います．その場合の出力波形が図4-5b,c,d になります．すなわち，duty cycle を大きくしていく（通電の持続時間を長くする）と切開作用が加わって混合出力となり，さらに duty cycle が100％の状態になると純粋な切開作用（図4-5a）のみとなります．また，混合凝固のほうが切開モードより明らかにピーク電圧が高く，その結果，放電も切開の放電（微小放電）より強いと考えられます．

このような混合モードの放電を，前述のように**強力放電**と呼ぶこととします．どちらの成分を優先させるかによって図4-5のように波形も変わり，当然切れ味と裏腹に血の止まり具合も変わることになるでしょう．

Point
断続的な放電により，細胞の突沸現象は起こりにくくなり，切れにくくなる．

3 クレストファクターとは？

クレスト crest は英語で「頂上」を意味します（「鶏の鶏冠（とさか）」という意味もあるそうです）．
クレストファクターは電圧波形のピーク値と実効値（"もしこの交流を直流に直したらどれくらいの電圧か？" というイメージ）の比で示されます（図4-4）．当然，分子となる電圧のピーク値のほうが，分母となる実効値より高くなりますので，クレストファクターの値は1よ

り大きくなります．通常の純切開の連続波でさえ，交流であるがゆえにピークの電圧値のほうが実効値より高くなるため，クレストファクターは1.4になります（各社共通）．

スプレー凝固と混合を比べた場合，より強力な放電が可能なスプレー凝固のほうが，ピーク値が高く，かつ電圧がかかっていない時間（休み時間）が長いため，実効値は低い（電圧が0の時間が長いため低く，また波形のエネルギーとしては低い）と考えられ，クレストファクターは大きくなります．つまり，<u>クレストファクターは放電能力の指標であり，大きいほど放電による凝固能力が高く</u>，また休み時間が長いので切開能力が落ちることを示しているといえるでしょう．

> **Point**
> クレストファクターも放電の強さを表す．大きいほど凝固能力が高く，小さいとよく切れる．

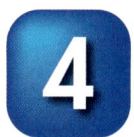

4 放電凝固モードでは組織に触れず，高い電圧をかける

図4-5を見ればおわかりのとおり，放電による純粋な凝固を求める場合（ピンポイント凝固やスプレー凝固）は，意識して組織に触れないようにして，高い電圧を誘導します．スプレー凝固は表面を焦がすことが目的ですが，この効果は組織に流れる電流によるジュール熱：内側の熱よりも，放電による超高熱：外側の熱が組織表面に作用して現れるもので，表層は一瞬にして炭化します（200℃以上で炭化）．炭化した層より深い層は，超高熱である放電熱の影響である程度温度が上昇し，凝固する（その凝固の深さは電圧の高さ≒放電の強さによる）というプロセスは，前述したとおりです．

切開を行うためには，電極の先端を組織へわずかに触れるように接触させ，電流を狭い部分に集中させる必要があります．一方，凝固を目的とした放電は組織抵抗の低い部分に自動的に流れようとするため，結果として広い範囲を凝固します．スプレー凝固では，電極は組織に触れず，強力放電が組織に飛ぶことにより電流が伝導しますので，組織へ流れ込む電流の集中が起きません（電流密度が低い）．それゆえ，高電圧でも切開効果とはならないのです．

逆説的に，スプレー凝固であっても，電極と組織を接触させて電流が集中するような状態をつくれば，切開が可能となります．この場合，特に組織の抵抗が高いとき（＝電流は流れにくい）は，電流によるジュール熱よりも放電熱が作用して細胞の水蒸気爆発（vaporization）をもたらし，有効に切開できるということです．VIOのモードでいえばスプレー凝固エフェクト1で，電力の上限を40Wもしくは30Wにしたモードです．比較的ファインなタッチでの切開凝固が可能なので，多くの術者に用いられ

ているようです．

> **Point**
> スプレー凝固の設定でも，メス先電極の当て方を考えれば切開が可能．

　電圧が強ければ放電も強くなります．電圧や放電が強ければ深く切り込まれるイメージもありますが，そうではなく，電圧が高ければ高いほど，また放電が強ければ強いほど，凝固層の形成は厚みを帯びることになります．

　この凝固はジュール熱によるものではなく，外側の熱：放電熱によるものが大部分です．それゆえ，放電による凝固を期待するのであれば，電圧を高くして，放電を強くする必要があるのです（図4-2）．逆に切開モードが混合するほど電圧が低くなっていることもおわかりになると思います．これは放電を伴わないソフト凝固を考えるうえで，非常に重要な理論となってきます．

　図4-5を再度参照しますと，連続正弦波（a 純切開）からパルス波（f スプレー凝固）まで波形が変化していくなかで，電流によるジュール熱のみの効果から徐々に電圧による放電熱が加わり，最終的には非接触凝固（スプレー凝固）のような放電の熱作用のみによる効果となるわけです．

> **Point**
> 各モードの出力波形（図4-5）は電気メスの作用を考えるうえで頭に焼き付けたい．

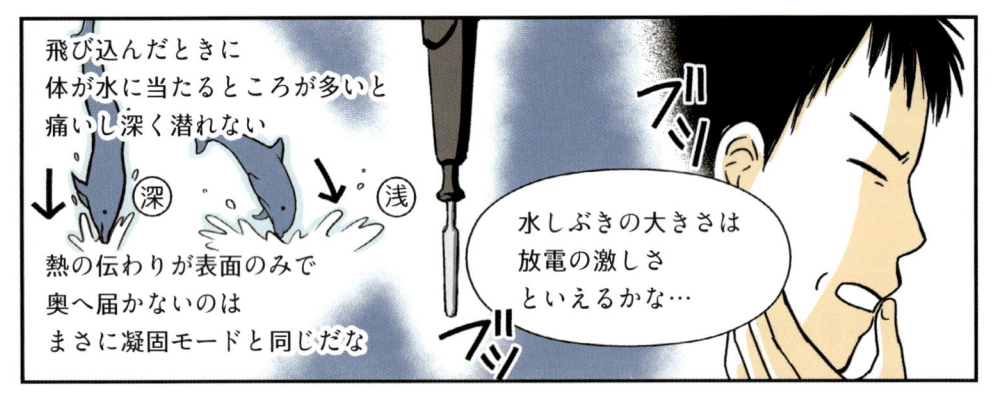

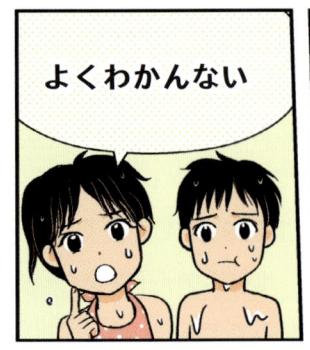

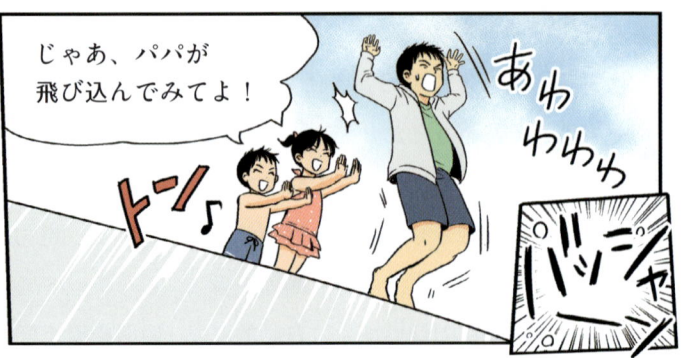

もっと深く!! ④ バジング buzzing について

　バジング buzzing は「興奮して，元気いっぱいで」という意味もありますが，外科手術では，出血部位を鑷子でつまんで，その鑷子を電気メスで通電することです（下の写真上）．多くの外科医が，日常的に行ってきた方法であると思いますが，取扱説明書をよく読むと，このような記載があります．

　術中に「止血鉗子に刃先を当てて行う止血（バジング）」を行う術者がいますが，こうした手技は危険が伴うため推奨できません．術者が手に熱傷を負うことがあります．（ForceTriad™ 取扱説明書より引用．以下太字部分同）

　この危険を防止するためとして，以下のような注意点が挙げられています．

① ニードル電極で「止血鉗子に刃先を当てて行う止血（バジング）」を行わないでください．（注釈：電流密度が集中するので，少し離しただけでも放電する可能性が高い）
② 止血鉗子を「バジングさせている」時は，患者，手術台，または開創器に寄りかからないでください．（注釈：アクティブ電極→鑷子→術者の指→体→患者の体，手術台または開創器という閉鎖回路を形成しやすくなり，術者の指をやけどする可能性が高くなる）
③ Coag（凝固）ではなく Cut（切開）をご使用ください．切開は凝固より低電圧です．（注釈：後述）
④ 電気メスを出力する前に，止血鉗子のなるべく広い面積をしっかり握ります．こうすると，電流が広い面積に分散し，指先の電流密度が最小になります．（注釈：電流密度が大きくなり，より対極板に近い状態，つまり熱傷を回避する可能性が高い状態に近づく）
⑤ 手の高さより下（なるべく患者の近く）で「止血鉗子をバジングさせ」，電流が術者の手に流れないようにします．
⑥ 止血時間が短くなるように，出力設定はなるべく低くします．（注釈：出力設定が高いと，その出力に達するまでに時間がかかるため．また出力が高いほど電圧制御のない電気メスでは電圧が上がり続け，術者が危険な状態となる可能性が高くなるため）
⑦ アクティブ電極を止血鉗子と接触させてから，出力します．止血鉗子にアークを生じさせないでください．（注釈：後述）
⑧ コーティングされた，またはノンスティック（汚れがつかない）ブレード電極を使用する場合は，電極のエッジ部分を止血鉗子，または他の金属器具に当ててください．

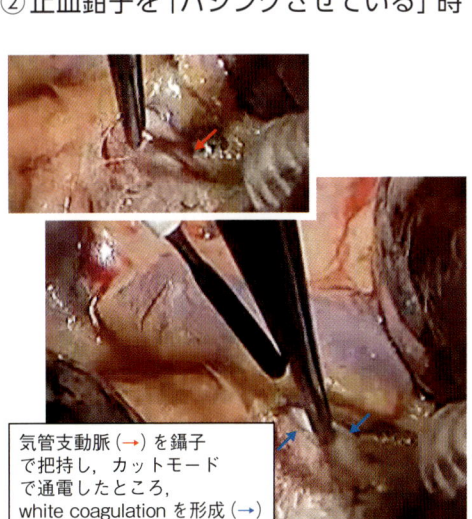

気管支動脈（→）を鑷子で把持し，カットモードで通電したところ，white coagulation を形成（→）

鑷子

アクティブ電極

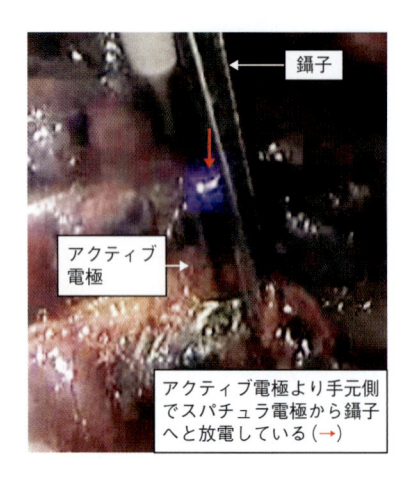

アクティブ電極より手元側でスパチュラ電極から鑷子へと放電している（→）

　このように，安全面に関する記載が中心となっています．たとえば⑦について考えてみます．**上の写真**では，意図していない放電を術野で誘導しています．これは凝固モードでの切開中ですが，鑷子から離れたところにあるメス先電極の根部から放電していることがわかります．つまり，出力しながらアクティブ電極を鑷子に近づけていくと，放電を誘導し，予想以上の電圧となる場合があるということです．術者にとって危険であると同時に，組織にも予想以上の出力がもたらされる可能性があるといえます．

　では，凝固効果に関しては，どうなのでしょうか？③の意図するところは，2つあります．

　1つは安全面に関してで，万が一手袋にピンホールのような小さな穴でもあったときに，電圧の高いCoag（凝固）モードで通電した場合は，非常に危険である．指に強いやけどを負う可能性があるということです．

　もう1つは，凝固の効果に関してです．ここで重要なポイントとなることは，Cut（切開）モードは連続波（に近い断続波）で，Coag（凝固）モードは断続波であるということです．どちらの波形においても必ず放電しますが，鑷子が組織と接しているところは密着していますので，放電するはずがありません．放電は**下の図左**のように，鑷子の外側に放電路を求めて電流が流れて起こることになります．それゆえ**前頁の写真**のように，鑷子で把持した場所の外側に凝固層がくっきりと形成されます．

　Cut（純切開）モードで連続波が供給されたとき，出力が同等な場合は電圧が低くなることは前述のとおりです．それゆえ，放電による凝固層もそれほど大きくはなりません．また，均等に出力される連続波であるため，放電は安定し，組織の凝固は均等に進むと考えられます（下図左）．結果的に安定した凝固を得ることができます．

　それでは断続波である，Coag（凝固）

Cut（純切開，連続波）を用いたときのバジング

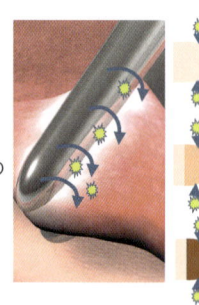

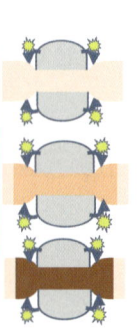

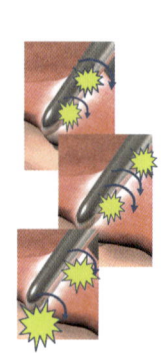

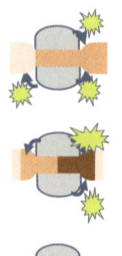

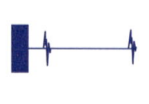

Coag（凝固，断続波）を用いたときのバジング

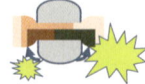

モードにてバジングした場合はどうでしょうか？図4-6で示したとおり，断続波になると放電の経路が一定になりません．繰り返し周期が変わるたびに，放電する場所がバジングの場合でも変わってきます（**前頁の図右**）．また，断続波は連続波に比べて電圧が高くなりますので，凝固の深達度も大きくなります．また，一度放電の影響で凝固した部分は抵抗値が上がりますので，通電するためにはさらに高い電圧を必要とします．

　この2つの要素が重なり，不均一で不安定な凝固になってしまい，かつ高電圧のためにcollateral damageも大きくなる，というようにCut（純切開）モードと比べてあまり利点はありません．強いて言えば，これは手に"バチン"と来るような，まさに"buzzing"な凝固感を感じられるという，いわば自己満足かもしれません．

（術野写真をご提供いただきました，神奈川県立がんセンターの伊藤宏之先生に感謝いたします．）

もっと深く!! ⑤飛び込みで考える切開と凝固

　第1章の冒頭では，イルカの飛び込みから切開について説明しました．ここでは切開と凝固の違いを，人が飛び込むと仮定して，もう少し深く考えてみましょう．

　エネルギー保存の法則では，質量（大きさに関係なく，1点の動かしにくさ）を m，重力加速度を g，高さを h とすると，位置エネルギー mgh が表せます．これをオームの法則と対応させてみると，

　m（質量つまり体重）→ I（電流：時間や重力など，周辺状況に影響を受けない）
　gh（重力加速度×高さ）→ V（電圧：電流に勢いをつける）

となり，このとき，

　位置エネルギー＝ mgh → P ＝ α IV

※αは有理化するための係数　と表せます．

　これを使って，まず切開を考えてみます．大人と子どもが同じ高さから1点に集中して飛び込んだと仮定します．

大人は子どもに比べて
体表面積2倍，体重2倍とする

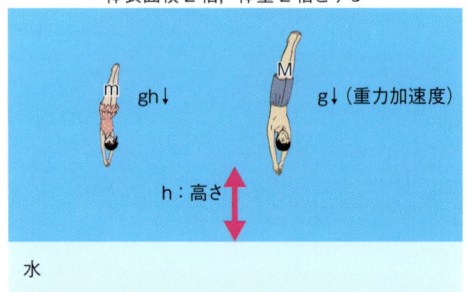

同じ高さから1点に集中して飛び込んだ場合

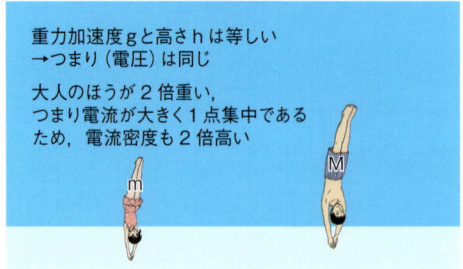

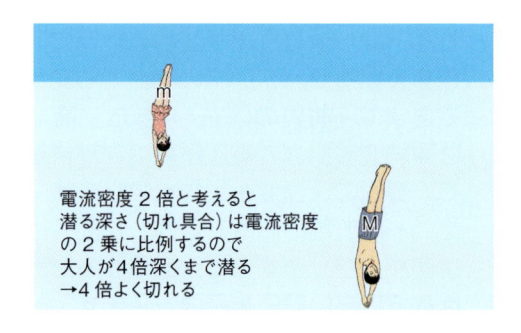

重力加速度gと高さhは等しい
→つまり（電圧）は同じ

大人のほうが2倍重い，
つまり電流が大きく1点集中であるため，電流密度も2倍高い

電流密度2倍と考えると
潜る深さ（切れ具合）は電流密度の2乗に比例するので
大人が4倍深くまで潜る
→4倍よく切れる

　飛び込むのが水でなく，油（＝脂肪）だった場合はどうでしょうか？

同じ高さから1点に集中して油に飛び込んだ場合

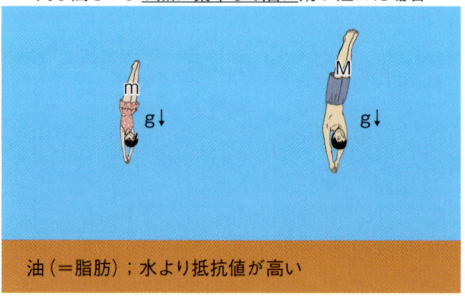

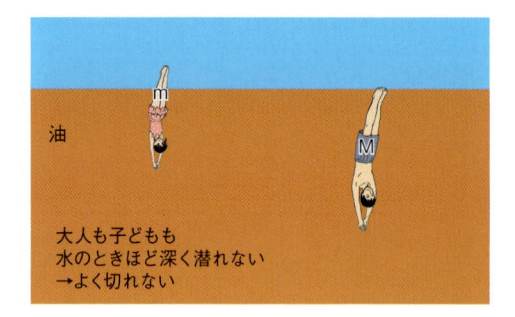

油（＝脂肪）；水より抵抗値が高い

油

大人も子どもも
水のときほど深く潜れない
→よく切れない

　ここで，大人は大きなゴムひもで引っ張られた状態からまっすぐに水面に放たれるとしてみましょう．重力だけでなく，ゴムによる力が加わり，加速度が上がります．これは，**電圧が高くなった，つまり電流が大きく変化したイメージです．**

同じ高さから1点に集中して飛び込んだ場合
（ただし，大人はゴムひも使用）

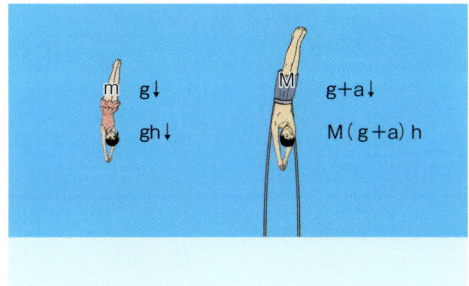

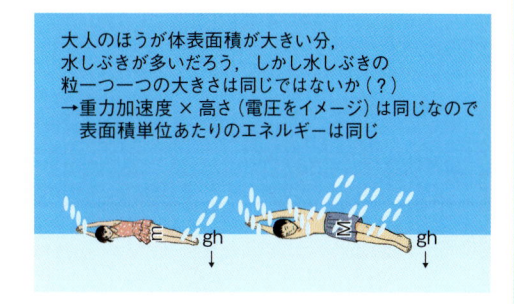

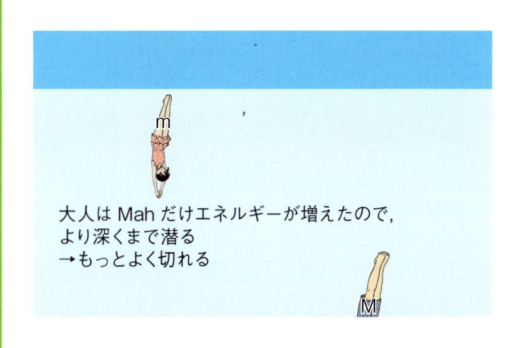

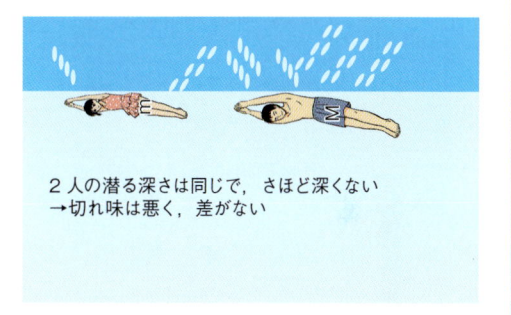

図中：
- m, g↓, gh↓
- M, g+a↓, M(g+a)h
- 大人のほうが体表面積が大きい分，水しぶきが多いだろう．しかし水しぶきの粒一つ一つの大きさは同じではないか（？）
  →重力加速度×高さ（電圧をイメージ）は同じなので表面積単位あたりのエネルギーは同じ
- gh, gh
- 大人は Mah だけエネルギーが増えたので，より深くまで潜る →もっとよく切れる
- 2人の潜る深さは同じで，さほど深くない →切れ味は悪く，差がない

　では，凝固はどのように考えられるでしょうか？切開のとき，1点に集中して飛び込んだのに対して，水面に当たる体の表面積が大きくなるように飛び込むと考えます．

同じ高さから体の表面をぶつけるように飛び込んだ場合
- gh↓, gh↓
- 大人の体表面積を子どもの2倍，体重も2倍とする

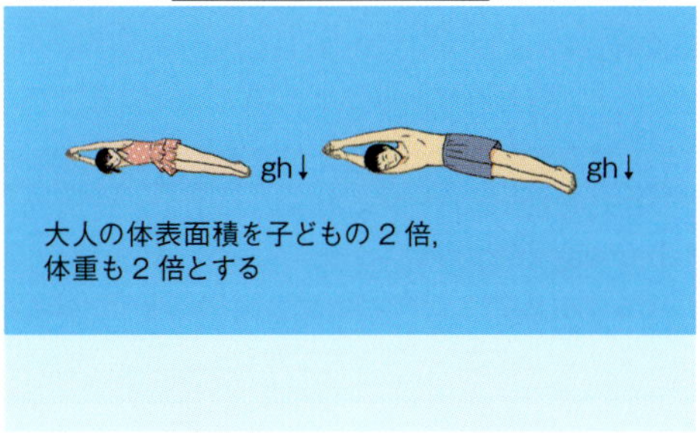

　1点集中の場合，あまり水しぶきが立ちません（微小放電をイメージ）が，水面に当たる体表面積が大きくなると，その分水しぶきは多くなるでしょう．ただし，重力加速度×高さ（電圧をイメージ）は同じなので，表面積あたりのエネルギーは同じです．体重が2倍であっても，表面積も2倍であれば，表面積あたりのエネルギーが等しいと考えられ，2人の潜る深さはほぼ同じで，1点集中に比べるとあまり深く潜れないことになります．これはつまり，**切開よりも切れ味が悪く，電流の大きさによる差がない**ことを意味します．

　この状態で，電圧が高くなると，どうでしょうか？大人はゴムひもで飛び込むと，加速度が大きい分，水しぶきも多くなり，やや深く潜ると考えられます（1点集中のときほど深くはない）．

同じ高さから体の表面をぶつけるように飛び込んだ場合
（大人はゴムひも使用）

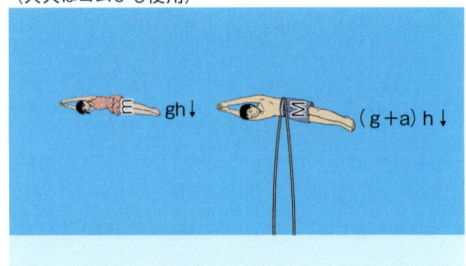

水しぶきを放電と考えると考えやすい
放電は激しいが，
双方とも，それほど切れない

大人のほうが加速度（電圧）が大きい分，
水しぶきが多いし，水しぶきの粒一つ一つの
大きさは大きいだろう
Mgh 分だけ，大人がやや深く潜る

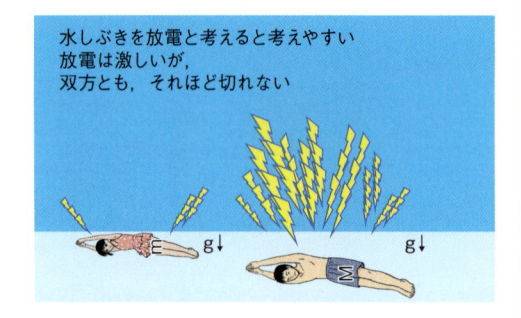

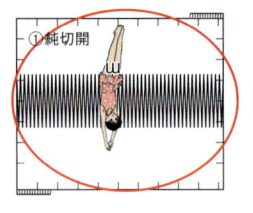

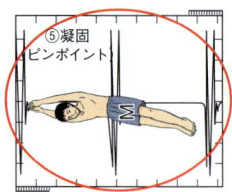

①純切開

⑤凝固
ピンポイント

すなわち，凝固では**電圧が高くなると放電は激しくなりますが，それほど切れるようにはならない**のです．

②ソフト凝固 SOFT COAG を考えるための基本用語

　次章は，この本のメイントピックの一つであるソフト凝固 SOFT COAG についてです．次章をより楽しんでもらうために，ここで重要語句をもう一度復習しておきましょう．

蛋白変性 protein denaturation（第3章）

　組織凝固 coagulation の重要なプロセスの一つ．蛋白質側にスタンスをおいたプロセスで，細胞側にスタンスをおいた細胞脱水 cell dehydration と同時進行する．蛋白変性が起こるため，細胞壁が破壊され，交流電流にさらされた細胞は，ジュール熱を発しながら細胞脱水が進行する．

　人体に限らず，蛋白質は一次構造がアミノ酸のペプチド構造で直線的に結合しており，高次構造になるほど，その直線が，らせん，畳み込み，など複雑化し，最終的に四次構造となる（ヘモグロビンは，三次構造であるαグロビン2個とβグロビン2個が結合してできた四次構造）．一次構造から二次構造になる場合は水素結合を要する．

　この蛋白質が熱（ジュール熱でも放電熱でもよい）を与えられた場合，水素結合のように熱の影響を受けやすい結合が離断され，蛋白質の構造が低次化する．通常，蛋白質は内部に疎水性部分（水が嫌いなので内部に閉じこもった部分）が存在するが，加熱によって蛋白質の構造が大きく変化すると，こうした疎水性の部分が表面化する．すると，他の蛋白質の，やはり表に出てきた疎水性の部分同士で結合しあうこととなる（図3-1）．

　このように不可逆性に蛋白質の構造が変化することをいうが，構造の変化とともに本来の蛋白質自身の働きも失われることとなる（例：酵素の変性）．

細胞脱水 cell dehydration（第3章）

　組織凝固 coagulation の進行における重要なプロセス．細胞側にスタンスをおいたプロセスで，蛋白変性 protein denaturation と同時進行する．

　熱（放電熱でもジュール熱でもよい）によって蛋白変性することにより，細胞壁も破壊され，細胞内液が細胞外へ漏れ出ること．このプロセスにより細胞そのものが小さく縮む．また，内側の熱：交流通電↔ジュール熱，により細胞内の分子の活動は活発化し，かつ，外に漏れた細胞内液が浸透圧にてさらに水分を細胞外へ引っ張り出そうとするため，このプロセスは想像以上に速く進行するものと考えられる（図3-2）．

細胞乾燥 cell desiccation（第3章）

　組織凝固 coagulation の完成における重要なプロセス．細胞側にスタンスをおいたプロセスで，細胞脱水 cell dehydration の終末に位置する．細胞が熱（ジュール熱でも放電熱でもよい）の影響により細胞脱水に至った後，さらに熱にさらされることにより（主に放電熱），100℃以上に達するため，細胞内の水分が完全に蒸発し乾燥すること（図3-2）．

人体での組織凝固においては，このプロセスまでを完遂することが，止血，組織閉鎖を目的とした場合には必須である．このプロセスを経ることにより，凝固した組織が"硬くなる"イメージが湧いてくると思われる（図3-3）．

　卵白の熱凝固では細胞脱水までで完了する一方，人体でのエネルギーデバイスを用いた手術手技では，凝固を細胞脱水でストップすることは安全性上問題がある．止血，組織欠損の閉鎖のためには，最終的に細胞乾燥 cell desiccation に至る必要がある（第10章，5 ENSEAL®）．

vaporization 細胞の破裂（第1章）

　vapour は「水蒸気」を意味し，vaporization は"convert or be converted into vapor"である[7]ので，厳密にいうと，vaporization＝細胞の破裂ではない．しかし SAGES Manual[10] など，さまざまなエネルギーデバイスの本を読み漁ると，vaporization≒細胞の破裂と解釈したほうが理解しやすいようである．

　細胞群の温度が一瞬にして，内側の熱：ジュール熱により100℃に達することにより（しかし急激に炭化するほど高熱には至らない），細胞内の水分が水蒸気化する．このような状態において，細胞外側からの放電圧（放電熱による）のサポートを受け，細胞内の圧力も急激に上昇し，細胞群が破裂するに至る．

　vaporization（細胞の破裂）を目的とした切開の場合は，細胞の温度がいきなり100℃に達するため，細胞脱水 cell dehydration→細胞乾燥 cell desiccation というプロセスは省略される．つまり，<u>細胞が凝固する暇などないうちに爆発させて，切開に至る</u>ということである（図1-4）．

放電熱（第1章，第4章）

　放電の作り出す，きわめて瞬時的な，組織にとっては外側の熱．切開においては放電圧を惹起し，内側の熱：ジュール熱をサポートする形で切開に貢献する．放電圧は細胞群の体積減少をもたらし，突沸現象→vaporization が起こりやすい状態に貢献する（図1-4）．しかし，熱そのものとしての作用は，切開においては無視してもよい．

　逆に，放電凝固 fulguration においては，熱としての役割は極めて重要で，凝固 coagulation のための主役となり，その存在の大きさにジュール熱の働きは霞んでしまう．

　"高電圧≒大放電≒超高温な外側の熱"と考えると，放電凝固 fulguration の組織凝固のプロセスを理解しやすくなる（図4-1）．

white coagulation（第3章，第4章）

　温度上昇により組織において，細胞脱水 cell dehydration→細胞乾燥 cell desiccation と進むことにより，凝固すること．100℃を超えた程度の温度上昇を理想とし，超高熱によるアミノ酸構造の破壊→グルコースの酸化 caramelization・炭化 carbonization（black coagulation）には至らない状態（図3-5, 6）．温度上昇のプロセスとしては内側の熱：ジュール熱によるものと，外側の熱：放電熱によるものの2パターンで考えると理解しやすい（次章のソフト凝固は無放電であり，究極の white coagulation と考えるが，ここでは放

電を伴う場合を説明する).

　内側の熱：ジュール熱による場合．微小放電を伴うような切開モードで，バジングのように組織を鑷子で把持する，もしくはメス先電極をしっかりと組織に密着させた場合を考える．連続波であるため，放電は安定していて，通電のボタンを外すまで連続波が最初から最後まで均等に出力される．それゆえ，46頁の左下図（Cutを用いたときのバジング）のように組織の凝固は均等になると思われ，結果的に安定した凝固を得ることになる（ただしこの場合，フックでの切断では図1-7のように放電の及ぶ部位に切開が加わる可能性がある）．

　外側の熱：放電熱による場合．放電凝固による場合，black coagulationを起こした表層の下層にて，その層を凝固するのに十分な放電熱により（図4-1d），蛋白変性 protein denaturationと同時進行の細胞脱水→細胞乾燥が起こることによる．この場合も100℃を少し超えるくらいの温度を理想とし，アミノ酸の構造まで破壊することはなく，グルコースの酸化や炭化には至らない状態である（図3-5，6）．

black coagulation（第3章，第4章）

　外側から超高温の放電熱を瞬時的に加えることにより，表面層は瞬時的に200℃以上となる．これにより，white coagulationのプロセスをスキップし，表面層の蛋白質が一次構造（ペプチド構造）を失い，アミノ酸の構造さえも破壊し，carbon分子がむき出しとなった状態，つまり焦げ，炭化という状態になることである（図4-1c）．放電凝固 fulgurationにおいては，電圧が高くなれば高くなるほど凝固の層が厚くなる（図4-2）．

第5章 ソフト凝固 SOFT COAG（無放電凝固）とは？

桜木先生、肺動脈から出血した時にソフト凝固を使って小康状態にもちこめることがあるとおっしゃってますよね？

なぜあんなことが可能なんですか？

従来の凝固が放電で血は液体だから噴き出しているところは放電の効果が落ちると考えられますよね

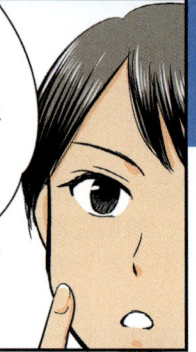

ソフト凝固は**放電を伴わない、**ということがポイントなんだよ

えぇっ？放電はすべての電気凝固システムの基本じゃないんですか？

古代エジプトでは外傷による出血に、焼いた石をあてて熱凝固による止血を行ったという記録がある

中世では、槍や銃弾による銃創の出血に対してボイリングオイルの注入が行われ

日本では刀による四肢の切断端に焼きごてがあてられていたという…

これらはすべて放電をともなわない比較的低温での止血方法で、

ソフト凝固の原理なんだよ

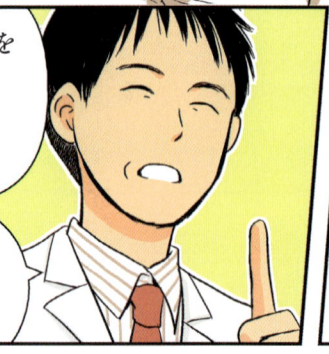

そうなんですか!?詳しく教えて下さい！

ソフト凝固 SOFT COAG は，凝固モードでありますが，前章の放電凝固 fulguration と違い，放電を要しない内側の熱：ジュール熱だけで行われる凝固です．このような凝固が可能になったのは，VIO300D の出力制御システムの根幹が電圧制御であるためです．200V 以下に電圧を制御しますので，放電は起こらず，当然，外側の熱：放電熱も発生しません．よって，超高熱が組織の表面を焦がす炭化 ≒ black coagulation も起こりません．

ソフト凝固では，組織とメス先電極の先端を密着させ，電流密度を落とし，連続波で通電します．ジュール熱のみで組織は温度上昇し，それに合わせて蛋白変性と不可逆性の細胞障害が同時に進行します．最終的に温度上昇は 100℃までです．なぜなら，内側の熱：ジュール熱だけの温度上昇ですので，細胞内の水分が沸騰するまでしか温度は上昇しないからです．また，時間をかけて温度が上昇するため，突然沸騰する突沸現象は起こりませんので，組織は切れません．細胞乾燥が最終到達地点ですので，究極の white coagulation であります．

ソフト凝固 SOFT COAG について，まずはおおまかにまとめてみました．VIO300D の真骨頂であります．以下，詳しく説明していきましょう．

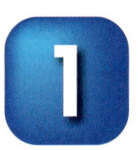

1 ソフト凝固 SOFT COAG は放電を必要としない

第 1 章（切開）および第 4 章（放電凝固）にて，内側の熱：ジュール熱と外側の熱：放電熱により，切開や凝固が成立すると説明しました．ソフト凝固は，放電しない**無放電凝固**です．切開には放電を必要としますので，放電を伴わないソフト凝固では，切開は不可能です．

ソフト凝固はジュール熱のみでの凝固であるため，温度は上昇しても 100℃ までと考えられます．実際の手術でも，放電凝固したところからは白い煙が上がりますが，ソフト凝固の場合は水蒸気であり，通常の電気メスでの凝固の際に認められる白い煙とは違います．それでは，どのような理論でソフト凝固システムを用いた凝固は成立するのでしょうか？

> **Point**
> ソフト凝固は純粋にジュール熱のみの作用で，温度は 100℃ 以上にはならない．

2 放電凝固と比較して考えてみる

　電気メスでの凝固について，もう一度考えてみたいと思います．まずは出力を電力で制御する場合の放電凝固です（図5-1）．通電し比較的高い電圧での放電≫ジュール熱（図5-1b）により組織の凝固が進行します．この凝固のための閉鎖回路において，凝固されつつある部分の抵抗が最も高いのですが，組織が蛋白変性するにつれて，この部分の抵抗値はどんどん上昇します（図5-1c）．

　電力制御型の電気メスでは，そのシステムをコントロールしているのは電力量です．たとえば凝固を40と設定したときには，「40Wの出力を維持するように電流を流す」ことを示します．この場合，凝固が進行し凝固部位の抵抗値が上がってくると，オームの法則 V＝IR，W＝IV＝V^2/R より，電力Wを一定に保つためには電圧もどんどん上昇させる必要があります（図5-1d）．電圧が高くなれば必然的に放電も強くなるので，結局炭化≒black coagulation が進むことになります．つまり，電力制御型での放電凝固では，設定電力を維持するために電圧が上昇し続けることになり（図5-1e），炭化したいわば"お焦げ"の部分が止血に大きくかかわっていることが想像できます（図5-1f）．

　一方，VIO300Dはすべてのモードが電圧制御となっています．ソフト凝固SOFT COAGの大きな特徴は，VIO本体のコンピュータ（CPU）によるデジタル制御により（図5-2e），電圧が200Vを超えないように制御されているということです．200Vを超えなければ放電することはありません．電気抵抗の部位，すなわち止血したい部分にはジュール熱のみ発生し，100℃以下で凝固します．100℃以下なので組織は炭化せず，white coagulation のみです（図5-2f）．そのため，炭化組織の脱落による後出血の可能性は，理論上ないと思われます．また，最高電圧の設定によりますが，組織の蛋白変性は比較的低温で起こるため，放電による場合より比較的ゆっくり進行し，深部までしっかりとした凝固層の形成が可能になると考えられます．

> **Point**
> ソフト凝固は，電圧が200V以上にならないよう制御されているため，放電が起こらない

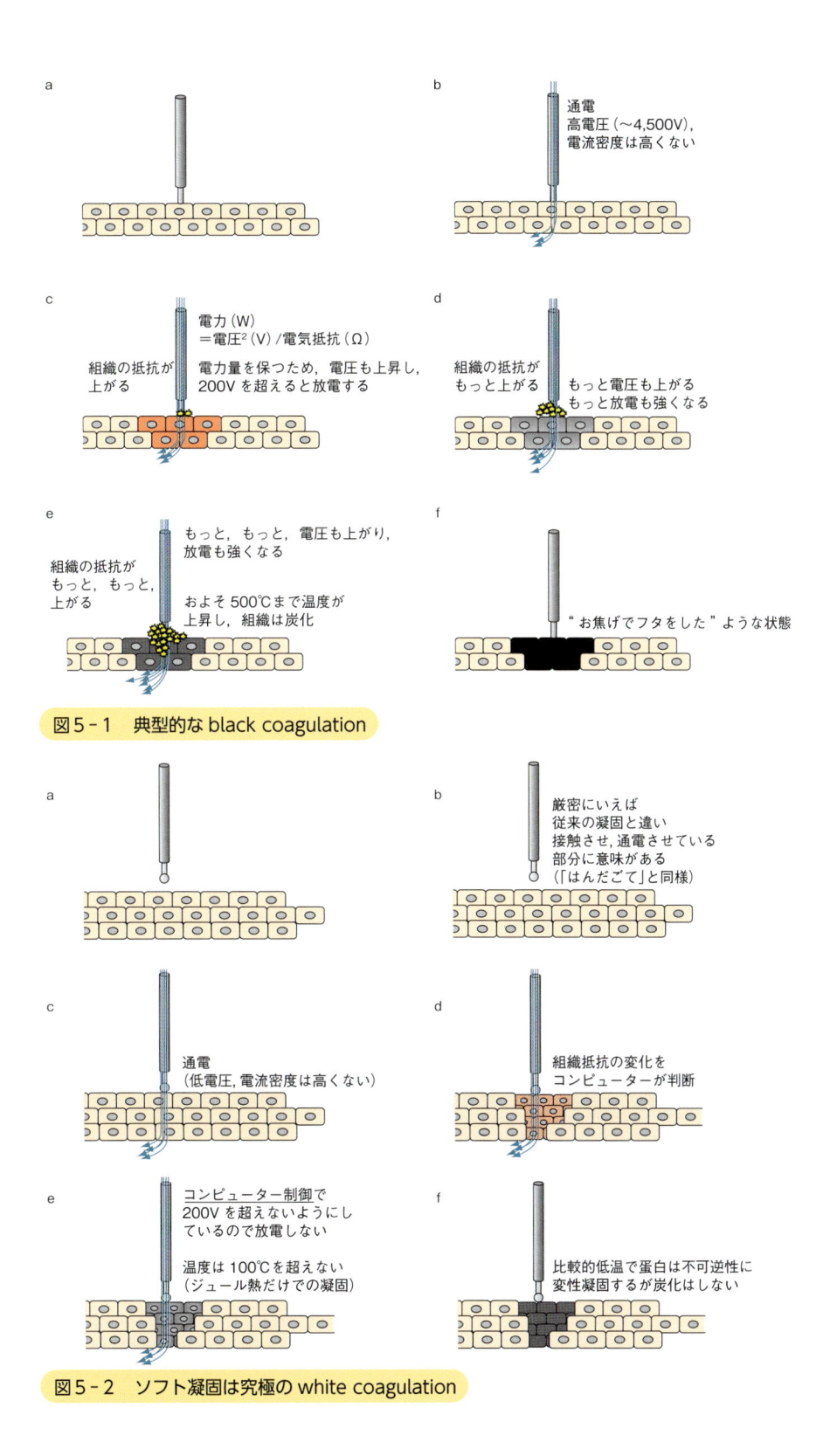

第5章 ソフト凝固 SOFT COAG（無放電凝固）とは？

図5-1 典型的な black coagulation

図5-2 ソフト凝固は究極の white coagulation

3 先端電極としてボール電極，IO 電極が有用

a ボール電極

　凝固には**ボール電極**が有用です（図 5-3）．臨床で頻用するのは先端が 4 mm の球状電極です．切開をするための通電ではないので，電流密度を集中させる必要はありません．しかし，より効果的に広く深く凝固層を形成するためには，できるだけ**均一な電流密度**で電流を流す必要があります．そのためにはボール電極のような，接触面積が広くとれるメス先電極がふさわしいようです．

　まず筆者が驚愕したのは，動物実験で使ったときでした．イヌの右肺上葉切除を施行（血管はすべて後述の BiClamp® を用いて処理，結紮はせず）後，体内に残っている肺動脈の本幹からの分枝をつまみあげ，根本で切断（パンチアウト）しました．当然，その部位には 1.5 mm ほどの穴が開いて，血が噴き出しました．その出血部位を，ボール電極を用いて出血点のやや外側から円を描くように通電しますと，劇的に止血することができました．加えて，止血点を鉗子で強くはじいても，まったく再出血を認めません[13]．

　顕微鏡でその部位を見てみますと，内膜の弾性繊維が途切れた部位の外側に，蛋白質が凝集している所見が認められます（図 5-4）．この部位は，おそらくソフト凝固による通電で肺動脈の外膜と中膜が出血したポイントの中心に向

図 5-3　スリムライン®
再利用可能のハンドピースにボール電極を装着している．
（提供：株式会社アムコ）

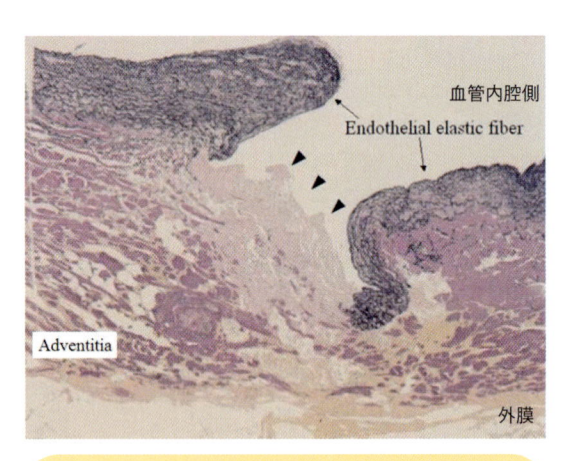

図 5-4　ボール電極を用い，ソフト凝固で止血した肺動脈（ビーグル犬）の組織像

▼の部位は内膜の弾性板が途切れており，血管を根本で切断したことを証明する．欠損した穴に周囲から凝固した蛋白質が凝集した所見である．

（Sakuragi T, et al：Dramatic hemostasis of the transected pulmonary artery model using SOFT COAG electrosurgical output. Interact Cardiovasc Thorac Surg 7：764-766, 2008 より転載）

第5章　ソフト凝固 SOFT COAG（無放電凝固）とは？

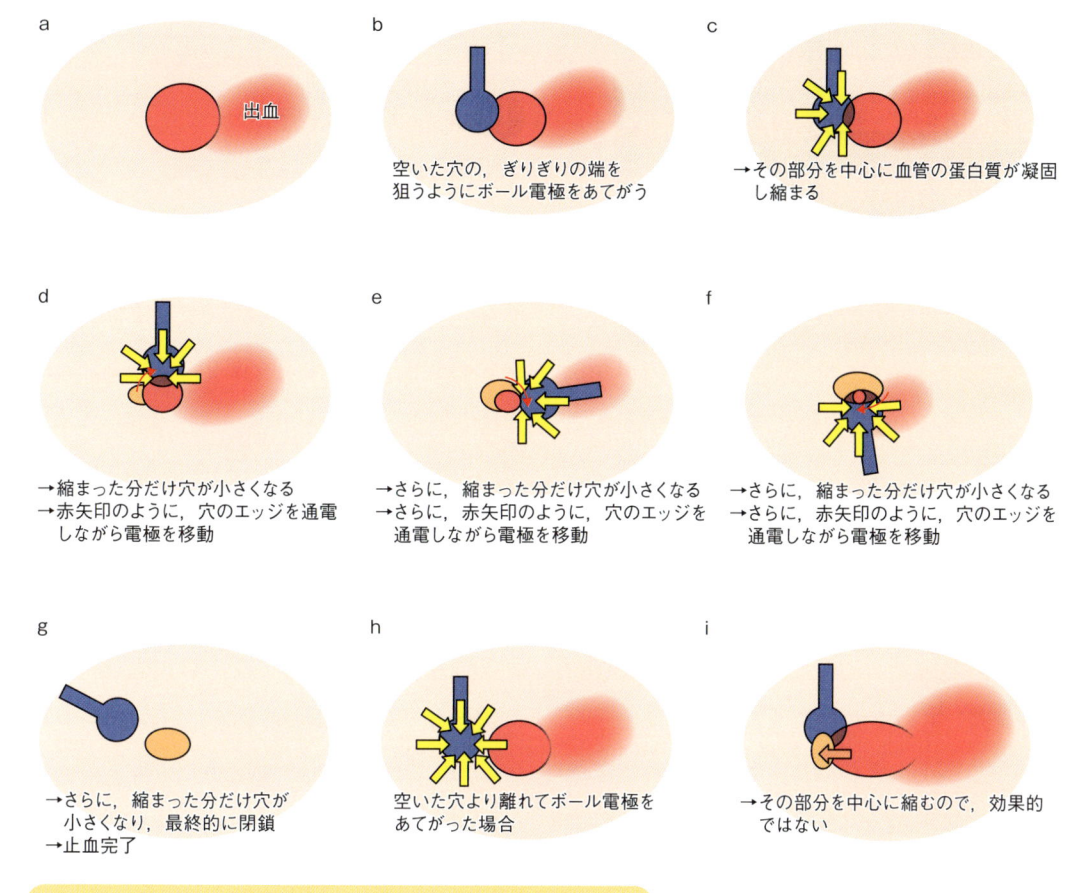

a　出血

b　空いた穴の，ぎりぎりの端を狙うようにボール電極をあてがう

c　→その部分を中心に血管の蛋白質が凝固し縮まる

d　→縮まった分だけ穴が小さくなる
→赤矢印のように，穴のエッジを通電しながら電極を移動

e　→さらに，縮まった分だけ穴が小さくなる
→さらに，赤矢印のように，穴のエッジを通電しながら電極を移動

f　→さらに，縮まった分だけ穴が小さくなる
→さらに，赤矢印のように，穴のエッジを通電しながら電極を移動

g　→さらに，縮まった分だけ穴が小さくなり，最終的に閉鎖
→止血完了

h　空いた穴より離れてボール電極をあてがった場合

i　→その部分を中心に縮むので，効果的ではない

図5-5　肺動脈をパンチアウトした場合の止血機序に関する考察

かって蛋白変性し凝集したため，言い換えると中心へと「ギュッ」と凝固し，強固な止血作用に至ったのではないかと推測しました．

実際の臨床でも，この止血力の素晴らしさには感動を覚えることさえあります．あるとき，胸腔鏡を使用した後縦隔腫瘍の手術中に肋間動脈を傷つけ，出血させてしまいました．いったんは押さえて出血部位を確認し，ソフト凝固で止血しようと試みました．先端電極をボール電極とし通電凝固を試みたところ，徐々に出血は減少し，最終的には完全な止血が可能でし

た[14]．繰り返しになりますが，この凝固法は放電を必要としないので，血の溜まった中に電極を入れて通電しても，温度が上昇して蛋白変性し凝固止血が可能であったのだろうと考えられます．

このような肺動脈からの出血，特にパンチアウトをしたような状況で，どのようにボール電極を当てるのかよく質問を受けます．このような場合は，出血している穴のエッジの部分に沿って，円を描くように電極をくるっと回すつもりで凝固しています（図5-5）．電極を当て

67

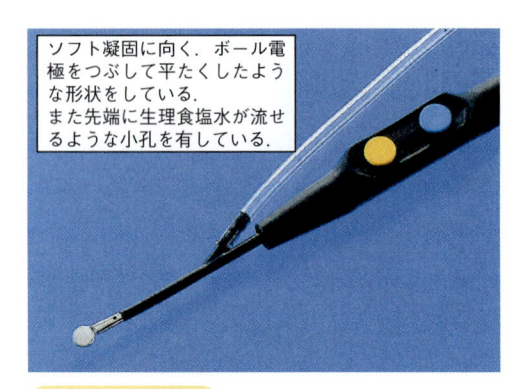

図5-6 IO電極

（提供：株式会社アムコ）

ソフト凝固に向く．ボール電極をつぶして平たくしたような形状をしている．また先端に生理食塩水が流せるような小孔を有している．

て，凝固した部分が収縮しますので，穴をふさぐためには，絞り込むような閉鎖をしなければなりません．そのためにもエッジをなでるように，想像以上にゆっくりと（気持ちを落ち着かせて）凝固しています．

出血点からやや離れたところを凝固しますと（図5-5h），出血の穴自体が電極のほうに引き寄せられるだけとなってしまいますので（図5-5i），出血点の有効な閉鎖はできないと思われます．明らかな出血点に対しソフト凝固での閉鎖を試みる場合，どのポイントの蛋白凝固が穴をふさぐことになるか，ということを考えな

がら通電しています．

b IO（イオ）電極

IO電極もソフト凝固に向いています（図5-6）．IO電極はボール電極を潰して平たくしたような形状をしています．この形状の利点は，先端をまっすぐ当てれば，鋭にして電流密度の集中が生じ，逆に平坦な面を広く当てれば電流密度の低下を引き出すことができます．また，先端に生理食塩水が流せるような小孔があります．

①切開したい場合は，混合モード（VIOではドライカット）で尖端をきかせたままで切開を進める（図5-7a）．

②混合モードのままでも，広い面を利用して凝固ができる（図5-7b）．電流密度の原理を用いているため，混合モードでも広い面を使用すると切開は起こりにくく，十分な凝固が得られる．通常の手術で生じる微細な出血は，この方法で十分にコントロールできる．ただし止血がすぐに得られない場合や，明らかに太い血管からの出血では，ソフト凝固を用いる．

a 切開したい場合，鋭の状態で切開を進める

b 混合モードでも広い面を使用すると十分な凝固が得られる．

c 生理食塩水の滴下で，ソフト凝固を用い，ピンポイントで止血したい場合は先端の鋭の部分を用いる．

d 生理食塩水の滴下で，ソフト凝固を用い，広い面を凝固したい場合はフラットな面を用いる

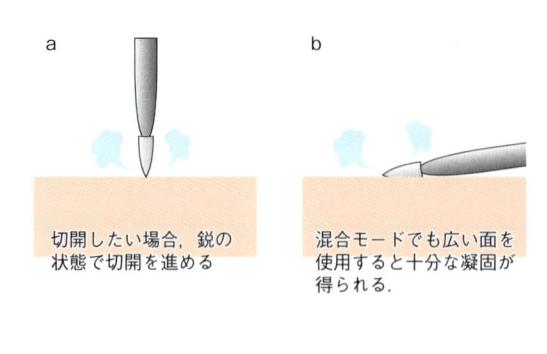

図5-7 IO電極の有用性

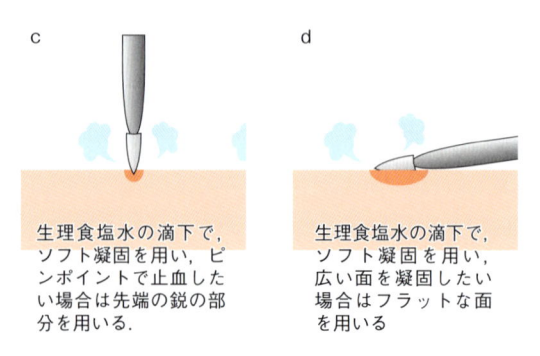

③止血しにくい場合は，生理食塩水の滴下でソフト凝固を用いる．ピンポイントで止血したい場合は先端の鋭の部分を用い（図5-7c），広い面を凝固したい場合はフラットな面を用いる（図5-7d）．生理食塩水は1mL/minの量で滴下させる．ソフト凝固は組織に確実に接触させないと凝固できない．内腔の閉鎖しにくい，太い動静脈の壁の穴からの出血では，電極を組織に直接接触させることにより止血が可能となる．

生理食塩水は電導性であるため，生理食塩水が接触する部位にも電流が流れます．それが沸騰するため，その熱が，生理食塩水を使わない場合と比べて広い範囲に影響を及ぼすことになり，結果的に凝固範囲が広がることになります．

単純に考えてみますと，生理食塩水を滴下して電流分布範囲を広げても，それに見合う十分な電流が供給できなければ，電流密度は低下し，凝固に時間がかかる→深部や周辺への影響が拡大するといった悪影響だけが残るとも思われます．

しかし，VIO300Dは電流密度を一定にするコンピューター制御により，面積が広くなったとしても，電流（の量）を増やす能力があります．それゆえ，結果的に凝固範囲が広がった場合でも，生理食塩水を滴下しない場合と同じ電流密度となり，効果は保たれることとなるのです．VIOのソフト凝固は，定格負荷50Ωでは2Aの電流が供給されますが，それよりも低い領域でも最大3.7Aの電流供給が可能です．よって，迅速に，意図した凝固深度で凝固することが可能となると思われます．

この電極を考案されたのは，筆者が"ソフト凝固の父"と敬愛する埼玉医科大学国際医療センターの小山 勇先生です．小山先生は，IO電極ができるまでは，自分でボール電極をカナヅチなどで叩き潰して，可能なかぎり平たくされていたそうです．理論に裏付けられた道具へのこだわりは，われわれが模倣すべきことでしょう．

Point
先端電極としてボール電極，IO電極が有用．特にIO電極は，多彩な当て方が多彩な手技をクリエイトする．

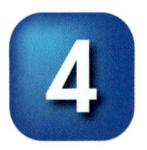

4 エフェクト（電圧）が低いと，凝固層が深くなる

　放電凝固 fulguration の場合は，電圧が高ければ高いほど，凝固層は厚くなると説明してきました．これは，外側の熱：放電熱による凝固であるためで，ソフト凝固 SOFT COAG の場合は純粋に内側の熱：ジュール熱での凝固であるため，理論が違います．

　高周波交流を人体に流すことで組織の温度が上昇しますが，これは外から温められたことによるもの（外側の熱）ではなく，電流が流れたことによる内因性のもの（ジュール熱）です．この場合，組織の水分が沸騰するおよそ100℃まで温度は上昇し，その速度は，およそ電流変化の大きさと電流密度の2乗に比例します．つまり電流密度が高いほど，温度上昇は速いということです（もっと深く！！⑤参照）．

　通常の組織では熱伝導や電流に対する性質が不均一であるため，温度の上昇スピードは電極からの距離によってさまざまに変化します．とりわけ，電流密度は組織中で不均一なので，温度上昇に影響します．それゆえ，凝固層の広がりを厳密にコントロールすることは難しいかもしれません．

　しかし概して，電流密度はメス先電極と組織とが効果的に接触している部分でより高く，その接触部位から離れるにしたがって低くなると考えられます（温度の上昇は電流密度の2乗に比例しますので，電極に近い部分がそれより深い所より速やかに温度上昇するということは，容易に想像がつくと思います）．それゆえに単極での凝固の広がりは，深部に向かってまだらに起こるような不規則なものではなく，電極に近い層でより速やかに進行すると考えられるのです（図5-8）．

　仮にエフェクトが高く（つまり電圧が高く）電流も多い場合は，温度の上昇するスピードが速く，電極に接する組織の層の水分が急激に蒸発し，乾燥してしまいます．乾燥した組織は電気的絶縁となるので，組織全体にはそれ以上電流が流れず，凝固が完了してしまいます（図5-9a）．逆にエフェクトが低い場合（図5-9b）は，温度の上昇も比較的ゆっくりなので，表面の水分の蒸発と乾燥もゆっくり行われるために，より深く熱が伝わると考えられます．

　言い換えますと，電極に最も近い層の脱水→

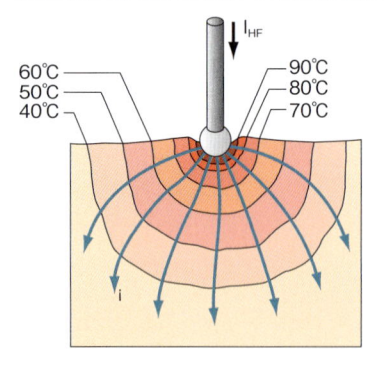

図5-8　ボール電極でソフト凝固を施行した際の温度上昇の分布

（参考資料1より引用）

a 電圧が高い（200Vは超えない）　　　　b 電圧が低い

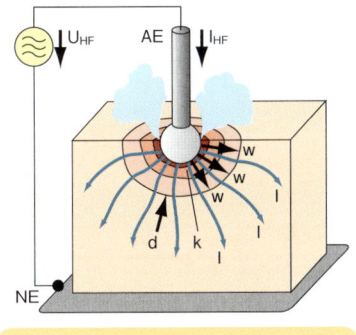

図5-9　電圧による温度上昇の違い

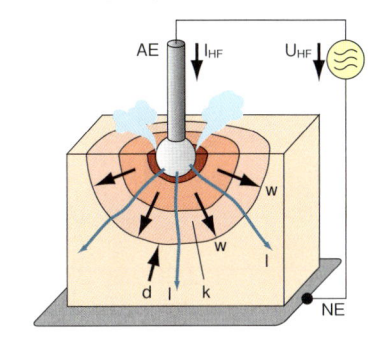

（参考資料1より引用）

乾燥には時間がかかり，完全に乾燥するまで組織全体の通電が可能で，凝固が進行します．それゆえ，より深い層まで凝固したい場合はエフェクトを下げ，時間をかける必要があるのです．逆に，急な出血を手早く止めたい場合は，理論的には低い層までの凝固しか成立しませんが，エフェクトを高く設定すべきでしょう．

Point
ソフト凝固は，エフェクト（電圧）が低いほど凝固が深部に達するが，時間もかかる．

5 ソフト凝固は万能ではない

　ソフト凝固は誠に使い勝手のいい凝固法であることがおわかりいただけたと思います．しかし世の中の道理に例外はなく，万能ではありません．
　放電を伴わないので放電による不用意な組織の損傷は少ないのですが，熱は確実に深いところまで伝わります．それゆえ，壁が薄くその向こう側を損傷したくない場合や，熱の影響が懸念される組織，神経の近く，などで使用する場合には十分な配慮が必要だと思います．

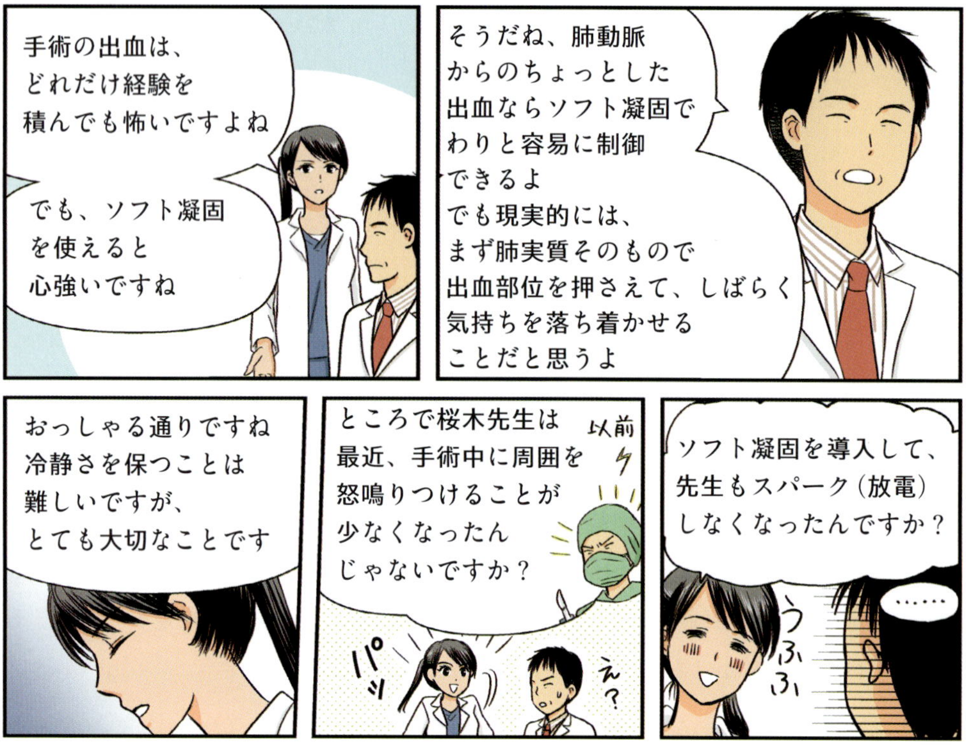
手術の出血は、どれだけ経験を積んでも怖いですよね
でも、ソフト凝固を使えると心強いですね
そうだね、肺動脈からのちょっとした出血ならソフト凝固でわりと容易に制御できるよ
でも現実的には、まず肺実質そのもので出血部位を押さえて、しばらく気持ちを落ち着かせることだと思うよ
おっしゃる通りですね冷静さを保つことは難しいですが、とても大切なことです
ところで桜木先生は最近、手術中に周囲を怒鳴りつけることが少なくなったんじゃないですか？
以前
パッ
え？
ソフト凝固を導入して、先生もスパーク（放電）しなくなったんですか？
うふふ
……

もっと深く!! ⑥単極電極による凝固の経時的変化
―200Vを境界としてどのように異なるのか―

下の図は単極電極による通電での組織凝固の経時的変化です．タイミング t_1 で通電を始めると，電流 I_1 が広がっていきます．その際，電流は立体的に放射状に広がっていくため，電流密度は電極の接触部から離れるほど低くなります．温度の上昇は電流密度の2乗に比例するので，電極の接している層は，それより深い部位に比べて極めて速やかに温度が上昇します．

電流は妨げられないかぎり組織を流れるので，通電された組織全体（図の□）の温度は，電極の接している層の水分が沸騰するまで上昇し続けることになります（タイミング t_5）．

電極の接している層は脱水で収縮，つまり細胞脱水 cell dehydration →細胞乾燥 cell desiccation するので，電極との間に隙ができます．このときタイミング t_5 においては，電極と電極の接している層との間に水蒸気が発生し，電極の接していた層の表面に水蒸気の層を形成します．

この水蒸気の層が，電極と組織の電位差により絶縁や通電の程度に差を生みだし，ソフト凝固 SOFT COAG と放電凝固 fulguration の違いが生じることになります．

200Vを境界として考えてみましょう．もし水蒸気の層と組織との電位差

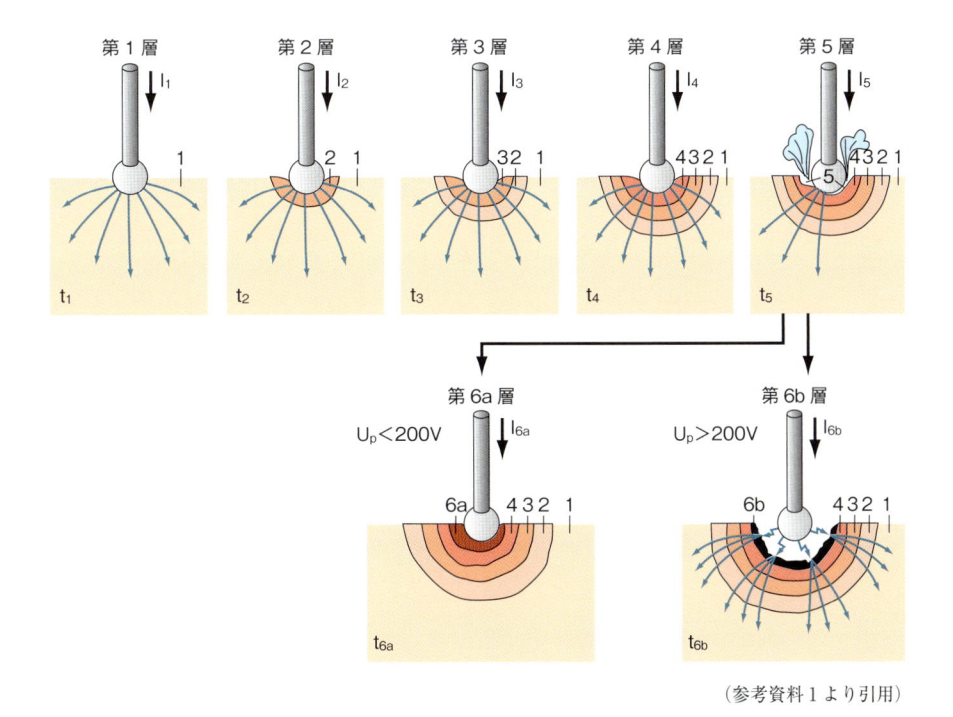

（参考資料1より引用）

（電圧）が 200V 以下であれば，水蒸気層により電気的に絶縁されて，組織全体において凝固層の形成を抑制することになります．結局，沸騰はタイミング t_{6a} の電極に接した第 6a 層の形成完了（細胞脱水→細胞乾燥に至った状態）まで続き，完全に乾燥して絶縁状態になると，電流は急激に減少します（**グラフの b**）．これがソフト凝固の理論です．

　もし 200V を超える場合は，たとえ第 5 層（水蒸気層）や第 6a 層（電気的に絶縁された乾燥層）であっても，放電によってその下層へと通電されます．そして通電を止めるまで，もしくは第 6a 層が厚くなることにより放電設定の上限に至るまで，凝固を続けることになります（**グラフの a**）．

　層が厚くなればなるほど，通電のため放電圧を上昇させなければなりませんが，通常，電圧や電力の上限があります．

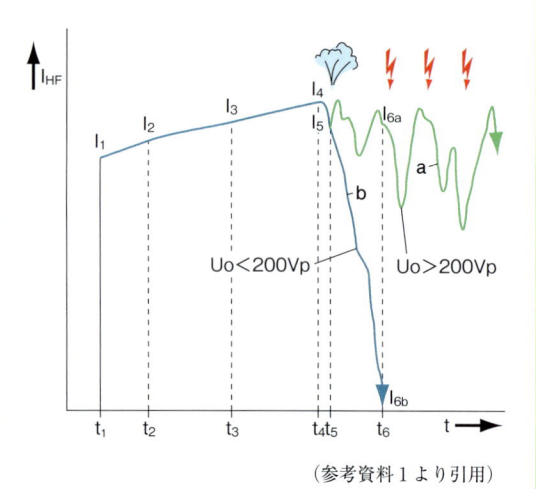

（参考資料 1 より引用）

この放電により電極と組織の間が炭化します（black coagulation：第 6b 層）．電圧の上限を超えた場合，それ以上放電ができなくなるので電流は流れなくなり，凝固操作は終了します．これが放電凝固の基本的な考え方です．

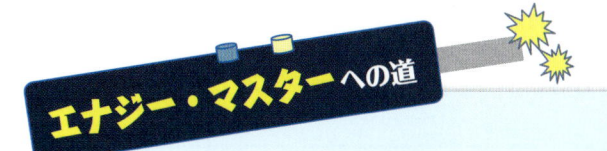

③切開 Cut と凝固 Coag のパラドックス

　電気メスのメス先ホルダーのボタンは，通常黄色が切開，青が凝固と理解されていると思います．また多くの術者が，組織を凝固しながら切開する場合は青いボタン，つまり凝固のボタンを押して処理を進めると思います．

　何がパラドックスかというと，実際には切開の電流の特徴である連続波（**下左図**）は，結局は凝固にも適しているということです．つまり，通常凝固のために使われる断続波より，ムラのない，しっかりとした凝固層が形成できるということです．これは，どういうことでしょうか？

　断続波（**下右図**）で凝固を施行することのデメリットは，理論上どういうことかを考えてみます．

　①低電圧の連続波，つまりいわゆる切開とされる電流と比べ，断続波であるため，放電に規則性がなく，蛋白の変性にムラを生じることとなります．これは第4章（もっと深く！！④）でも説明しましたが，このような凝固層のムラは，血管の完全な閉鎖にはやはり向かないようです．

　②断続波は，組織表面の凝固層をすばやく形成するために抵抗値が上昇し，それより深い層への通電効果が表面の凝固層に妨げられることになります．

　③高電圧の断続波は通常，一瞬にして温度が200℃を超えるため，メス先電極の先端に炭化物が形成されることが多く，この炭化物が組織と電極尖端をお互いに付着させることになります．すると，メス先電極を動かした際に，せっかく炭化した組織がフタをかぶせた形となっているところを壊してしまうことがあるということです．

　これらのことからも，第5章で説明したソフト凝固が連続波であることが理解できると思います．

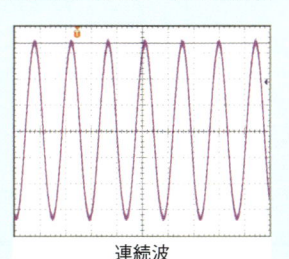

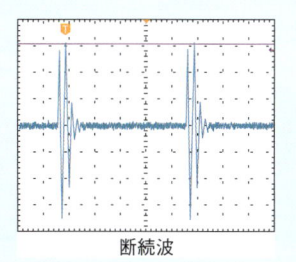

| 連続波 | 断続波 |

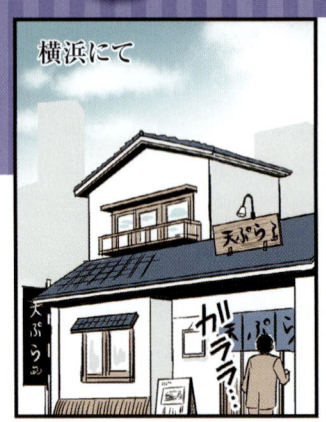

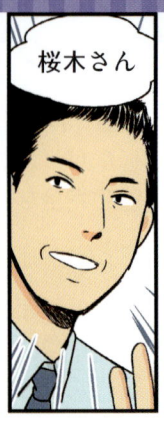

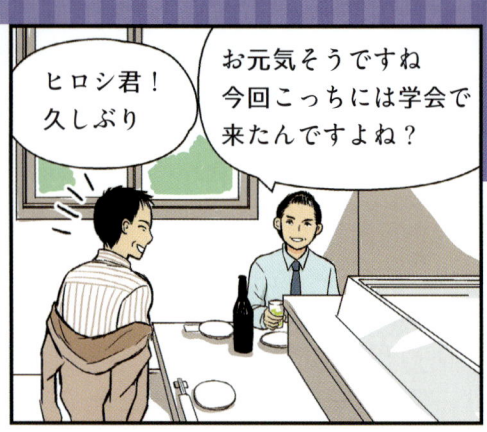

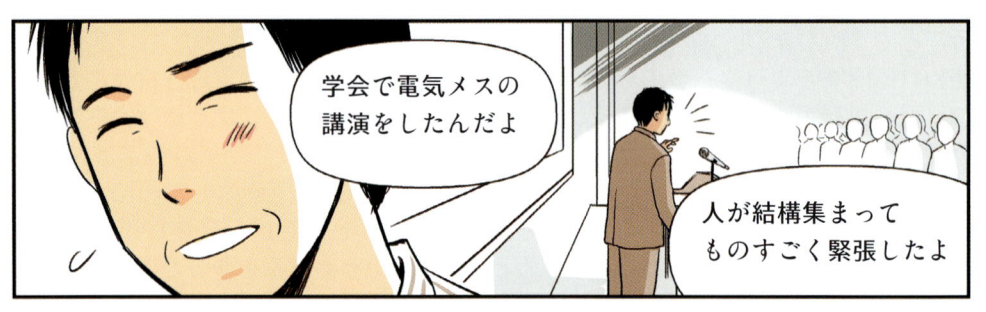

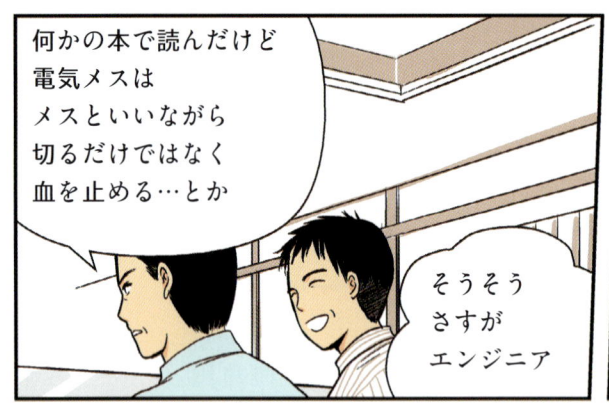

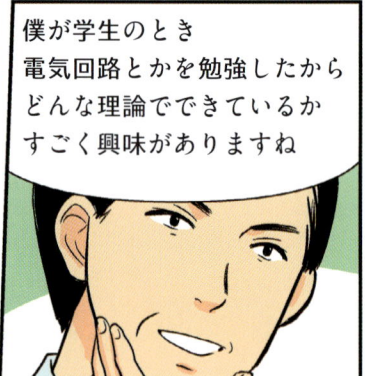

第6章 近代電気メスの仕組み
電気凝固システムの基本的な回路から考える

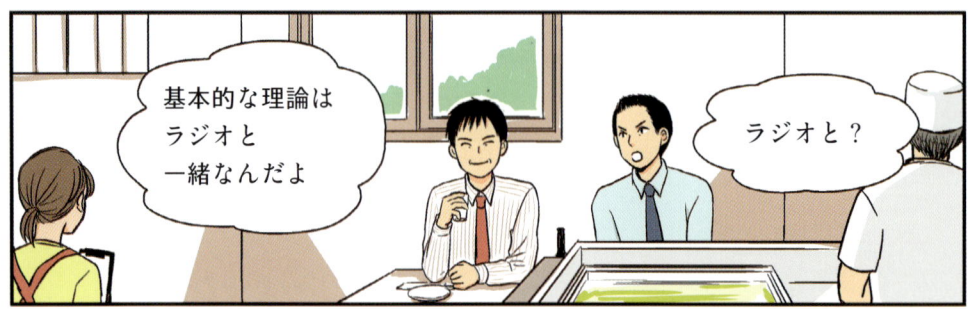

横浜にて

桜木さん

ヒロシ君！久しぶり

お元気そうですね今回こっちには学会で来たんですよね？

学会で電気メスの講演をしたんだよ

人が結構集まってものすごく緊張したよ

何かの本で読んだけど電気メスはメスといいながら切るだけではなく血を止める…とか

そうそうさすがエンジニア

僕が学生のとき電気回路とかを勉強したからどんな理論でできているかすごく興味がありますね

基本的な理論はラジオと一緒なんだよ

ラジオと？

第6章 近代電気メスの仕組み

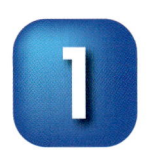

1 一般的な電気メスの仕組み

　本章では，近代の電気メス（凝固システム）の一般的な回路について考えていきましょう．まず，筆者が最も興味をもったのは，低周波（50/60 Hz）で100 Vである家庭の商用電流を，どのような方法によって**高周波**（VIOは350 kHz）かつ**高電圧**（上限は4000 V）という電流に変化させるか？ということでした．

　電気メスに入力された商用電源（100 V，50/60 Hz交流）は，電源入力部で低電圧電源部と高周波電源部に振り分けられます．一般的な医用電気機器では"電源部"とひとくくりで言い表されますが，電気メスでは電気エネルギーを出力とするため，**低電圧電源部**と，出力のための**高周波電源部**に分けています．

　低電圧電源部は装置を動作させるためのもので，装置の電子回路を機能させるための電源です．VIOでいえば画面の表示，基板上のリレーの駆動，CPUやトランジスタの動作電源となります．

　電気メスの出力となる高周波電源部では，入力された商用電源をいったん直流に変換し，高周波発振部に送ります．図6-1で説明しますと，①高周波電源部には商用電力100 V，50/60 Hzの電流が入力されます．この低周波を交流のまま高周波に変化させるのは不可能です．つまり，交流のままで周波数だけを上げることはできません．ですから，②一度高周波電源部にて交流を直流化（非安定化直流へ変換）します．

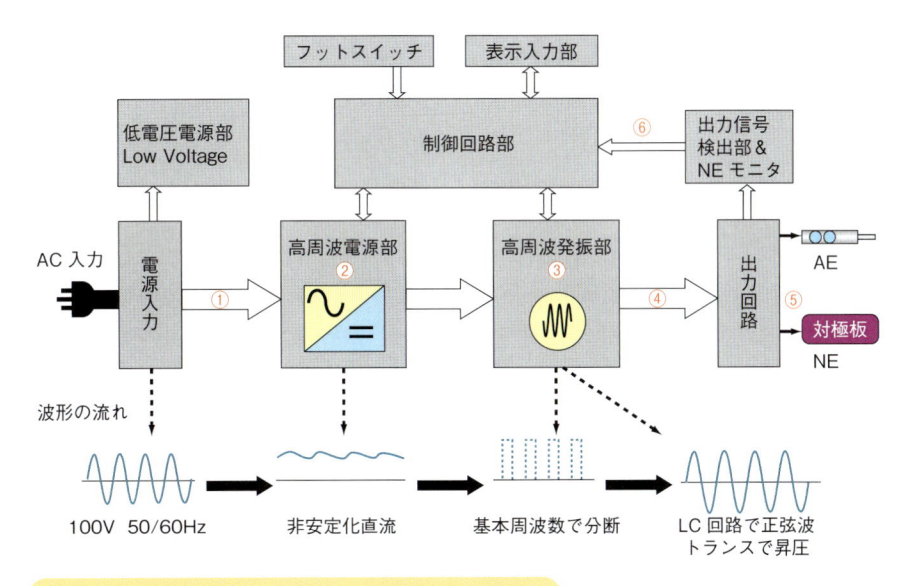

図6-1　商用電力はなぜ高電力，高周波となるのか？
AE:active electrode：メス先電極，NE:neutral electrode：対極板

この直流を，③高周波発振部にて基本周波数信号（VIOでは350kHz）にするべく**矩形波に分断し**（PWM：pulse width modulation），さらにLC回路によって**正弦波（交流）に整形し**ます．LC回路とはコイルとコンデンサをもった共振回路の一つで，共振することにより再び交流となります．

　正弦波となった出力は，その後出力トランスに入って電気メスの**最終的な出力電圧**（最大約4500V，いろいろなモードでの調整が可能，VIOはエフェクトで設定）**まで昇圧され**，④出力回路に送られます．出力回路では，⑤アクティブ電極（メス先電極）側と対極板側に高周波を出力するとともに，⑥アクセサリよりの出力信号（ハンドスイッチボタンのON/OFF）や対極板の接触監視信号を分離して制御回路部へ送ります．

　このようにして商用電力を変化させ，実際に組織を切ったり止血したりする一方，メス先電極そのものや対極板からの情報を受け取りながら操作することが可能になるのです．

　このような近代的なシステムになるためには，長い長い時間がかかりました．電気メスの進歩は大きく分けて「高周波発生装置（発振回路）の改良」「対極板の発達」および「各種安全回路の開発」の歴史に他ならないと思います．それでは，高周波発生装置（発振回路）について，もっと深く考えてみましょう．

> **Point**
> 電気メスでは商用電流を直流化して高周波交流に変え，電圧を調整して出力している．

2　ラジオがなぜ聞こえるか？から考えてみよう

　図6-2は，最も簡単なラジオの回路図です．イヤホンとダイオードにアンテナとアースをつなげば，ラジオは聞こえます．アースとして地面に20〜30cmの導線を埋め，アンテナはできれば10mくらいの導線を屋外に水平に張ります．

　お気づきのとおり，このラジオは電池を使いません．エネルギー源はすべて放送局からの電波にあります．つまり，電波そのものが電源です．AMラジオの電波では，この振動の振れ幅が時々刻々と変化しています．この振動の振れ幅の大小の中に声や音楽の音声が乗せられているわけで，アンテナはこの電波のエネルギーの大小をキャッチして電気に変えています．ダイオードは電流を一定方向には通しますが，反対方向には通さないという性質があります．それゆえ，プラスとマイナスのエネルギーが相殺しないように半分だけを切り取り，この電流から音声成分を取り出す働きをすることになります．そしてこの電流の振れ幅の変化，つまりエネルギーの変化を，イヤホンが音の振動に変換します．

　しかし，ここで注意したいことは，この回路

第6章 近代電気メスの仕組み

では放送局が1つだけであればラジオを聞くことができますが，近くに2つ以上の放送局がある場合は音が混信してしまうことです．放送局の選択，つまり周波数の選択ができません．周波数が選択できるラジオの回路を考えた場合，高周波発生装置の回路（発振回路）が考えやすくなります．

図6-3は，ある中学生が夏休みの宿題で作ったラジオの回路図です．この回路はコイルとコンデンサで成り立つ同調回路と呼ばれるものです．コイルは周波数が高い交流電流ほど通しにくくする，逆にコンデンサは周波数が高いほど通しやすくするという逆の性質を利用しています．

アンテナから入ってきたエネルギー（交流電流①）は，コイルのインダクタンス（この図では巻き数）やコンデンサのキャパシタンス（矢印は可変コンデンサを意味する）を調節することにより，交流電流②および交流電流③の流れにより回路に特有の周波数の交流電流④のみ拾い上げ，残りの電流はアースとして抜けていきます（交流電流⑤）．そして，その特異的な周波数の整流化電流をダイオードに通してイヤホンに流します（電気メスの場合は整流化する必要はないので，この部位でのダイオードはそれほど重要とは思われません）．

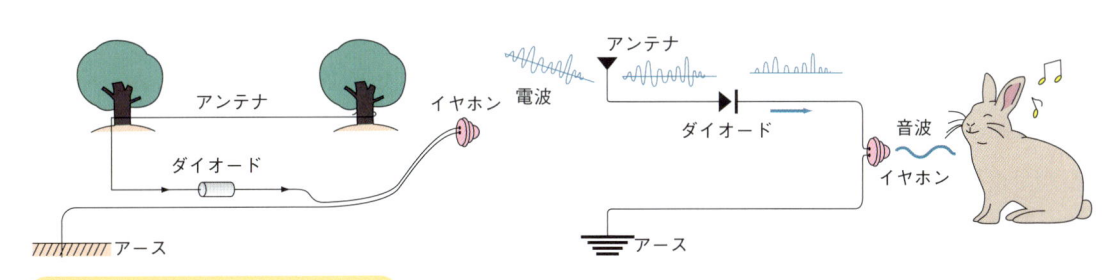

図6-2　最も簡単なラジオの回路図

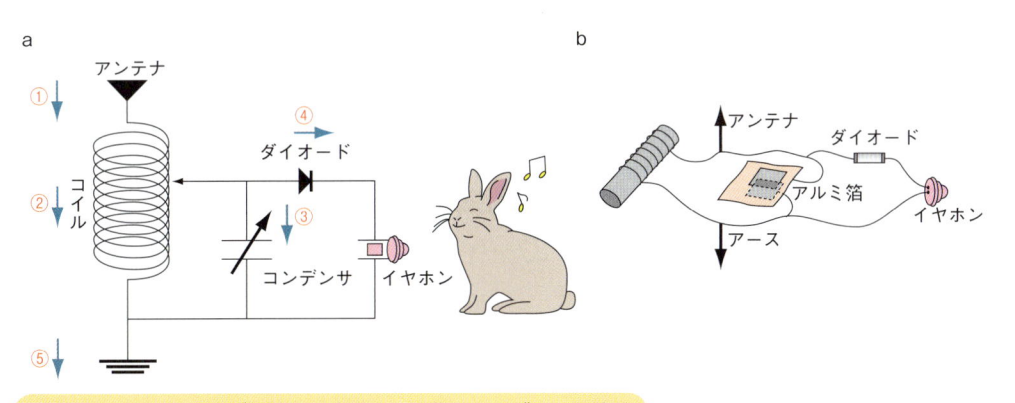

図6-3　ある中学生が夏休みの宿題として作ったラジオの回路図

（bは文献4より改変引用）

79

3 スパークギャップ方式から真空管へ

　それでは電気メスの高周波発生装置（発振回路）を考えてみましょう．図6-4は，脳外科の父と呼ばれているHarvey CushingがW. T. Bovieと開発した電気メスに使用された**スパークギャップ（火花間隙）方式**の発振回路です．ラジオの同調回路と同様に，コイルとコンデンサを含むことがわかると思います．外部からこの閉鎖回路に電流を流し，高電圧をかけた狭い電極間隙に火花放電（グロー放電からアーク放電への移行）が発生すると，高周波電流が得られるという性質を利用しています（第6章もっと深く!!⑦を参照）．その高周波電流の中で必要とする周波数の電流をコイルとコンデンサの組み合わせで拾い上げ，電気メスの先端に流すという仕組みです．

　しかしこのスパークギャップ方式は，当時の材料では温度変化や微妙な間隙の形成の難しさから，安定した火花放電が得られなかったことは容易に想像がつき，周波数分布が広く，かつ断続的な減衰波でした．つまり，第1章で考えたような切開に適する規則的な波形は得られず，どちらかというと止血・凝固に適していたそうです．電気メスの歴史は「メス」としてではなく，止血・凝固から始まったといっても過言ではないようです．また，ただ単にスパークギャップのみで増幅はできませんので，後述の真空管が出現するまでは出力がそれほど高くなかったと考えられます．

　それゆえ，当時は切開と止血・凝固の切り替えは，電極先端の形状を球・針・ナイフ型などと替え，接触面積の大小による電流密度の違いで調節していたそうです．このことからも，今の時代に外科手術をしているわれわれが，電極の先の当て方で切れ味が違うと感じる理由が分かる気がします．

　1906年にはL. Deforestが（三極）**真空管**をすでに発明していました．しかし，電気メスの高周波発生回路に応用されたのは1940年頃です．この真空管の発振方式によると高周波の周波数を一定に保つことが可能で，つまり純粋な切開効果を十分に発揮できるようになりました．しかし，真空管では強力な減衰波を発生させることは困難で，できるかぎり純粋な止血作用をもたせるためにはスパークギャップ方式による発振を併用する必要があったようです．

　1950年代には，本邦でも国産化された三極

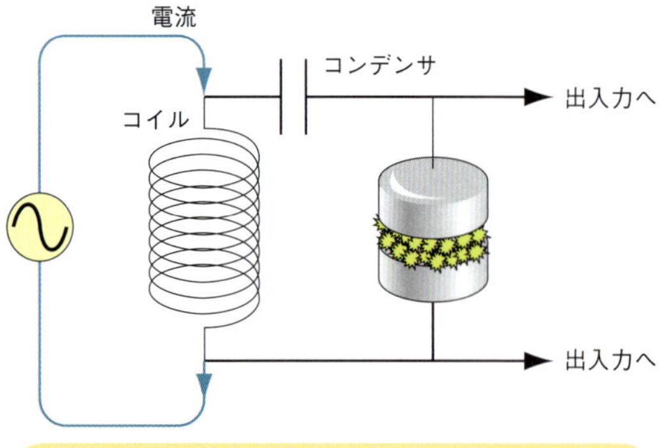

図6-4　スパークギャップ（火花間隙）方式の発振回路

真空管による安定した正弦波を切開に使用し，スパークギャップ発振の断続減衰波を止血・凝固に併用する装置が主流となり，スパークギャップ（凝固用）＋真空管（切開用）装置の時代が20年ほど続いたようです．

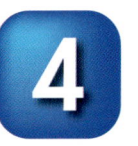

4 トランジスタ導入─現在の回路の完成

この真空管は，他の一般電子機器と同様に**トランジスタ**へと急速に入れ替わる時期を迎えることになります．"3本の魔法使い"と呼ばれるトランジスタは1948年に発明されました．次第に大出力の電力型トランジスタが開発され，1969年に，すべての発振回路およびその関連回路にトランジスタを使用して設計された電気メス（ソリッドステート型電気メス）が，米国でValleylabなどの製造会社により完成されました（国産の電気メスへの導入は1970年代後半）．

このトランジスタの進歩と普及に伴い，切開もしくは凝固・止血など目的に合わせた出力波形の変調も，トランジスタのみで可能となりました．スパークギャップ方式と真空管方式の組み合わせが，トランジスタのみの方式に取って代わったということです．

スパークギャップ＋真空管方式による出力回路が劣る最大の原因として，スパークギャップでつくられる高周波では周波数が一定しないことが考えられます．周波数が一定しないことは，切開・凝固の効果に影響を及ぼすからです．またスパークギャップでの放電は，最悪レベルの放射ノイズを発生させるとされており，これもスパークギャップ方式の弱点となりました．

次に，スパークギャップでは電極が放電によりすぐに腐食してしまい，一定の放電を維持するためには，電極を磨くなどの定期的なメンテナンスが欠かせません．

さらに真空管は，ソリッドステートの半導体に比べると信頼性が低く，メンテナンスが常に必要となります．昔は真空管時代のテレビがありましたが，年中真空管が切れていたそうです．真空管の原理として電極をヒーターで過熱しているのですが，ヒーターなので電極がよく切れるのです．ヒーターが発する熱は，現代の省エネの観点からみれば非効率そのもので，冷却のためにある程度のスペースが必要でした．このためスパークギャップ＋真空管式電気メスは，電気洗濯機くらい大きく，重いものでした（図6-5）．

上記のような欠点があったところへ，性能の良い（高周波に対する特性が向上し，高電圧・高電流に耐える）トランジスタが開発されたため，真空管はトランジスタに置き換えられ，また周波数制御もデジタル制御で行われることになり，フルソリッドステート化が進んだと考えられます．なお，現在はどのメーカーの電気メ

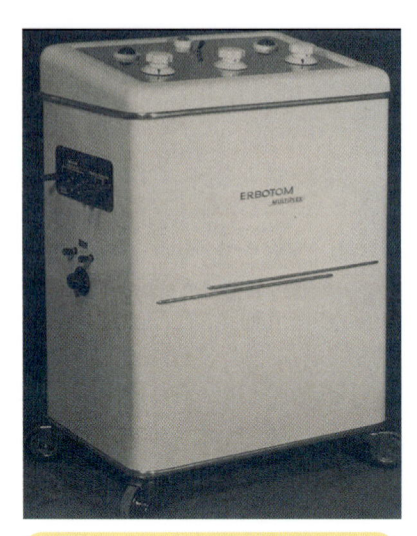

図6-5　ERBE社の真空管式電気メス
(提供：株式会社アムコ)

出力回路部分の真空管はトランジスタに置き換わったのですが，それをさらに昇圧させるのはトランスの役目です．真空管もトランジスタも電圧を増幅させることができるのは，バイアス電圧（素子を動作させるためにかけられている電圧）の範囲内に限られます．電気メスの出力電圧のように，もともと数百Ｖしかないものを数千Ｖまで増幅させるためには，トランスに頼らなければなりません．また，トランジスタが高電圧を扱えるようになったといっても，電気メスの数千Ｖの電圧を直接増幅することはできず，せいぜい500〜600Ｖ程度ですので，一般的には出力回路のアウトプット部分（図6-1⑤出力回路部）にトランスがあって，高周波を昇圧しています．

スも，トランジスタの一種でより効率よく小型で大電流を扱える電界効果型トランジスタ（FET）が使用されています．

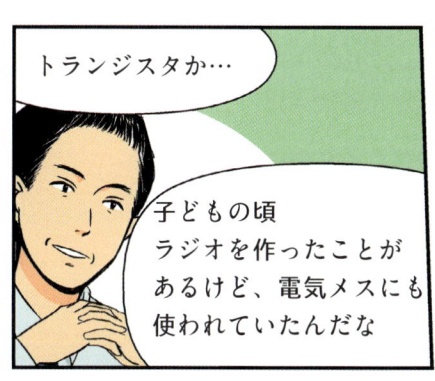

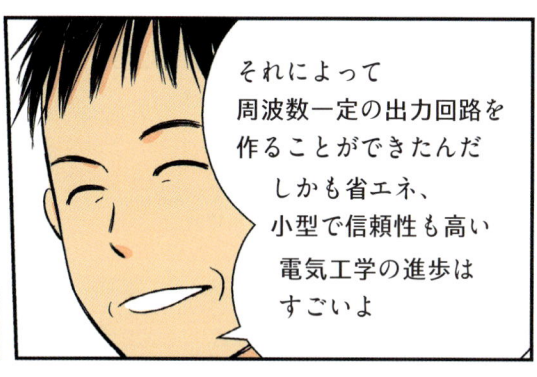

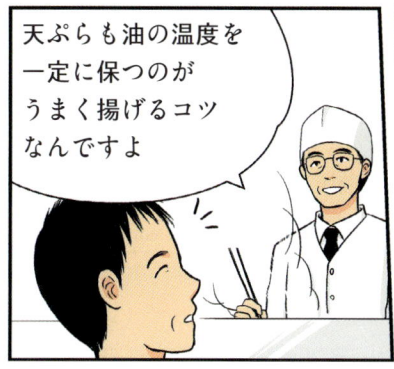

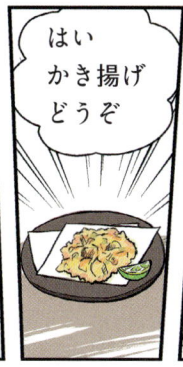

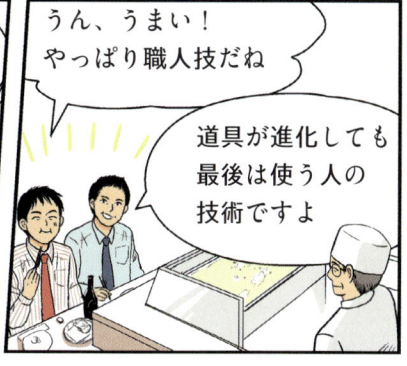

第 6 章　近代電気メスの仕組み

もっと深く！！ ⑦なぜ放電を利用して発振回路がつくれるか？－各種発振回路について－

　発振回路（下図）は，「コンデンサとコイルの組み合わせにより持続した交流をつくる共振回路」と定義されます．

　原始的なスパークギャップ方式での発振を考える場合は，例として，両方から水を入れられる「ししおどし」が考えられます（このようなししおどしが実際にあるかは別として）．

　竹筒の片方に水を注ぐと，水が竹筒の内部に蓄えられます．内部の水量がある閾値を超えると，竹筒が倒れ，水が流れ出ます．内部の水が空になりますが，反対側の筒には，倒れはじめたころから少しずつ水が溜まってくるので，同様の動作を繰り返します．これを電子回路に例え，竹筒をコンデンサとコイルの組み合わせで，水を電荷，水量を電圧に置き換えると，電圧は周期的な変化をしているといえます．

　発振回路に火花間隙電極を組み合わせた回路に電流を流します．この共振回路に電荷が蓄えられながら，次第に火花間隙電極における電圧が高くなります．火花間隙に放電可能な電圧がかかると，火花放電（グロー放電からアーク放電への移行）が起こります（図6-4）．

　放電に関しては，第12章で詳しく説明しますが，このアーク放電への移行には負性抵抗がかかります．つまり，電流が増加するのに対し電圧が下がる，通常の電気抵抗が回路内にある場合と逆の現象が起こります．回路内にとっては抵抗の逆ですから「エネルギーを供給する素子」のような役割をするのではないかと考えます．

　電圧が低くなるので，また「エネルギーを供給される」ことになり，電荷を蓄える動作を繰り返すようになります．

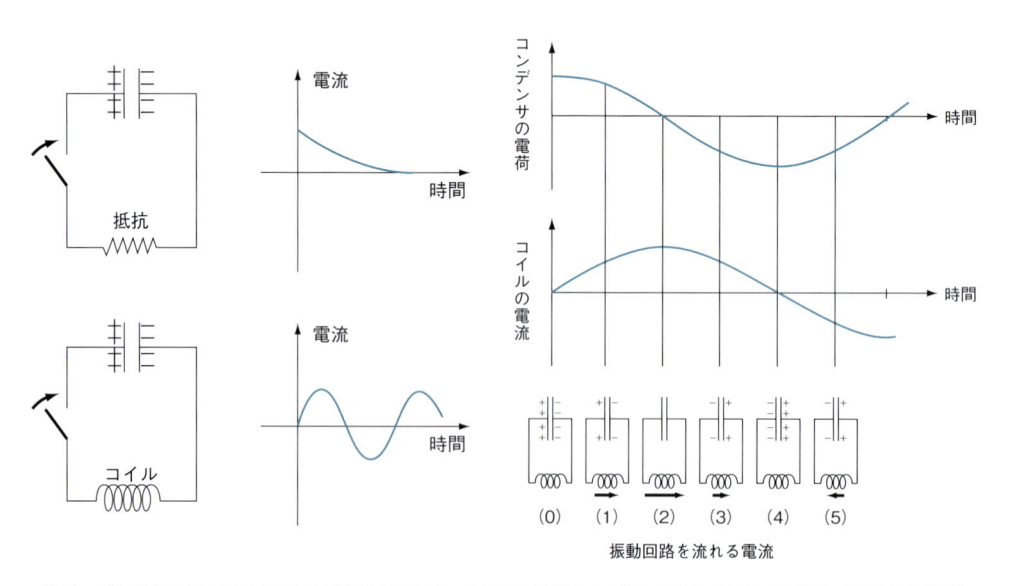

（福島　肇：BLUE BACKS 新装版 電気学の ABC―やさしい回路から「場」の考え方まで．講談社，2007 より引用）

このときの火花間隙電極の電圧は周期的に変化しているので，発振出力を取り出すことができるわけです．これが「ししおどし」と同じ原理であると述べる理由です（このような発振回路を弛張型発振回路といいます）．1957年頃に半導体であるエサキダイオードで同様の特性を実現した江崎玲於奈博士は，1973年，Brian D. Josephsonとともにノーベル物理学賞を受賞しました．

真空管やトランジスタによる発振回路は，増幅回路の出力の一部をフィードバックさせることにより，規則的な電圧の変動を生じさせるもので，**帰還（フィードバック）型発振回路**と考えられます．増幅回路の出力の一部を入力にフィードバックする際，その時間の遅れを決めることにより，発振周波数が決定されます．ポジティブフィードバック（入力の電気信号と，フィードバックする電気信号の位相が同じ）である場合に発振します．

現在の電気メスの発振回路は，マルチバイブレータと呼ばれる回路を用いることが多いのですが，真空管やトランジスタの時代の帰還型発振回路の発展形として用いられているのではないかと考えられます．現実的には，発振回路自体は1つのIC (integrated circuit：集積回路) にまとめられており，ICの出力を増幅して出力トランジスタを駆動するようになっています．

第7章 なぜVIOは優れているのか？

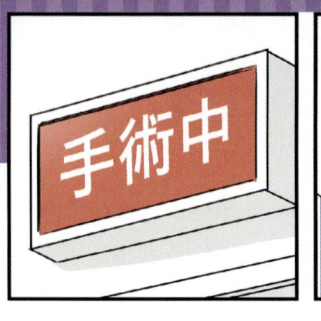

手術中

浅井先生、VIOで手術するのは今日が初めてのわりにうまく使えているね

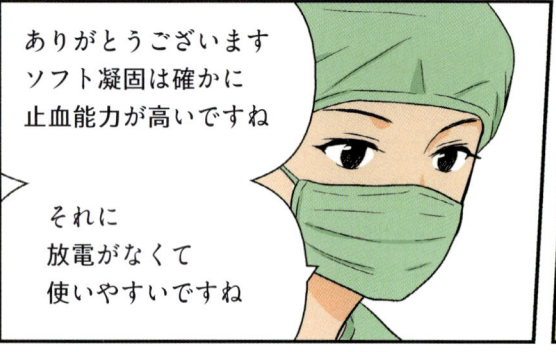

ありがとうございます
ソフト凝固は確かに止血能力が高いですね

それに放電がなくて使いやすいですね

エフェクトというのは電圧の強さを表しているのですか？

電圧の上限を示しているんだよ

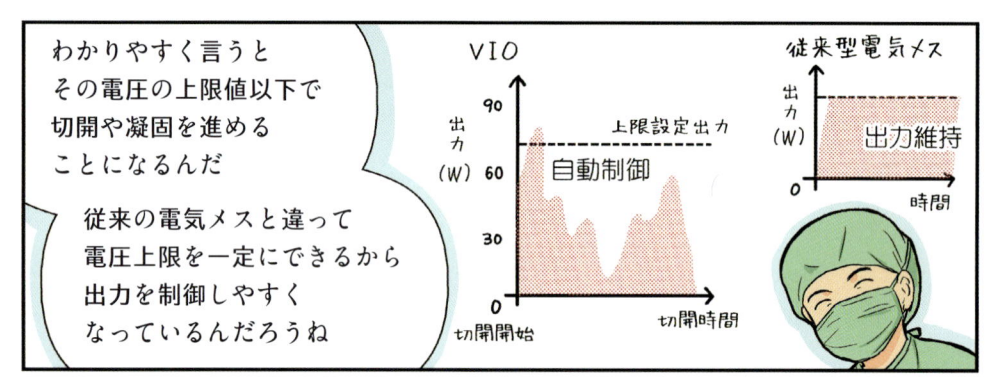

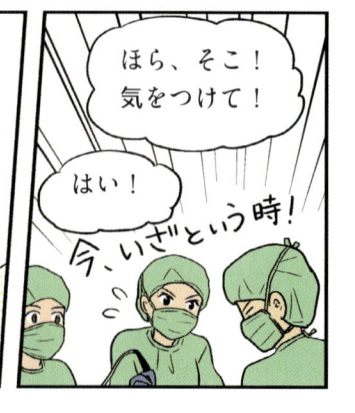

わかりやすく言うとその電圧の上限値以下で切開や凝固を進めることになるんだ

従来の電気メスと違って電圧上限を一定にできるから出力を制御しやすくなっているんだろうね

VIO
出力(W) 90 / 60 / 30 / 0
上限設定出力
自動制御
切開開始 — 切開時間

従来型電気メス
出力(W)
出力維持
0 — 時間

われわれも、日常生活ではそれほどエネルギーを使わないけれどいざという大変なときはエネルギーを消耗してくたびれるだろう

従来型の電気メスは楽できるところも楽しないでいつも力を振り絞っているわけですね

VIO 省エネ
従来型 全力

ほら、そこ！気をつけて！

はい！

今、いざという時！

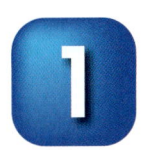

1 CPU を搭載した電気凝固システム

　コンピューターを制御機能としてもつCPU搭載電気メスの歴史は，1984年に販売されたValleylab社製のForce 4に始まります．ERBE社は1989年にCPU搭載型のACCシリーズを開発しました．これがVIO（バイオ）のご先祖様にあたります．電気メスの開発に関しては，時代ごとにヨーロッパ対アメリカの力関係が感じられます．たとえば出力の制御に関しては，ドイツ製のものは電圧，アメリカ製のものは電力という違いがあるようです．

　これから解説するERBE社のVIOは，まさに電圧制御の利点を最大限に生かした電気凝固システムだといえます．第5章で説明したソフト凝固という概念も，この電圧制御に軸足を置いているがゆえの賜物です．また，われわれが電気凝固の理論を考えるうえで，電圧中心の制御のほうがいろいろなことを理解しやすいと思います．

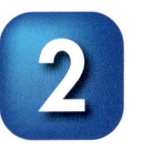

2 VIO の各種モードについて

　VIOにはいろいろなモードがあり，高周波電流の流れ方を少しずつ変化させて違いをもたせています（図7-1）．たとえばVIOのピュア切開モード（オートカット）は電流を連続的に流して切れやすくしていますが，微小放電が小さいので切開同時止血力は弱くなります．周囲へのダメージを最小にしたいときによいモードです．

　モードについては図7-1の右側に進むに従って，電流の流れる時間は短くなり（休止期間が長くなる），逆に電圧は高くなって，放電が強くなります．別の言い方をすると，右にいくほどクレストファクター（第4章参照）が大きくなります．切れは多少落ちますが，代わりに切開同時止血力は強くなります．スプレー凝固になると4000Vもの高い電圧がかかり，雷のような空中放電が可能になります．

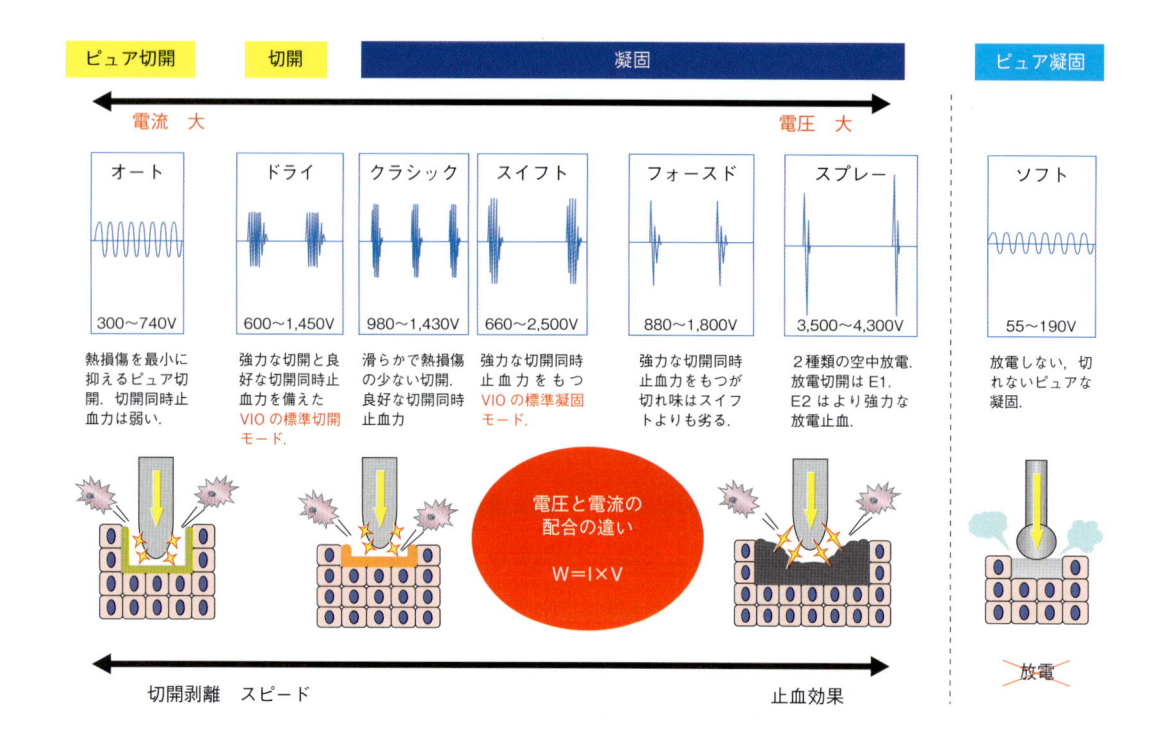

図7-1　単極（モノポーラ）における各種モード一覧

（提供：株式会社アムコ）

3 これがVIOの真骨頂——出力の自動制御

　出力の設定については，従来の電気メスは電力で設定した出力をそのまま出し続けます．切りやすいところでも切りにくいところでも，仮に60Wに設定すると60Wを出し続けるのです．蛋白質の変性によって組織の抵抗が上昇すると，電力量を保とうとするため，オームの法則により電圧および電流が上昇し続けてしまいます．

　これに対して，VIOの出力設定は**電圧および電力の上限の設定**（図7-2b）であり，その出力をそのまま出し続けるわけではありません．たとえば，VIOでは**エフェクト**という因子を設定して電圧の上限を設定します．この場合，**エフェクト＝電圧の上限**と考えても支障はないと思います．

　図7-2cは，実際に切開を行っているときの出力，電流および電圧の関係を示していますが，電圧は，緑の曲線のように，ほぼエフェクトで決められた上限で一定に保たれると考えられます（もっと深く!!⑧を参照）．それによって，切れやすいところは電流をそれほど必要としないために電流（密度）が低くなり，出力が

第7章 なぜVIOは優れているのか？

a 従来型電気メスは出力維持

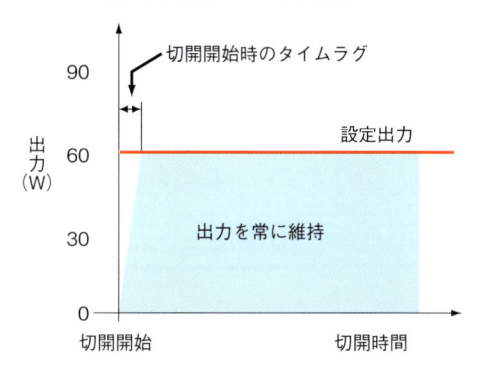

b VIOは自動出力制御

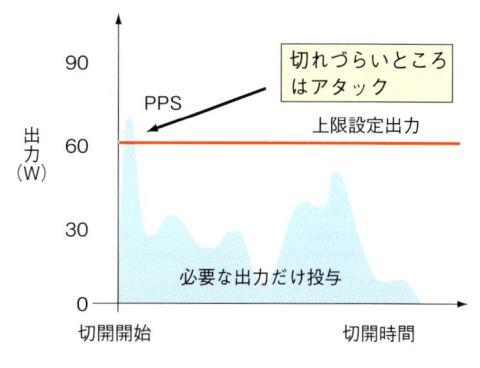

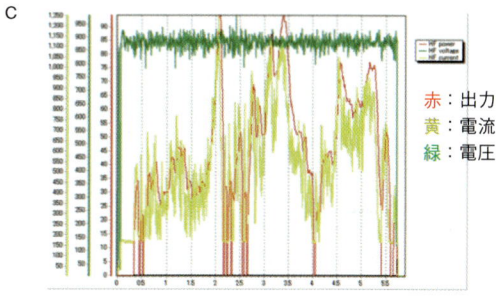

図7-2 出力の自動制御

(提供：株式会社アムコ)

下がることになります．逆に切れにくいところは，設定した出力の範囲内で電流（密度）が上がります．必要な電流だけを組織に投与しようという考え方です．それゆえ，安全性を考えたうえでの出力の上限が必要となるのです．

筆者の経験では，出力の上限を下げることにより，同じエフェクトの設定でも意識的に切れ味を落とすことが可能であると思います．逆に，切除あるいは剥離する組織の安全性が比較的担保されている場合は，よりスピーディーに進めるために，出力の上限を上げることも可能です．このシステムは**ピークパワーシステム (PPS)** と呼ばれ，消化器内科での内視鏡的切除で多大なる役割を発揮するVIO独自の優れたモードです．（もっと深く！！⑨を参照）．

Point
VIOではエフェクトで電圧の上限を設定し，必要な電流だけを供給する．

電気メスの切開と凝固は，電気メスの出力だけではなく，**電流密度**と密接な関係があります．電流密度が高ければ組織の温度も高くなり，細胞液は沸騰（突沸）し，水蒸気爆発することで蒸散（切開）が進みます．逆に電流密度が低くなると，それに比例して組織の温度上昇は緩慢になり，蒸散しづらくなります．

電極の接触がわずかで電流が1点に集中する（電流密度が高くなる）と切りやすく，逆に電

極の接触面積が広くなる（電流密度が低くなる）と，切りにくくなり，切開よりも凝固が進むことになります（第1章図1-6参照）．このように電極と組織の触れ方や当て方に応じて切開能力が変わるため，電気メスの出力を自動的に制御する必要があるのです．

> **Point**
> 電極が1点で接触しているときは電流密度が高くなり，切りやすい．電極の接触面積が広いと電流密度は低く，切りにくくなる．

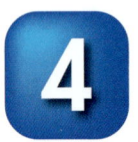

4 自動制御のアルゴリズム

それでは，VIOは実際にどのように出力を制御しているのでしょうか？　まず，仕組みを理解するうえで前提となる公式と，VIO独自のメカニズムを押さえておきます．

①電気メスの出力は，出力W＝電流I×電圧Vで成り立っている．

②電圧VはIR（Rは抵抗）に置き換えられる．V＝IR（オームの法則）

③通常の電気メスは設定した出力Wを維持するために電流Iと電圧Vが変化するが，VIOは電圧Vを維持するために電流Iと出力Wが変化する．

④VIOはメス先電極と組織の間の抵抗を感知する．

電気メスの操作中に「切りやすい・切りにくい」という状況の変化を具体的に見てみると，図7-3のようなことが考えられます．図7-3a，bを例にとると，電極の接触状態は術者のメス先電極を動かすスピードにより変化します．スムーズに切れている状況では，メス先電極と組織の密着度合いは強くありません（図7-3a）．電極と組織の間にはわずかな空隙（steam envelope：第3章エナジーマスターへの道①参照）がある状態です．このときVIOの感知する電極と組織間の抵抗Rは，空隙があるので高く（電流が流れづらい状態），また，電圧Vを一定に維持するために図7-3aにあるとおりの計算式が働き，その結果，出力Wは落ちていきます．電極の接触がわずかであれば電流は流れにくく，結果として出力は下がるということです．言い換えれば，電極の接触がわずかな状態は切開がスムーズに進行しており，出力を必要としていないということです．

逆に，切りにくく引っかかるようなときは，電極と組織が密着している状態です（図7-3b）．VIOの感知する電極と組織間の抵抗Rは低くなり（電流が流れやすい状態），電圧Vを一定に維持するために図7-3bにある計算式が働き，その結果，出力Wは上がっていきます．電極がしっかりと接触していれば電流は流れやすく，結果として出力は上がるということです．言い換えると，**電極が組織に密着し**

ている状態＝引っかかっている状態→切開するためには瞬時に組織を蒸散させなければならない→そのために出力を上げるということです．

このことは，図7-3c, dおよび図7-3e, fにも当てはまります．図7-3c, dは電極を上から見た図です．鋭利な面で切開すると，進行方向に対する接触はわずかなので接触抵抗は上がり，図7-3cにある計算式が働き，その結果，出力は下がります．電流密度が高いために切れる状態であり，出力はさほど必要としないということです．図7-3dのように広い面で進行方向に切っていくと，接触面積は広く接触抵抗は低くなり，図7-3dの計算式のとおりに電流が上がり，出力も上がります．接触面積は広く電流密度は低くなるため，切れない状態であり，切ろうとすると大きな出力を必要とするということです．

図7-3e, fのように使用する電極の形状においても同じことがいえます．接触面積やメス先のスピードによって変化する抵抗を感知し，計算式のとおりに出力が変化します．

Point
VIOの出力自動制御機能では，電極の接触面積に応じて出力が変化する．

出力の自動制御

a　スピード　b

c　接触面積　d

e　電極形状　f

アルゴリズム

W（出力）＝I（電流）×V（電圧）のVは一定

電極が広く接しているときは
電極と組織間の抵抗（R）が低い
＝電流（I）は流れやすい
＝出力（W）は上がる

接触がわずかなときは
電極と組織間の抵抗（R）が高い
＝電流（I）は流れづらい
＝出力（W）は下がる

図7-3　出力の自動制御とそのアルゴリズム

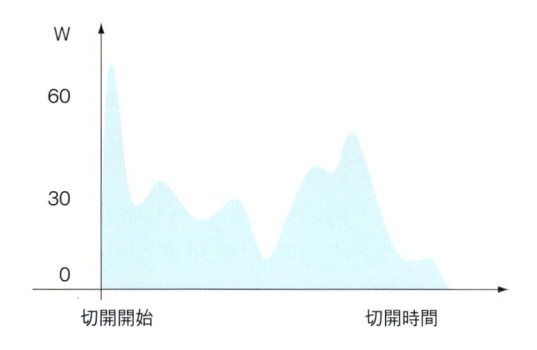

（提供：株式会社アムコ）

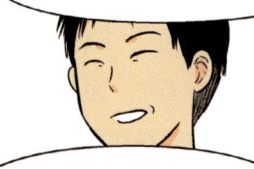

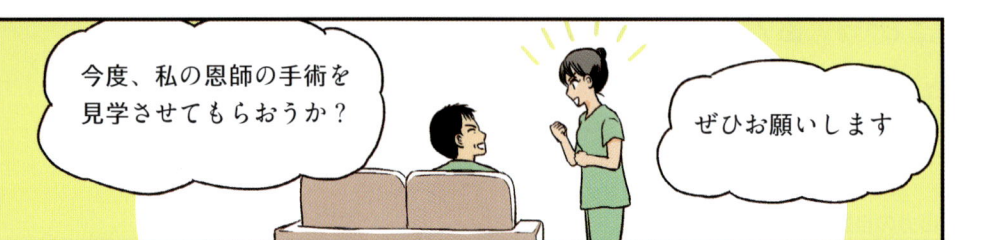

もっと深く!! ⑧実は電圧も変化している

　第7章では，理論をわかりやすく紹介するために「電圧は緑の曲線のようにほぼエフェクトで決められた上限で一定に保たれると考えられます」と説明しました．しかし厳密にいうと，右の図のように，極めて抵抗値の低い組織の切開凝固においては，電圧も変化しています．ただ，ほとんどの組織が拡がり抵抗によって高い抵抗を示しますので，図のように各エフェクトで設定された電圧上限で推移すると推定しています．

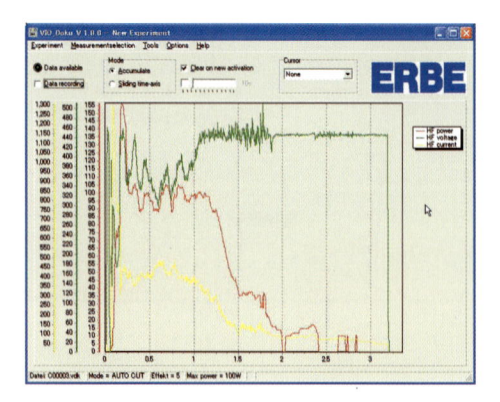

（提供：株式会社アムコ）

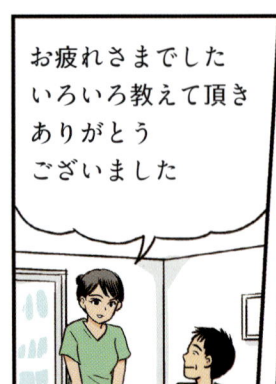

もっと深く!! ⑨パワーピークシステム (PPS) とは

　たとえば消化器内科で内視鏡的にポリープを切除するような場合，ループ電極をポリープにかけて切開を始めることがあると思います．このような場合，切り始める時点ですでに電極がポリープの根部に直接しっかりと接触しているため，接触面積が広く，電圧をかけ始めても電流密度の集中が得にくい状態です．すなわち，切開電極と組織が広い範囲に低い電気抵抗で接触しているため，切開が開始しにくいことが想像できます（切れるためには電極が接触する前の放電が必要，第1章参照）．経尿道的前立腺切除術も同様と考えられます．

　これらの例では，低い抵抗値を検知し，瞬間的に十分な高さの電圧あるいは十分な強さの放電を発生することにより，切開を始める必要があります．つまり，切り始めに遅れが生じないよう，装置は上限設定出力を上回る出力を発揮する必要があります．

　VIOは低い抵抗値を検知し，瞬間的に十分な高さの電圧あるいはアーク放電（微小放電）を発生することにより，切開をスムーズにスタートさせる自動出力制御機能**パワーピークシステム (PPS)** を備えています（図7-2の「アタック」はその意）．この機能によって平均出力を相対的に低いレベルに抑制することができます．このPPSは組織への不慮の熱損傷への対策として，カットモードのオートカットおよびハイカットに備わっています．

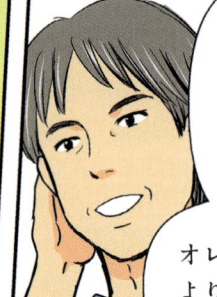

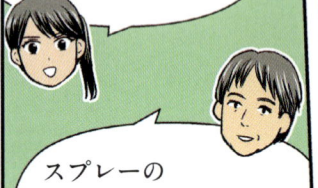

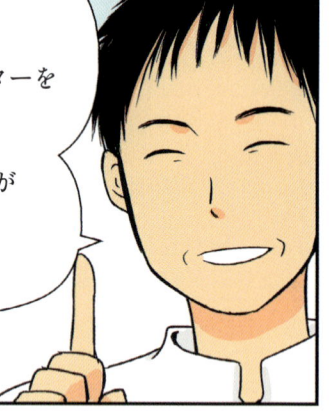

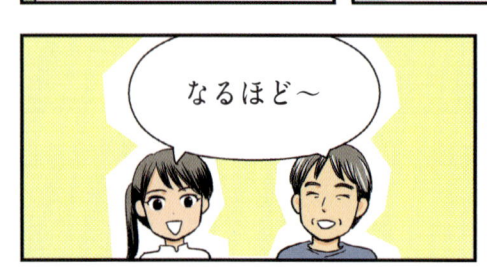

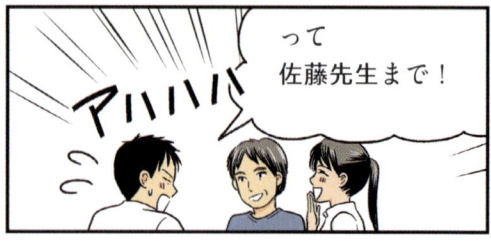

第8章 VIOの代表的な各種モード

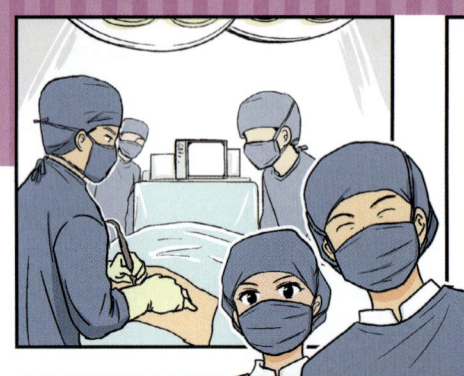

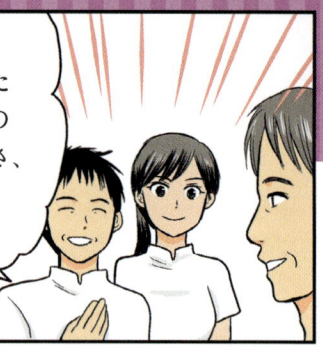

第8章 VIOの代表的な各種モード

この章では，一般的な電気機器における"**定格負荷**"の概念とそのグラフを考えたあとで，VIOにおける代表的な各種モードを紹介しながら，電気メス（電気凝固システム）の考察を進めます．

<u>VIO300Dでの出力設定の根本は**エフェクト**（電圧上限）です</u>．さまざまなモードの特徴を表すには，この定格負荷のグラフが使われています．基本的にはソフト凝固を除き，電圧の低いモード，必然的に休止時間の短いモード（総じてクレストファクターの低いモード）から紹介します（第4章 図4-4参照）．

第7章で紹介したとおり，これらすべてのモードにおいて，電圧をほぼ一定に保つことで電流量を抵抗値によって調整し，出力を制御しています．純切開モード以外は通常800Vを超えますので，切開創におけるさらに深層の凝固層の厚さを決定するのは，電圧であるという理論に基づきます（第4章 図4-2参照）．各種モードの電圧の可変範囲（各エフェクトの最大電圧の範囲，エフェクトが上昇すれば最大電圧も上昇する）とクレストファクターの値の比較を図8-1に示しますのでご参照ください．なお，すべてのモードで周波数は350kHzです．

> **Point**
> VIO300Dでの出力設定の根本はエフェクト（電圧上限）

各種モードの説明に入る前に，**定格負荷抵抗値**という概念を考えてみましょう．やや難解かもしれませんが，きっと電気凝固システムを理解するうえで役に立つと思います．

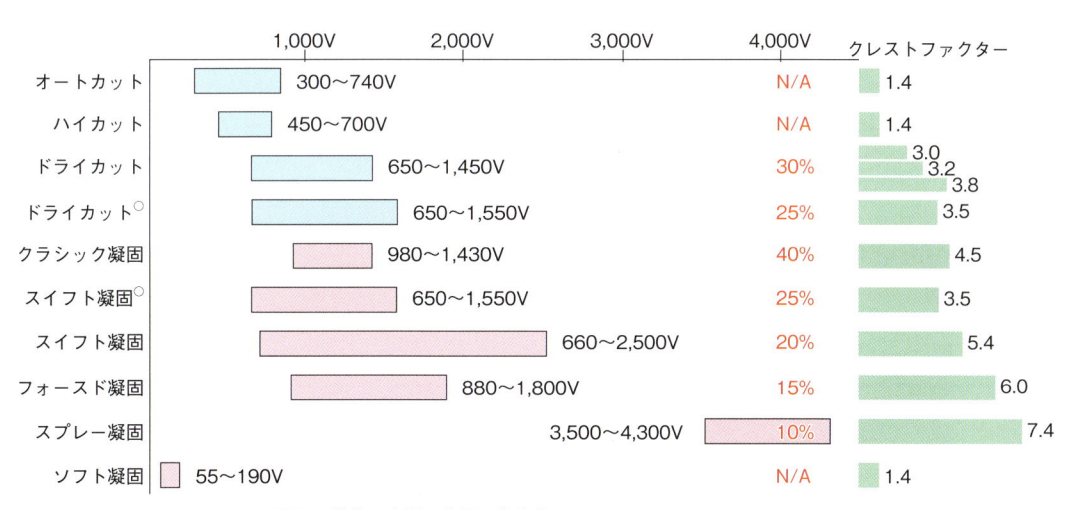

モード	電圧範囲	duty cycle	クレストファクター
オートカット	300〜740V	N/A	1.4
ハイカット	450〜700V	N/A	1.4
ドライカット	650〜1,450V	30%	3.0 / 3.2 / 3.8
ドライカット○	650〜1,550V	25%	3.5
クラシック凝固	980〜1,430V	40%	4.5
スイフト凝固○	650〜1,550V	25%	3.5
スイフト凝固	660〜2,500V	20%	5.4
フォースド凝固	880〜1,800V	15%	6.0
スプレー凝固	3,500〜4,300V	10%	7.4
ソフト凝固	55〜190V	N/A	1.4

電圧の数値は上限の範囲，赤文字は duty cycle　N/A：not applicable

図8-1 各種モードの電圧可変範囲とクレストファクター値，およびduty cycle

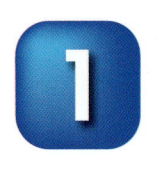

1 定格負荷抵抗値とは？

まずは一般的な電気ポット（電気湯沸かし，および保温器，図8-2）で考えてみましょう．

定格負荷抵抗値とは，JIS T 0601-2-2：2005により，「電気手術器の各出力モードにおいて，最大出力を発生させる負荷抵抗値」と定義されています．電気機器のほとんどは最大限に働くための部分（電気ポットでいえば，お湯を沸かす部分，つまり**外部抵抗** Ra）と，それを裏で支える**内部抵抗** Ri から回路を形成します（図8-3）．このような回路の場合は，内部にコンデンサやコイルをもつため，湯を沸かすために最大限の力を発揮する（つまり最大出力を発揮する電流が流れる）状態での外部抵抗 Ra が，内部抵抗 Ri とのバランスで決定されます．この外部抵抗 Ra の値が定格負荷抵抗値と定義されます（図8-4）．

実際に電気ポットの説明書を見てみると，説明書の仕様（図8-2）には「電源：交流100 V，消費電力：905 W」と記載があり，これがこの電気ポットの最大出力時（おそらく保温時ではなく，水を沸騰させるときの仕事）の交流100 V による消費電力です．

これに基づき，このときの抵抗値を計算してみますと，図8-5のような計算式により，

抵抗値＝11.1 Ω　となります．

これを定格負荷のグラフで表すと図8-5のようになり，抵抗値のピークが11.1 Ω となることを示します．また仮に保温時100 W であれば，上記の計算を用いると，保温モードでの定格負荷抵抗値は100 Ω になります．モードの違いで定格負荷が変わるということは，後の出力モードの説明にも役立つのではと考えます．

> **Point**
> 定格負荷抵抗値とは，電気製品の内部抵抗とバランスをとって，その製品が目的とする働きを最大限に行った場合の負荷抵抗（仕事をする電気的回路の部分における抵抗値）

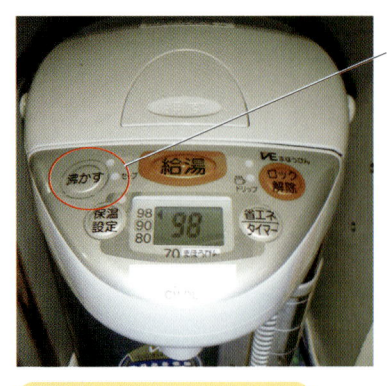

図8-2　電気ポットと説明書

2 それでは電気メスではどうなっているのか？

電気メス本体そのものにもコイルやコンデンサがあるため，電気的抵抗（内部抵抗）が存在します（図8-6bのRi）．電気メスに通電して操作をする際，切開凝固を施行している部位には抵抗（Ra）があるので，この閉鎖回路としては切開部の抵抗（外部抵抗）Raと電気メス本体の内部抵抗Riが直列に接続されていることになります（図8-6b）．Riは内部にコンデンサやコイルを有しているので，この回路は**共振回路（発振回路）**ということになります（第6章もっと深く！！⑦を参照）．

つまり，基本的にはラジオの回路と類似しています．ラジオの場合はチューニングのダイヤルを回し（これはラジオの回路の抵抗を変えていることになります），音が最もよく聞こえる状況を決定します．この状況は共振の振幅が最大になった状態で，電波というエネルギーの出力を最大にラジオが受け取った状態です．電気メスの場合も同様で，メス先電極での抵抗値Raによって，この閉鎖回路の電気的抵抗が変化するので，電気メスの回路が最大の出力を出す切開凝固部位の抵抗値Raというものがある

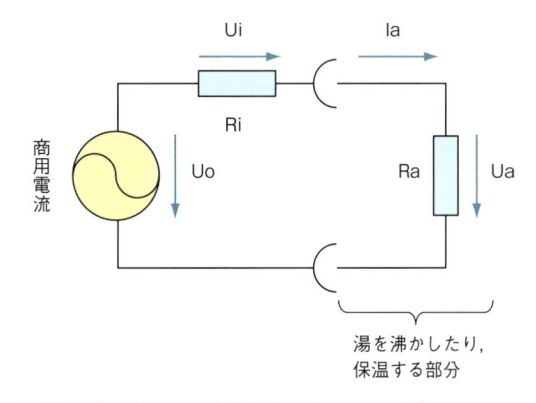

Ri ；内部抵抗（内部にコンデンサやコイルをもつ）
Ra ；湯沸かし部位抵抗
Ui ；内部抵抗にかかる電圧
Ua ；湯沸かし部位にかかる電圧
Uo ；回路にかかる電圧
Ia ；回路に流れる電流

図8-3 電気ポットの回路図

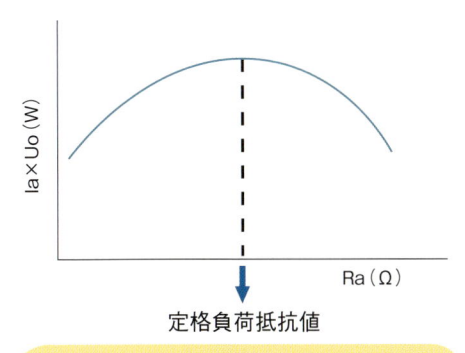

図8-4 電気メスの回路がもつ「ある特定の負荷抵抗値」

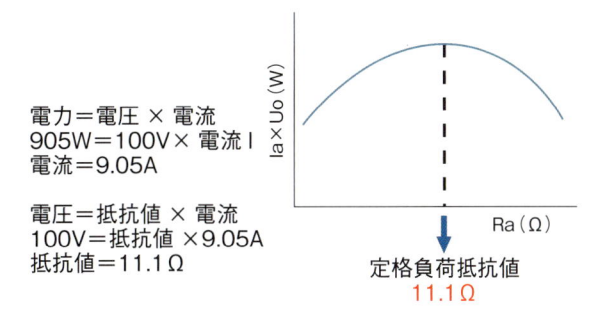

電力＝電圧×電流
905W＝100V×電流I
電流＝9.05A

電圧＝抵抗値×電流
100V＝抵抗値×9.05A
抵抗値＝11.1Ω

図8-5 この電気ポットの定格負荷

定格負荷抵抗値
11.1Ω

はずです．

　図8-4はその抵抗値と電力の関係を表したグラフですが，電気メスがもつ内部抵抗によって「ある特定の負荷抵抗値」で最大共振となり，出力のピークを迎えることを表しています．この「ある特定の抵抗値」が，定格負荷抵抗値であります．電気ポットと同様に電気凝固システムにおいても，この抵抗値のときに最も力を発揮する，ということです．

　以上から，電気メスのいろいろなモードの電気的特性は（一般の家電製品でも同様ですが），その性能を表すために定格負荷抵抗値に対する電気的な変化を表すことになります．旧式の放電主体の電気メスでは図8-4のような出力―抵抗の関係になっており，ピークをもっていますが（つまり対応できる抵抗値の範囲が狭い），VIOや後述のForceTriad™はコンピューター制御でメス先電極での抵抗値をフィードバックすることにより，この**ピーク値をフラットに広げる**ことが可能となりました．つまり，一つのモードにおいて，（上限はありますが）幅広い組織抵抗値に対応して，有効に切ったり凝固したりできるようになった，と考えられます．

　各モードの出力―抵抗のグラフを見てみると，VIOの場合は一般的にエフェクトが高いほど，つまり電圧の上限が高いほど，山の頂が平らになることがわかります．これは定格負荷抵抗値の範囲が広がった，つまり**最大限のパフォーマンスが行える組織の抵抗値が広い**ことを示します．いろいろな抵抗値を示す組織に対しては，必要に応じてエフェクトを上げることで，質の高い安定した切開および凝固ができるでしょう．

> **Point**
> デジタル化した電気メスは，抵抗値が変化しても，最大限のパフォーマンスを維持できる．

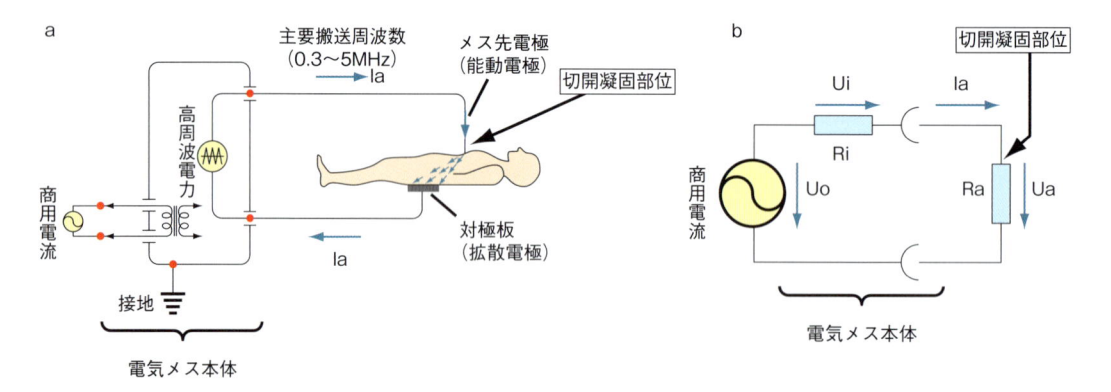

図8-6　電気メス（閉鎖）回路全体の抵抗から考える

Ri：内部抵抗（内部にコンデンサやコイルをもつ），Ra：切開凝固部位抵抗，Ui：内部抵抗にかかる電圧，Ua：切開凝固部位にかかる電圧，Uo：回路にかかる電圧，Ia：回路に流れる電流．

（aは文献2より改変）

以上より，電気凝固システムの**定格負荷抵抗値**についてまとめてみますと
① 旧式の電気メスでは，出力は特定の負荷抵抗値をピークとした山型となるため，一般家電製品と同じく最大出力となる負荷抵抗値を定格負荷抵抗値とした．
② このように出力のピークをもつ従来型の電気メスでは，定格負荷抵抗値以外では，設定した出力を達成することができない．
③ 実際の手術では，定格負荷抵抗値付近のみにおいて切開，凝固をすることなどは絶対に無理なため，出力設定は定格負荷抵抗値から外れた部分（つまりもっと働かないといけない部分）を想定して，必要な出力が十分に得られるよう余裕をもって出力の上限を設定せざるを得なかった．
④ このことは，定格負荷抵抗値付近では過剰な出力となって周辺組織の損傷等を引き起こす原因となっていた．言葉を変えると，大きめの出力を上限とするので，必要以上の出力をすることによる，熱損傷が大きかった．
⑤ この定格負荷抵抗値がどのあたりにあるか，また定格負荷を中心としてどのようなカーブとなるかを示すものが，出力-負荷抵抗の出力特性グラフである（後述の，それぞれのモードの3つのグラフのc）．つまり，このグラフが電気メスの技術的特性を示す．
（このグラフから読み取って手技や出力設定を考えることは，より安全で正確な手術につながり，理想的と思われる．）

> **Point**
> 出力-負荷抵抗の出力特性グラフは電気メスの技術的特性，"どの抵抗値のときに，どの程度の電力（W）を安定して出力できるか"を示す．

3 それぞれのモードの特徴

　各モードについて説明する前に，まずVIO300Dの大きな特徴は電圧の上限でのコントロールである．言葉を変えますと，**出力制御型**であるということを説明させて下さい．

　抵抗値の変化などを感知しない，特別の制御をもたない電気メスでは，図8-4のように特定の負荷抵抗値でピークの出力となることは，すでに説明しました．制御機能により広い負荷抵抗範囲でフラットな特性をもつものを**出力維持型**（ForceTriad^{TM} など）と呼びます．出力維持型では台地（プラトー）形状の負荷抵抗特性となります（図8-7）．これに対して，出力制御型では電圧維持が優先されるため，必ずしもプラトーとはならず，わりと低い負荷抵抗値から出力が下がる形となります．図8-8で比較すればよくわかると思います．

　また，それぞれのモードには3つの出力特性のグラフがあります．

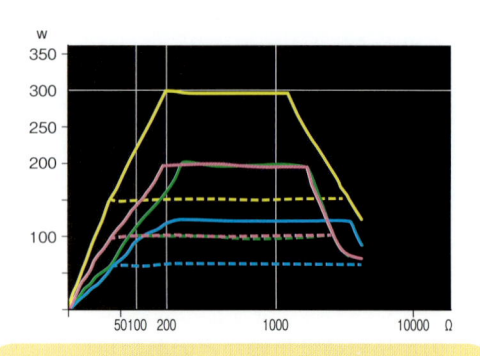

図8-7　出力維持型であるForceTriad™の抵抗─出力曲線

Pure Cut ── 300w --- 150w
BLEND ── 200w --- 100w
Fulgurate ── 120w --- 60w
Valleylab™ ── 200w --- 100w

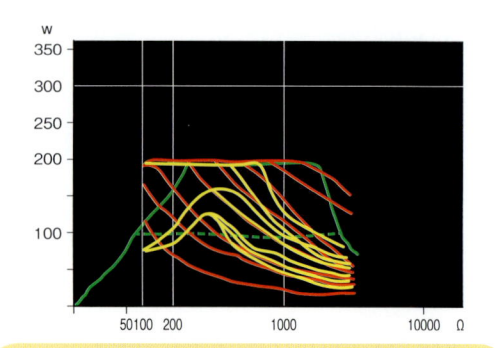

図8-8　いわゆる"混合"モードの出力制御型と出力維持型の比較

VIO300D（出力制御型）：── ドライカット　── スイフト凝固
ForceTriad™（出力維持型）：Valleylab™ ── 200w　--- 100w

a 最大出力設定─電圧：それぞれのエフェクト（電圧上限）の設定において，「最大出力を設定した場合の電圧の動き」です．ほとんどのモードが電圧を一定に保つので，平坦なグラフとなります．

b 最大出力設定─出力：それぞれのエフェクトの設定において，「最大出力を設定した場合の実際に出力される上限」です．VIO300D以外の電気メスでは，上限設定の出力電力の目標値に向かってひたむきに上昇するため，当然比例のグラフになります．たとえば上限を80Wにして，メス先電極の先端が組織に接触している，または極限まで近接している場合，出力のボタンを押し続けるかぎり80Wまで上昇しようとします．VIO300Dでは電圧の上限があるため，実際の出力は頭打ちとなり，低いエフェクトの場合はたとえ最大出力設定を高くしていても，"電圧を低くしてcollateral damageを少なくする"というコンセプトから，実際の出力はある程度の出力設定以上では平坦なグラフとなります．

c 抵抗─出力：定格負荷抵抗値を見るグラフです（図8-4）．電圧制御ですので，最大出力を高くしていてもエフェクトの設定までしか電圧が上昇せず，オームの法則より抵抗値が上がれば上がるほど，電力は流れなくなり，出力は右下がりとなります．このグラフで平坦となるモードは，抵抗値が上がっても放電を維持するため，最大出力上限までは，ひたむきに電流量を増やそうとすることを意味します（いわば出力維持型の要素をもっている）．たとえばオートカットの高エフェクト，ハイカット，ドライカットの高エフェクト，スイフト凝固の高エフェクト，クラシック凝固，スプレー凝固などです．

ａ オートカット（エフェクト1～8，約300～740Vp）(図8-9)

オートカットは，高周波電圧の波形は連続波（非変調正弦波）でピュアな切開を特徴としま

図8-9 オートカット

a 最大出力設定―電圧
b 最大出力設定―出力
c 抵抗―出力

--- max.pa=150w,　— Effect 1　— Effect 2　— Effect 3　— Effect 4　— Effect 5　— Effect 6　— Effect 7
— Effect 8　— Effect 7〜8

図8-10 ハイカット

a 最大出力設定―電圧
b 最大出力設定―出力
c 抵抗―出力

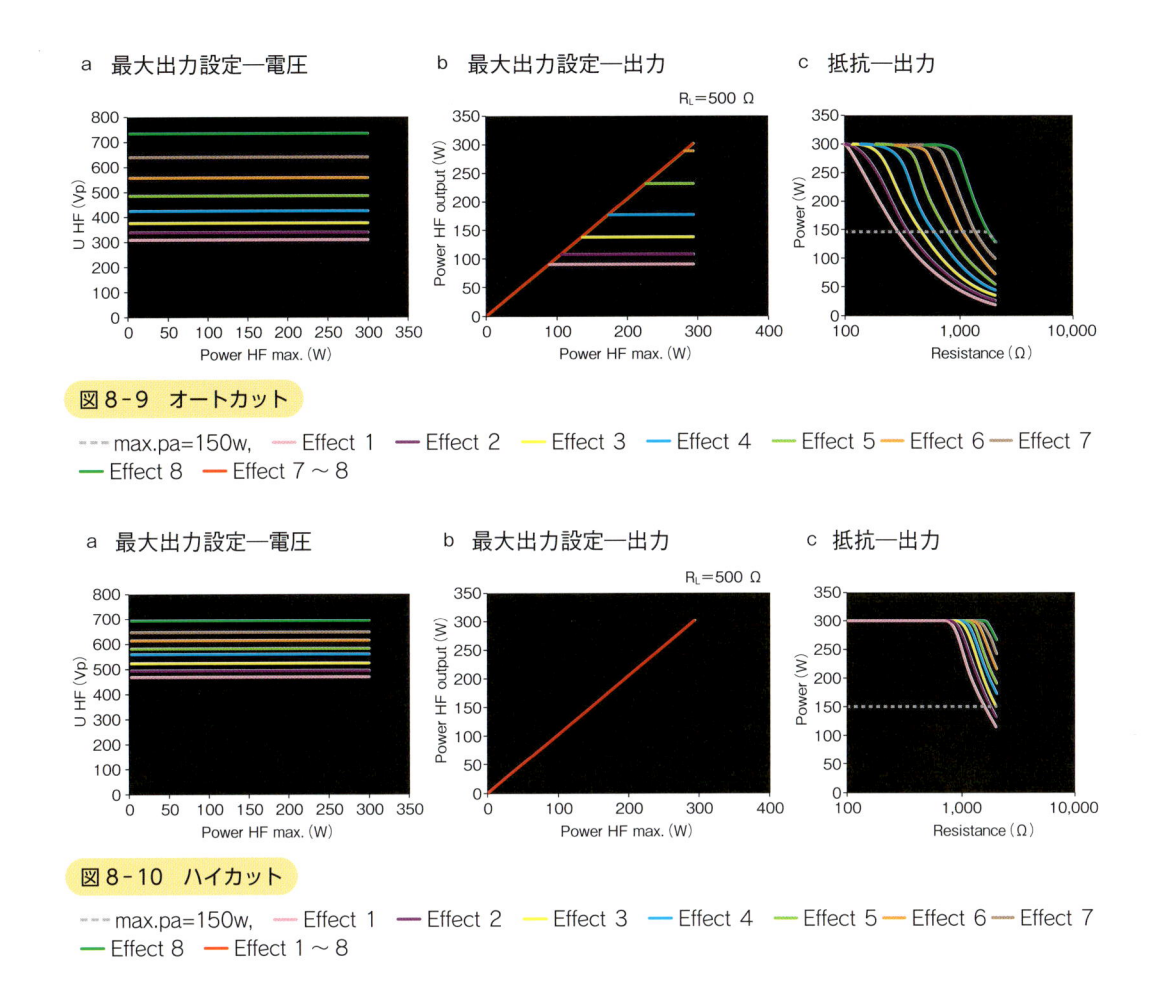

--- max.pa=150w,　— Effect 1　— Effect 2　— Effect 3　— Effect 4　— Effect 5　— Effect 6　— Effect 7
— Effect 8　— Effect 1〜8

す．周囲の熱損傷を最小限に抑え，安定した切開効果が得られる半面，切開同時止血能力は低く（クレストファクターは1.4）なってしまいます．

筋組織や血行に富んだ組織など，伝導性の良いあらゆる組織の切開および剥離に向いています．また，針電極，ナイフ電極，スパチュラ電極，ループ電極での使用が適しています．パワーピークシステムを備え（第7章もっと深く！！⑨），消化器内視鏡下での切除手技に適しています．電圧の上限の設定も740Vpで，組織が炭化することはないようです（図8-1）．

> **Point**
> オートカットは上品な純切開モード

ⓑ ハイカット（エフェクト1〜8，約700〜1040V）（図8-10）

ハイカットは，オートカットと同じく連続波（非変調正弦波）でピュアな切開を特徴とします．脂肪層のように抵抗が高い，または抵抗の変化が著しい組織の切開や，水中切開を行う際

に，安定した切れ味を発揮します．それゆえ，脂肪を含む組織の切開やTUR-Pなどの水中切開に適用します．適する電極はナイフ電極，スパチュラ電極，ループ電極です．オートカットと同じくクレストファクターは1.4で，止血力はあまり期待できません．

オートカットとの違いは，ハイカットは電圧を一定に保つ制御ではなく，組織との間に発生するアーク放電（微小放電）を一定にするように制御される点です．TURにおけるループ電極や，ポリペクトミーでのスネア電極などは広い面積で組織と接触するため，抵抗値は低くなり電圧が低下することによってアーク放電が起きにくくなります．アーク放電を維持させるためには，電圧はもちろんですが，高い出力が求められます．つまり，ハイカットモードでは電圧維持ではなく，電流をともにコントロールすることによってアーク放電を維持します．

オートカットとハイカットを抵抗─出力曲線で比較してみましょう（図8-9c，図8-10c）．ハイカットではどのエフェクトにおいてもプラトーになっており，つまり台形型に近く，出力維持型のような特性です．一方，オートカットでは低い抵抗域（特に低いエフェクト設定）で出力が制限されます．

また最大出力─出力曲線で比較してみましょう（図8-9b，図8-10b）．ハイカットは，どのエフェクトにおいても，設定した上限出力を発揮するまでは放電をするべく，どんどん出力が上がることがわかります．これはソフト凝固の放電を制御する考え方と逆であります．ハイカットは必ず放電させるモードということでしょう．一方オートカットは，最大出力を設定していても，低いエフェクト設定の場合，その電圧に達した後はそれ以上出力を上げないように設定されています．つまり，ハイカットでcollateral damageを少なくするようなモードがオートカットであり，ハイカットは電圧，電流の双方が制御されているものの，古い電気メスに近い働きをすると考えてよいのかもしれません．ハイカットは頭が良く，ワイルドさも残しているというイメージもできるでしょう．

脂肪層のようなインピーダンスの高い組織ではオートカットは威力を発揮できないのですが，ハイカットでは出力を維持する，つまり抵抗が高くても電流を高くすることができるため，スムーズな切開が可能となります．この出力を維持するための制御として，アーク放電を一定にする制御（スパークコントロール）が用いられているということです．

脂肪層など抵抗の高い部位でループ電極を使用する場合，組織に電極が引っかかる状態で接触面積が増加し抵抗が下がりますが，アーク放電を一定にすることにより切開に必要な放電が維持され，スムーズな切開が可能となります．

この放電の一定の制御は，ハイカット以外にエンドカットやプレサイスAPCモードで使用されています．また，アーク放電を一定にするためには放電の強さをモニタする必要がありますが，VIOではスパークモニタという機能がこれを担っています．ハイカットもパワーピークシステムを備え，消化器内視鏡下での切除手

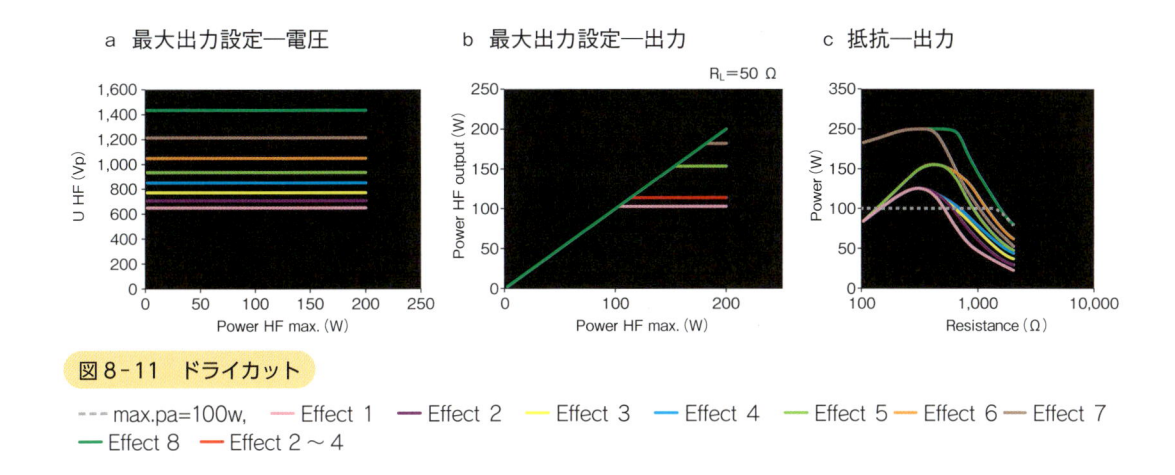

a 最大出力設定―電圧   b 最大出力設定―出力   c 抵抗―出力

図8-11 ドライカット

--- max.pa=100w, ― Effect 1 ― Effect 2 ― Effect 3 ― Effect 4 ― Effect 5 ― Effect 6 ― Effect 7 ― Effect 8 ― Effect 2〜4

技に適しています．

Point
ハイカットは電圧と電流の双方をコントロールし，安定した放電を得ることを目的とする．より出力維持型に近いワイルドな切開モード．

c ドライカット（エフェクト1〜8，約650〜1450Vp）（図8-11）

ドライカットは，強力な切開と良好な切開同時止血を備えたモードで，VIOの標準切開モード（いわゆる切開モード）と考えられます．強い止血力を重視した切開なので，開腹手術や内視鏡視下手術において，切開速度よりも切開時の極めて優れた一時止血を必要とする手術における切開モードとして適用されます．

前述のオートカットやハイカットとの違いは，高周波電圧波形は断続波（パルス変調正弦波）で，止血力が中程度から高度に上昇することです．クレストファクターはエフェクト1〜4では3.0，エフェクト5〜6では3.2，エフェクト7〜8では3.8（いずれも負荷抵抗が500Ω）となり，クレストファクターの値からもオートカットやハイカットと比べて止血力が優れていることがわかります．

適している電極はナイフ電極，スパチュラ電極，バンド状ループ電極など，接触面積の大きな電極とされています．モノポーラ電極のスパチュラ電極先端の組織への当て方を外科医が自ら意識すれば，つまり，電極の接触面積を適度に増やせば，有効な止血を得ながら切開を進められます．このドライカットモードでは，切開しながら止血しなければならないような場合でも，VIO以外の切開凝固装置における"いわゆる凝固モード"より低電圧で組織の副損傷も少なく，かつ同等のパフォーマンス（凝固および切開）を得られます．

Point
ドライカットは標準的なカットモード．止血作用もあり，電極の当て方で多彩なパフォーマンスが可能．

a 最大出力設定—電圧　　b 最大出力設定—出力　　c 抵抗—出力

図8-12 スイフト凝固

--- max.pa=100w, — Effect 1 — Effect 2 — Effect 3 — Effect 4 — Effect 5 — Effect 6 — Effect 7 — Effect 8

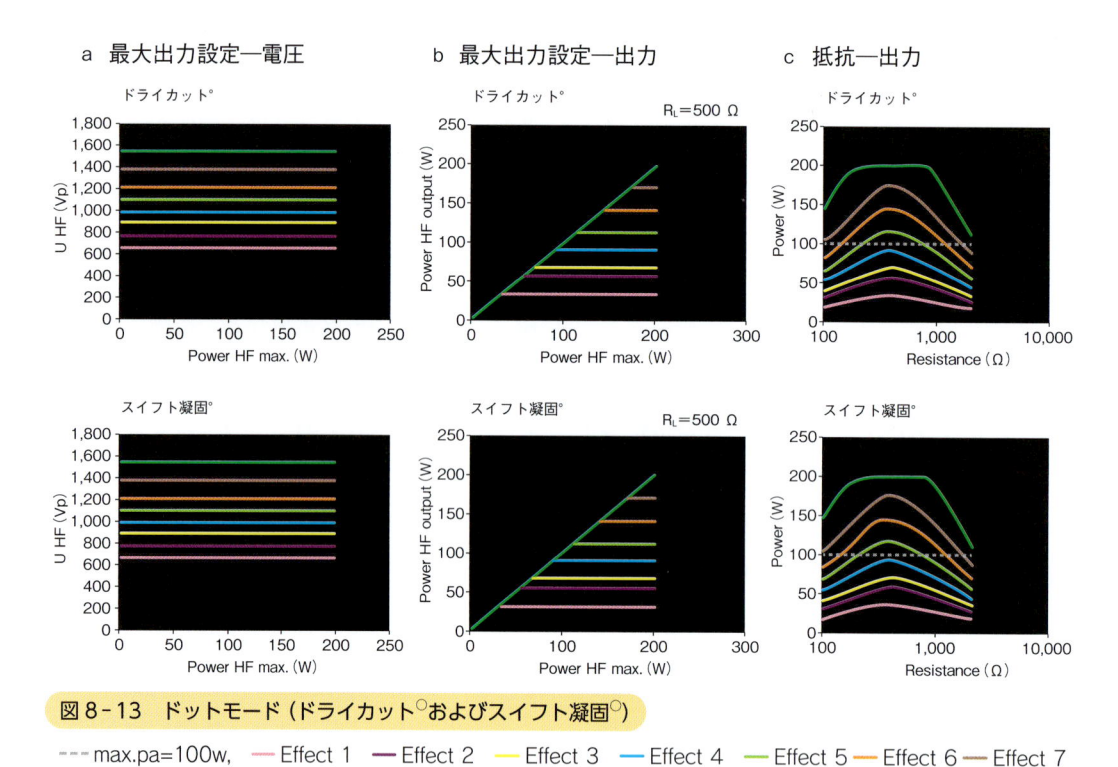

a 最大出力設定—電圧　　b 最大出力設定—出力　　c 抵抗—出力

ドライカット°

スイフト凝固°

図8-13 ドットモード（ドライカット°およびスイフト凝固°）

--- max.pa=100w, — Effect 1 — Effect 2 — Effect 3 — Effect 4 — Effect 5 — Effect 6 — Effect 7 — Effect 8

d スイフト凝固（エフェクト1〜8，約660〜2500Vp）（図8-12）

スイフト凝固は，強力な切開同時止血力をもつ，VIOの標準凝固モード（いわゆる凝固モード）です．迅速で効果的な凝固出力で切開成分が限られているため，高い止血力を発揮しながらの剝離に適しています．凝固のみを行う場合はボール電極を，剝離と凝固，切開を行う場合

104

	基本周波数	波形	最大高周波電圧	クレストファクター
ドライカット	350kHz	パルス変調正弦波	1,450Vp	3.2〜3.6
ドライカット○	350kHz	パルス変調正弦波	1,550Vp	3.7
スイフト凝固	350kHz	パルス変調正弦波	2,500Vp	5.2
スイフト凝固○	350kHz	パルス変調正弦波	1,550Vp	3.7
ForceFx™ 混合モード	472kHz	パルス変調正弦波	2,365Vp	4.3

表8-1 頻用されるモードの比較

はナイフ電極かスパチュラ電極が適していると考えられます．クレストファクターは5.4で，切開モードに比べかなり高くなっています．

Point
スイフト凝固は標準的な混合モードと同等．ドライカットより電圧が高く，それゆえ放電凝固の能力が高くなる．

e ドライカット○(ドット)，スイフト凝固○(ドット)(エフェクト1〜8，約650〜1550Vp)(図8-13)

ドライカットとスイフト凝固，この両方のドット付モードは，全く同じモードです．いわばドライカットとスイフト凝固の良いところを合わせたモードといえます．

最大高周波電圧1550Vp，クレストファクター3.7，波形および繰り返し周波数などはすべて同じ設定になっています．よってドットはどちらを使っても同じ結果になるはずです．ドライカットの最大電圧は1450Vpなので，スイフトよりもドライカットに近い特性といえるかもしれません．これは，VIOとならんで非常に優れた電気凝固システムであるValleylabの

ユーザーが，VIOに対して違和感をもつことを緩和するために開発されたモードであるという話を聞いたことがあります．

ドットなしとドット付きの違いは，仕様上は表8-1に示すとおり，ドライカットとスイフト凝固の中間（ややドライカット寄り？）となり，クレストファクターは他社混合モード（ForceFx™のブレンド）に近いことがわかります．

負荷インピーダンスに対する出力特性図（図8-13）からわかるように，ドット付きでは従来の電気メスに近い定格負荷抵抗値をピークとした，なだらかな山型であるのに対して，スイフト凝固（図8-12c）は低いエフェクト設定ほど，高い負荷抵抗領域になるにつれて出力が下がります．この落ち込み方がドット付きでは緩やかになるので，スイフト凝固の代わりに使用した場合，切開効果としては広い負荷抵抗範囲で違和感なく使えることとなります．また，ドライカット（図8-11c）と比較した場合，高い抵抗領域でも出力の落ち込みが少ないため，電圧維持型でありながらも出力維持型に近い感触が得られます．

a ドライカット

b スイフト凝固

c ドライカット○

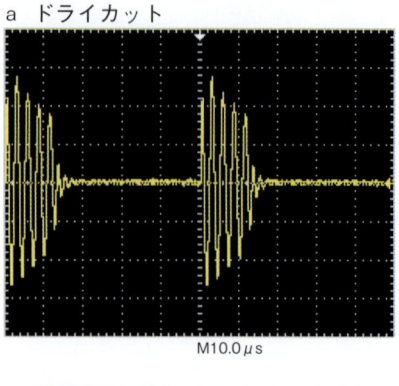

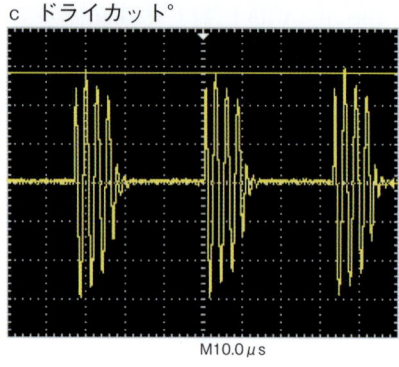

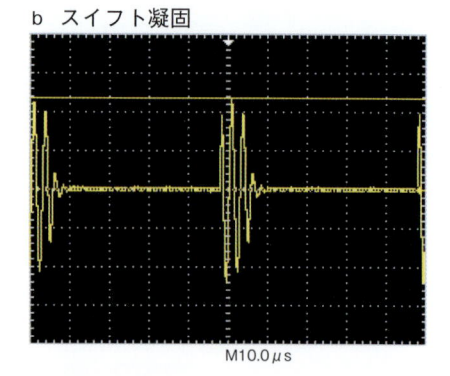

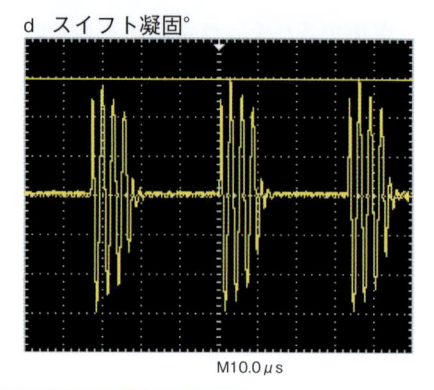

d スイフト凝固○

図8-14　ドライカット，スイフト凝固（ドット付き，なし）の繰り返し周波数比較

（提供：株式会社アムコ）

　次に波形図から見てみますと，ドライカットとドライカット○，スイフト凝固○ではduty cycleは30％で同じですが，ドライカットの繰り返し周波数が20kHzであるのに対して，ドットモードでは30kHzと高くなっています（図8-14）．この繰り返し周波数30kHzは，Valleylab™が好んで用いる繰り返し周波数（ForceTriad™のValleyLab™モードやForce-Fx™のブレンドは28kHz，Force 4Bのブレンド2は31kHz）に近く，Valleylab™ユーザーにも違和感が少ないのかもしれません．

　また繰り返し周波数が高いと，単位時間に出力される波形群が多くなり，それだけ多くのエネルギーが組織に流れると考えられます．よって，スイフト凝固と比較してスイフト凝固○（＝ドライカット○）では切開効果が強く出ることになり，ドライカットと比較した場合ドライカット○（＝スイフト凝固○）ではクレストファクターが高いことによる止血効果が強く出ることになります．

Point
ドライカット○，スイフト凝固○は，名前は違うが全く同じモード．

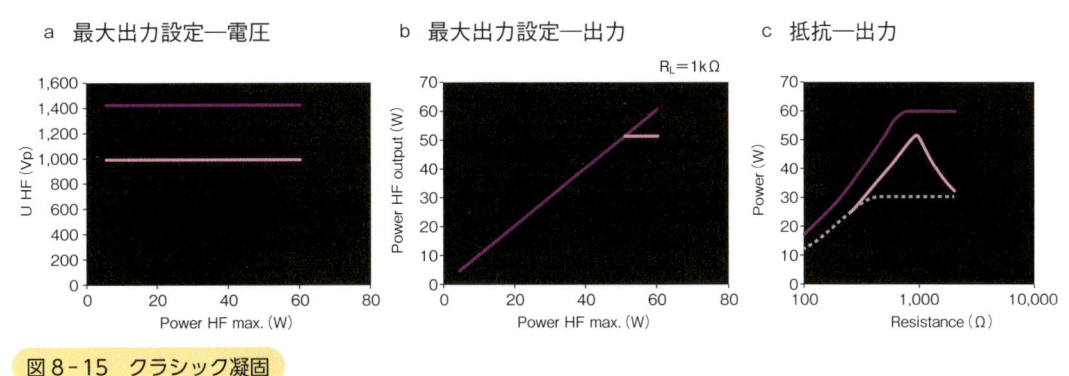

第8章　VIOの代表的な各種モード

a　最大出力設定—電圧

b　最大出力設定—出力

c　抵抗—出力

図8-15　クラシック凝固

--- max.pa=30w,　— Effect 1　— Effect 2

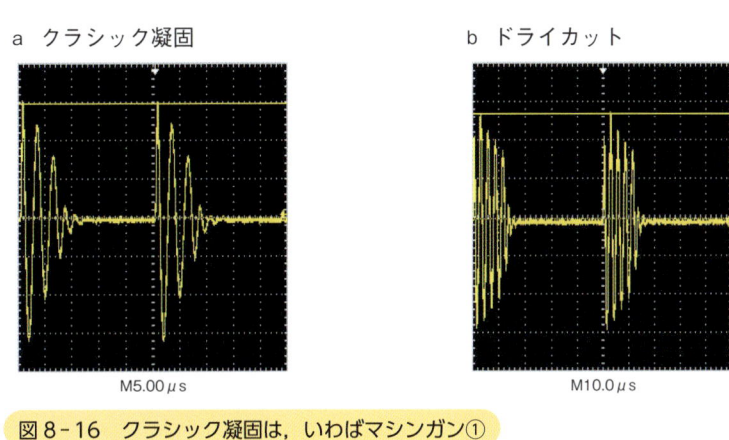

a　クラシック凝固

b　ドライカット

図8-16　クラシック凝固は，いわばマシンガン①

（提供：株式会社アムコ）

クラシック凝固（エフェクト1，2，約990〜1430Vp）（図8-15）

クラシック凝固は，滑らかで熱損傷の少ない切開モードです．良好な切開同時止血力をもち，クレストファクターは4.5です．クラシック凝固の優れた切開凝固能力については，ドライカットと比較するとわかりやすくなります．

クラシック凝固の実際の波形は図8-16，duty cycleおよび繰り返し周波数の違いは図8-17のようになります．つまり，クラシック凝固の波形をドライカットと比較すると，波数が少なく減衰が大きいため実効値電圧は下がり，クレストファクターは高くなって止血効果が高まります．また図8-17にあるとおり，同じ時間内に出力される回数が多い（野球に例えれば，一発屋ぞろいの重量打線ではなくマシンガン打線）ため，切開効果もそれなりに確保されます．

Point
クラシック凝固はマシンガンをイメージ．

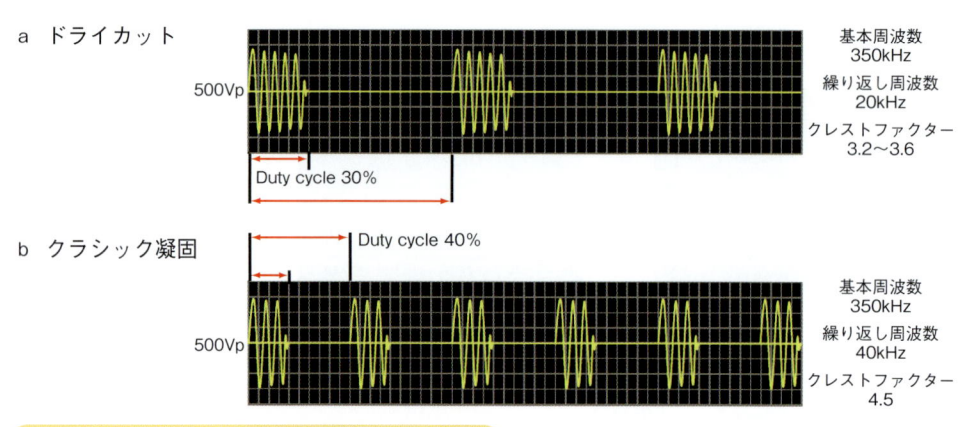

a　ドライカット
500Vp
Duty cycle 30%
基本周波数 350kHz
繰り返し周波数 20kHz
クレストファクター 3.2～3.6

b　クラシック凝固
Duty cycle 40%
500Vp
基本周波数 350kHz
繰り返し周波数 40kHz
クレストファクター 4.5

図8-17　クラシック凝固は，いわばマシンガン②

g フォースド凝固（エフェクト1～4，約880～1800Vp）（図8-18）

フォースド凝固は，クレストファクターは6.0と高くなります．強力な切開同時止血力をもちますが，切れ味はスイフト凝固よりも劣り，組織の切開成分が抑制されています．

つまりVIOにおける効果的で迅速な，標準的凝固出力であり，ボール電極を用いた接触凝固にも適しています．VIO300Dにおける典型的な放電凝固（fulgurate）モードであります．

Point
フォースド凝固はVIO300Dの放電凝固（fulgurate）モード．

h スプレー凝固（エフェクト1，2，約3500～4300Vp）（図8-19）

スプレー凝固は，電圧の波形は休み時間の最も長い（そのためクレストファクターも高くなる）断続波（パルス変調正弦波）です．2種類の空中放電が可能で，エフェクト1は放電切開に適しています．エフェクト2はより強力な放電止血を示します．

クレストファクターは7.4（負荷抵抗500Ω）でVIOのモードの中では最も高く，非接触的に広範囲を効率よく浅く止血する凝固能力があります．出力は設定範囲内で自動的に制御されます．スプレーを有効に発するためには，ナイフ電極やスパチュラ電極が適していると思われます．

エフェクト1では最大出力を30W程度に抑えることにより，良好な切開凝固のパフォーマンスを発揮します．エフェクト2は，広範な漏出性出血の凝固に適しています．ただし電圧がかなり高いので，把持凝固は危険なため避けるべきです（把持凝固をする場合は，絶縁されたモノポーラ攝子を使用すべきと考えます）．

Point
スプレー凝固エフェクト1は放電切開に適する．エフェクト2はより強力な放電止血．

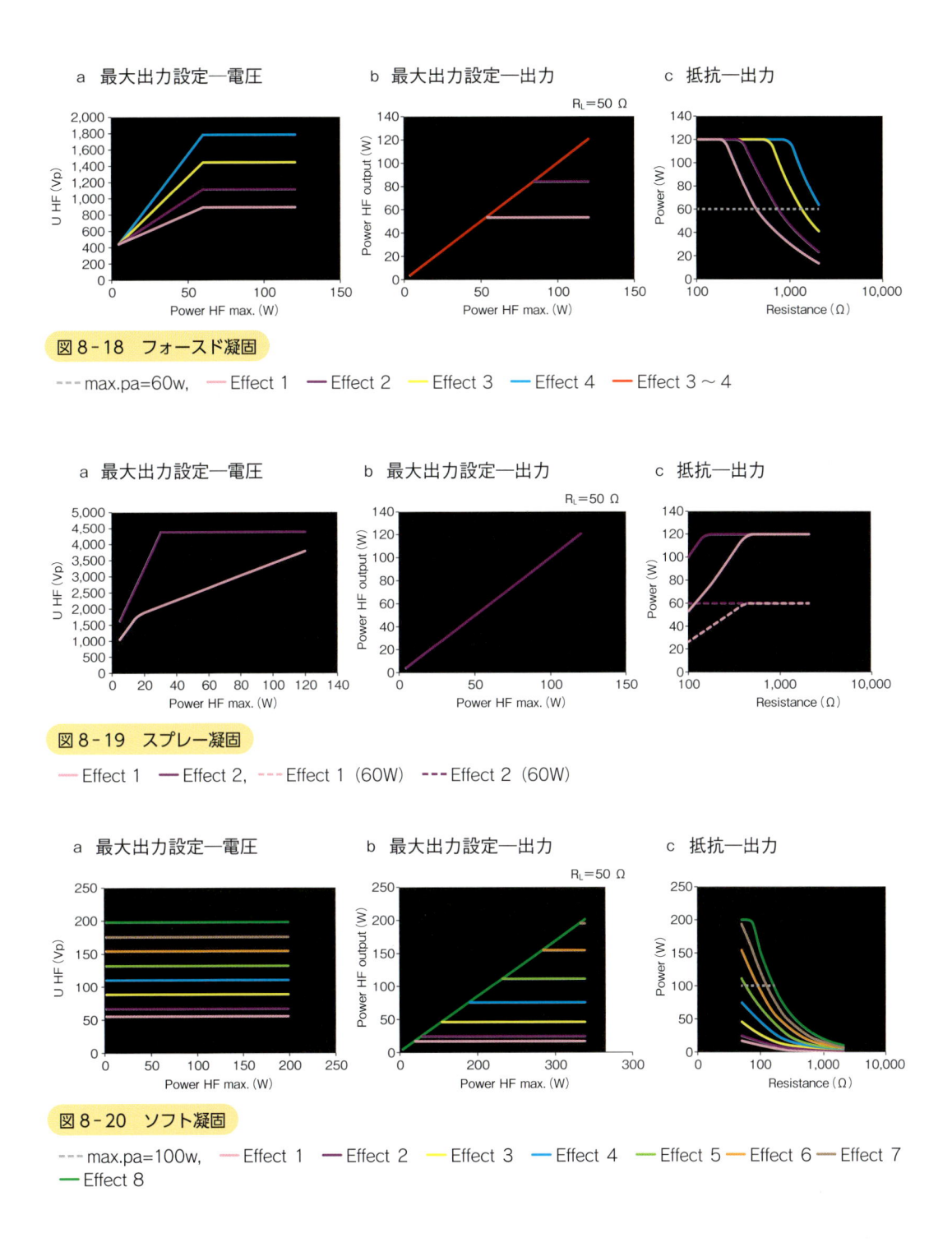

第 8 章　VIO の代表的な各種モード

a　最大出力設定―電圧
b　最大出力設定―出力
c　抵抗―出力

図 8-18　フォースド凝固

--- max.pa=60w,　— Effect 1　— Effect 2　— Effect 3　— Effect 4　— Effect 3 ～ 4

a　最大出力設定―電圧
b　最大出力設定―出力
c　抵抗―出力

図 8-19　スプレー凝固

— Effect 1　— Effect 2,　--- Effect 1（60W）　--- Effect 2（60W）

a　最大出力設定―電圧
b　最大出力設定―出力
c　抵抗―出力

図 8-20　ソフト凝固

--- max.pa=100w,　— Effect 1　— Effect 2　— Effect 3　— Effect 4　— Effect 5　— Effect 6　— Effect 7　— Effect 8

109

ⓘ ソフト凝固（エフェクト1～8，約55～190Vp）（図8-20）

第5章で述べたとおり，ソフト凝固は，高周波電圧の波形は連続波（非変調正弦波）でピュアな凝固を特徴とします．クレストファクターは1.4で，凝固モードとしては低いのですが，放電を必要としないピュアな凝固なので，ピュアな切開モード同様に連続波で十分な温度上昇が得られることになります．組織の炭化を防ぎ，組織と電極との付着を著しく減少させます．

他の凝固モードより，しっかりした凝固層を形成することができます．ソフト凝固の止血力を最大限に発揮させるためには，エフェクトを低く設定し，より長い時間をかけて凝固するのが有効です．短時間で凝固する必要がある場合は，エフェクトを高く設定します．この場合，他の凝固に比べてより強力な凝固が得られますが，低いエフェクトで長時間かけた場合に比べれば，ソフト凝固の能力を完全に活用していることにはなりません．強力に凝固するためには，ボール電極やIO電極のように接触表面積が広い電極が適しています．

Point
ソフト凝固はVIO300Dにおける花形主演俳優！！

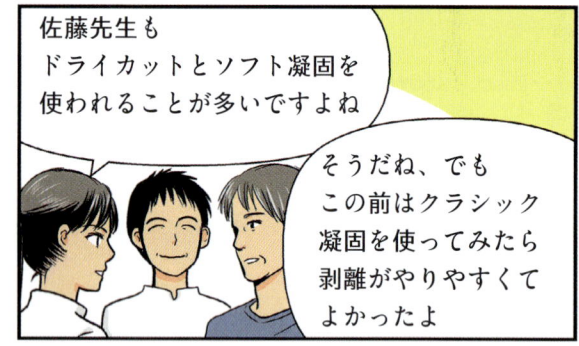

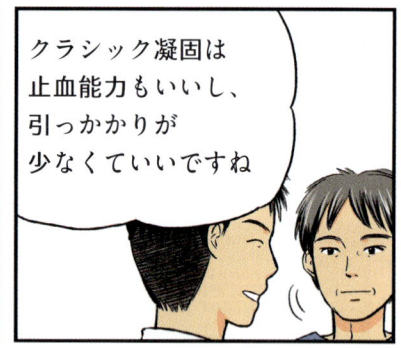

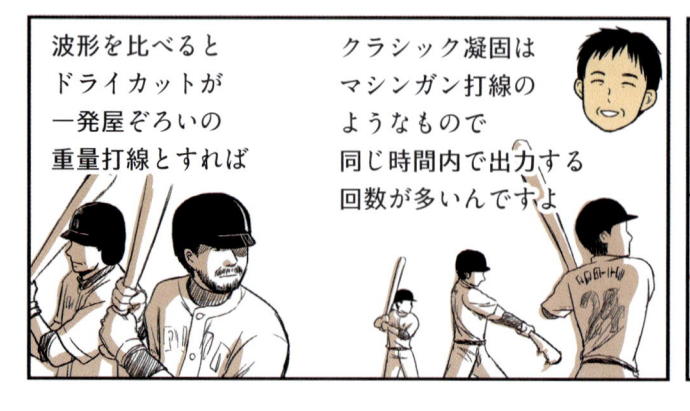

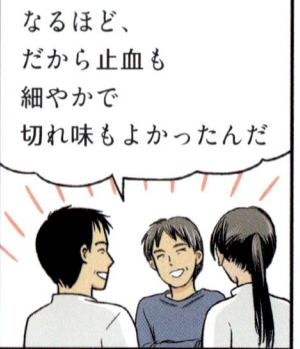

佐藤先生もドライカットとソフト凝固を使われることが多いですよね

そうだね、でもこの前はクラシック凝固を使ってみたら剥離がやりやすくてよかったよ

クラシック凝固は止血能力もいいし、引っかかりが少なくていいですね

波形を比べるとドライカットが一発屋ぞろいの重量打線とすれば

クラシック凝固はマシンガン打線のようなもので同じ時間内で出力する回数が多いんですよ

なるほど、だから止血も細やかで切れ味もよかったんだ

もっと深く!! ⑩ VIOの定格負荷抵抗はどのように考えるのか？

　VIOでは使われる場面を想定して各々の出力モードが設計されています．<u>抵抗―出力の出力特性グラフ</u>において，オートカット（図8-9c），ハイカット（図8-10c），ドライカット（図8-11c）のエフェクト7〜8，スイフト凝固（図8-12c），フォースド凝固（図8-18c），スプレー凝固（図8-19c）は，一定の抵抗範囲で最大出力を維持します（グラフがフラットになっている部分がある）．各モードともいずれかのエフェクトでは500Ωをカバーしているため，定格負荷抵抗値として500Ωを採用しているものと考えます．最大出力設定―出力グラフにおけるR_Lが定格負荷抵抗値となります．

　これに対して，組織に面積の大きい電極を接触させて使用するソフト凝固では，接触面積が大きいことで抵抗値が低くなりますので，抵抗値の低い領域，つまり100Ω以下でパワーを発揮するよう出力特性が設定されており，その最大出力の抵抗値，つまり定格負荷抵抗値R_Lが50Ωということになります．

　またクラシック凝固（図8-15）は，組織抵抗の高い，硬い癒着組織（例えば古い結核によるがちがちの胸腔内）の剥離などを想定して設定されていますので，高い負荷抵抗範囲で出力が得られるのが特性です．グラフからはエフェクト2では800Ω以上で最大出力となりますが，エフェクト1でのピークが1000Ω付近であることを斟酌して，1000Ωを定格負荷抵抗としたものと考えられます．

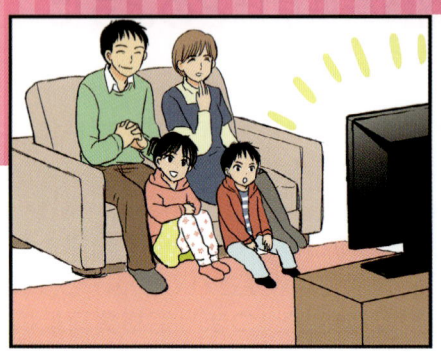

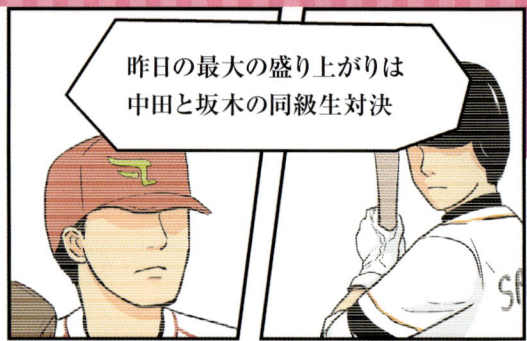

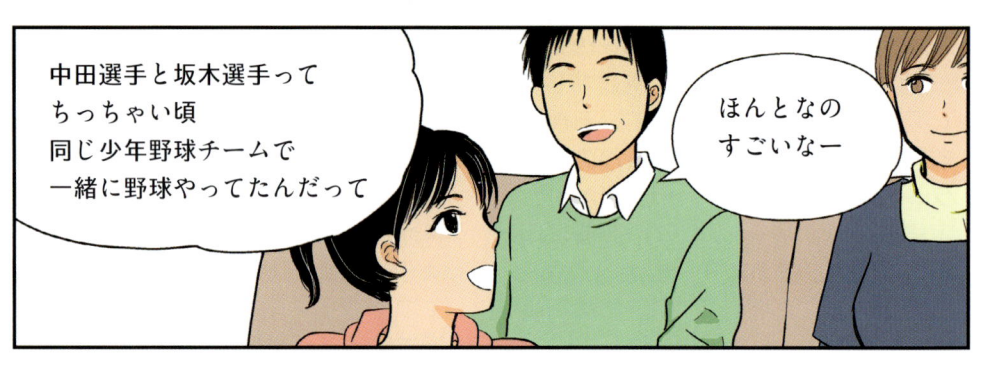

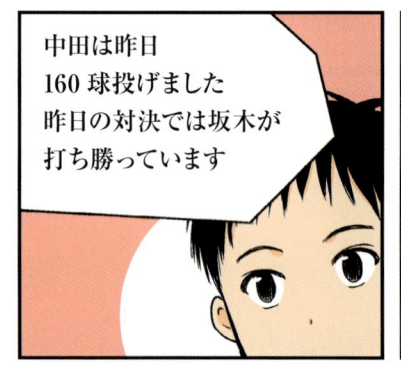

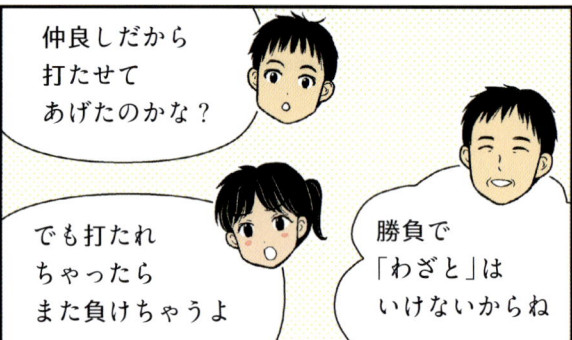

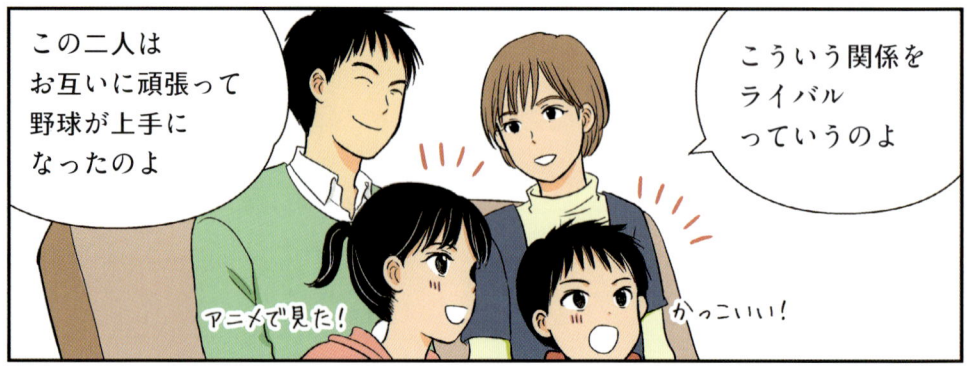

第9章 ForceTriad™ エネルギープラットフォーム

第9章 ForceTriad™ エネルギープラットフォーム

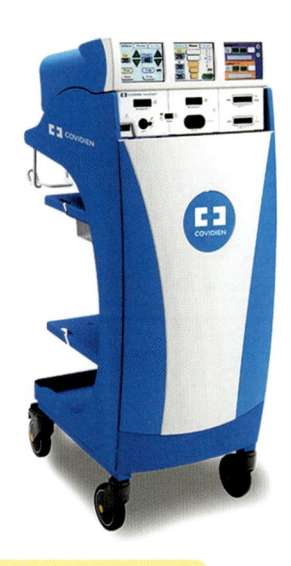

図9-1 ForceTriad™

1967…Valleylab 設立
1968…ポータブル ソリッドステート電気メス
 Portable Solid State Generator
1970…絶縁型電気メス
1973…ディスポーザブルペンシル
1976…ハンドスイッチ式ペンシル
1981…REM™ テクノロジー
1991…4 ファンクション ラパロ ハンドピース
1995…インスタントレスポンス™ テクノロジー
2000…LigaSure™ ベッセルシーリング システム
2007…ForceTriad™ ForceTriVerse™

図9-2 ForceTriad™ の歴史

　イントロダクションのように佳きライバルの存在というものはお互いを高め，また，この本のテーマの一つである興味深い歴史を作ることになることとなります．

　筆者は VIO300D を好んで使うため，このシステムを中心として電気凝固システムを考察するようになりましたが，いろいろなことがわかるにしたがって，ほかのシステム，特に ForceTriad™（フォーストライアド，図9-1）および Valleylab™（バリーラブ）モードに興味をもつようになりました．VIO300D のようなソフト凝固システムはありませんが，ForceTriad™ は Valleylab™ モードを備える，非常に進化したシステムです．

　ForceTriad™ は，3C：Confidence, Control, Consistency をテーマとして謳っています．Conficence（信頼性）は，長い歴史（図9-2）から得たノウハウをユーザーに還元し確立した多大なるシェア，Control（コントロール）は後述する TissueFect™ センシングテクノロジーの開発が，熱拡散の小さいスムーズな切開，凝固を可能にしたことです。そして，Consistency（一貫性）は，ぶれない哲学を貫くことによって臨床効果をユーザーに評価されたことで，確かに Force Triad™ を愛用する外科医は多いと思います．

　この章では VIO300D との比較により，ForceTriad™，特に Valleylab™ モードの魅力を徹底分析していきます．

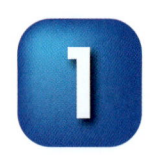

1 ForceTriad™ の各種モード

ForceTriad™ のモノポーラには大きく分けて Pure Cut（切開），Blend（混合切開），Fulguration（凝固），および Valleylab™ モードの4つがあります．この4つのモードはモノポーラ電極の ForceTriVerse™（図9-3）に接続し，このシステムにおける最大のパフォーマンスを発揮します（表9-1）．表9-1を考えるうえで，第4章の内容が参考になります．

もう一度，図4-5を見てみましょう．同じ抵抗値300Ωに対し，各モードの出力の上限を50Wで統一しています．そのため，電流の流れに休止期が発生するということは，時間あたりの総電流量が少なくなることになりますので，出力（電力）を保つために，オームの法則より電圧が上昇することになります（ソフト凝固以外のモードでは，必ず放電している）．この図で，純切開に対し，スプレー凝固のほうが縦軸の電圧が高くなっているのは，このような理由によります．

一般的には，「出力電力上限が同じであれば，

モード	開回路ピーク電圧（最大）	開回路P-P電圧（最大）	定格デューティ（最大）	出力（最大）	クレストファクタ*	デューティーサイクル
バイポーラ						
Low（低）	250V	500V	100Ω	95W	1.42	N/A
Standard（標準）	175V	350V	100Ω	95W	1.42	N/A
Macro（マクロ）	250V	500V	100Ω	95W	1.42	N/A
モノポーラ切開						
Pure Cut（純切開）	920V	1840V	300Ω	300W	1.42	N/A
Blend（混合切開）	1485V	2970V	300Ω	200W	2.7	50%
Valleylab™（HWD）	2365V	4730V	300Ω	200W	4.3	25%
モノポーラ凝固						
ファルギュレート	3050V	6100V	500Ω	120W	5.55	6.5%
スプレー	3625V	7250V	500Ω	120W	6.6	4.6%
LigaSure™	287.5V	575V	20Ω	350W	1.42	N/A

表9-1 ForceTriad™ 出力特性

バイポーラ、モノポーラ、LigaSure™ モードの最大出力値は、定格負荷に対する実際の出力（誤差は15% あるいは5Wのいずれかの大きいほう）となる．
*切開せずに出血箇所を凝固できる波形指標

（ForceTriad™ の仕様書より引用）

第9章 ForceTriad™ エネルギープラットフォーム

図9-3 ForceTriVerse™

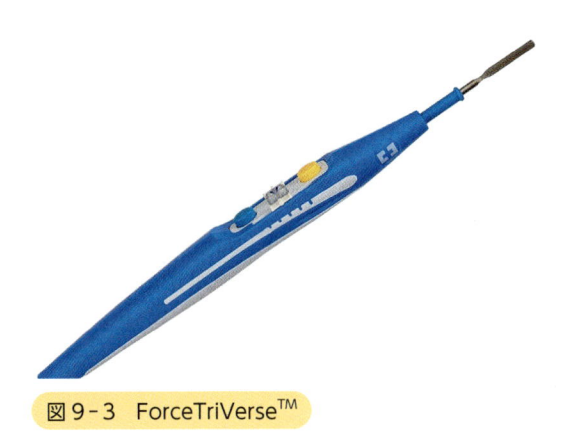

duty cycleが小さくなれば電圧が高くなる」と考えていいようです．またここでも，放電凝固の際の電圧と凝固層の厚さの関係が重要となってきます（図4-2）．なお，それぞれのモードのインピーダンス（負荷）―出力曲線と，（最大）出力設定―ピーク電圧曲線を図9-4～6で示しますが，最大出力設定―実出力曲線はすべてのモードで正比例のグラフになるので割愛しました．

a Pure Cut（切開：図9-4）

モノポーラ切開モードの一つです．出力は300Wまで可能で，その際の最大電圧が920Vです．クレストファクター1.42，duty cycle N/A（Not applicable，ある意味100%）というのは，典型的な休止期のない連続波であるためです（図4-5a）．純粋に切開を目的としたモードです．

b Blend（混合切開：図9-5）

これもモノポーラ切開モードですが，Pure Cut（切開）との違いは，クレストファクターが2.7と大きく，かつduty cycleも50%となり（図4-5b），modulation（休止期）をもつことです．そのため切れ味が若干落ちますが，電圧は上がるため，放電による凝固力は上昇します．

これらの切開モードで止血をする場合は，メス先電極を組織にべったりと付けて通電するか，鑷子で止血したい組織をつかんで鑷子を通電する（バジング）必要があります．しかし，後述のFulgurate（凝固）やValleylab™モードに比べて温度上昇が遅いので，バチッとくるようなスピード感のある止血はできません（凝固モードでのバジングはあまり効果的でなく，かつ安全性の点からもあまり勧められません）．

c Fulgurate（凝固：図9-6）

モノポーラ凝固モードの一つです．通常の手術で外科医が最も好んで使うモードであると思われます．クレストファクターも切開モードと比較し高値となり，duty cycleも一桁となり，電圧が上昇することがわかると思います（図4-5e）．Spray（スプレー）とともに電圧がかなり高値となり，強力放電により深い層まで凝固層が形成されます（図4-2参照）．

d Spray（スプレー：図4-5f）

duty cycleはもはや4.6%であり，電流量はかなり少なくなっていることが理解できると思います．その代わりにオームの法則より電圧が高くなり（図4-5でみると切開の約5倍），強力な放電凝固を可能とします．

115

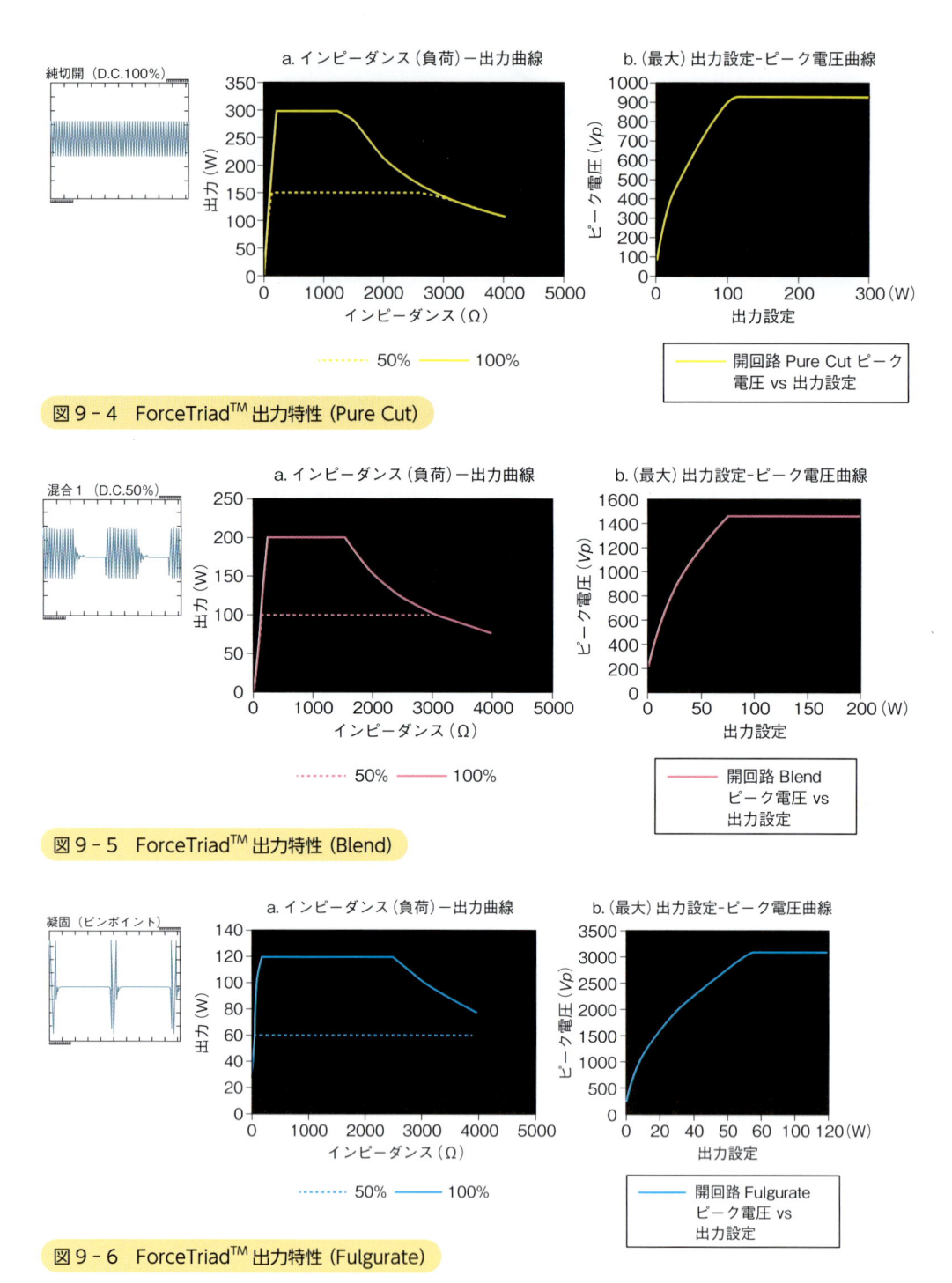

図 9-4　ForceTriad™ 出力特性 (Pure Cut)

図 9-5　ForceTriad™ 出力特性 (Blend)

図 9-6　ForceTriad™ 出力特性 (Fulgurate)

> **Point**
> ForceTriad™ の各種モードを考えるにあたっても，やはり，図 4-5 が有用．

2 では，Valleylab™ モードは？ 動物実験の結果を比較して考えてみる

Valleylab™ モード（図9-7）の魅力は何か？端的にいうと，"従来の切開と凝固（Fulgurate）のちょうど中間の切れ具合，凝固し具合を再現した"ことでしょう．よく切れるが，血も止まる，かつ，組織の熱損傷は最小限である，ということです．クレストファクターは4.3，duty cycle 25％で（図4-5d），ForceTriad™ における切開（Pure CutおよびBlend）と凝固（Fulgurate）の中間となっています．

動物実験の結果を見てみましょう．切れ具合に関しての評価は難しいので"メス先の引っかかり"という指標を用いています（図9-8a）．つまり，引っかかりというのは，蛋白質の急激な温度上昇によるアミノ酸の構築さえ破壊されたグルコース化→カラメル化がもたらすものです．くっつきやすくなると，メス先の動きが鈍くなり，切れ味が悪く感じるということです．切れ具合としてはValleylab™ モードはPure Cut（切開）およびFulgurate（凝固）のちょうど中間くらいを示します（図9-8a）．注目すべきは，右端の小腸間膜（動物の腸間膜の部分であるのでおそらく脂肪がなく，膜だけ）のデータでは，切開の能力は，Pure Cut（切開）とあまり遜色がありません．つまり，よく切れるということです．

一方，止血に関して，Pure Cut（切開）とFulgurate（凝固）のほぼ中間ぐらいの能力であるということがわかります（図9-8b）．またもや注目すべきことは，小腸間膜のデータで，どんどん切っていった場合，ご存じのとおり血管がありますのでPure Cut（切開）モードでは当然出血するのですが，かなりFulgurate（凝固）のパフォーマンスを再現可能であることがわかります．つまり，よく血が止まるということです．

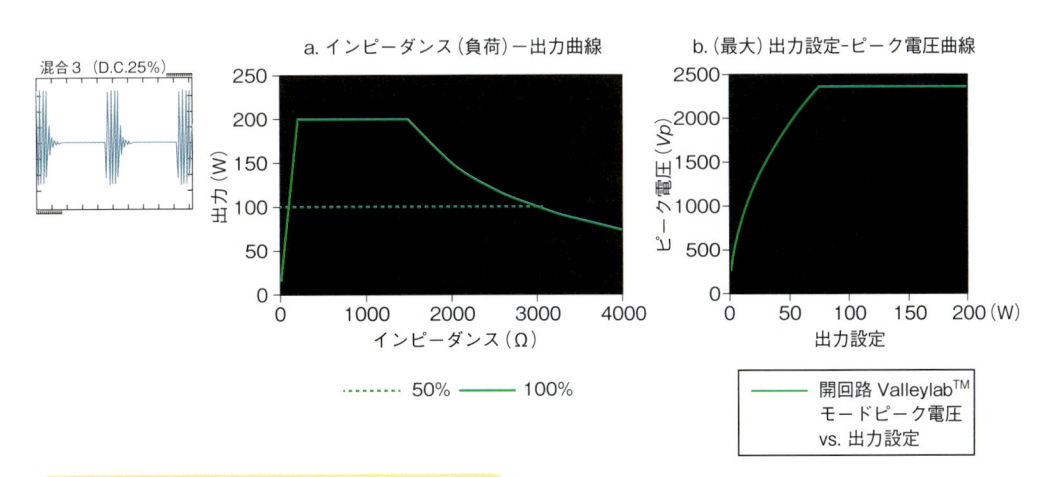

図9-7 ForceTriad™ 出力特性（Valleylab™）

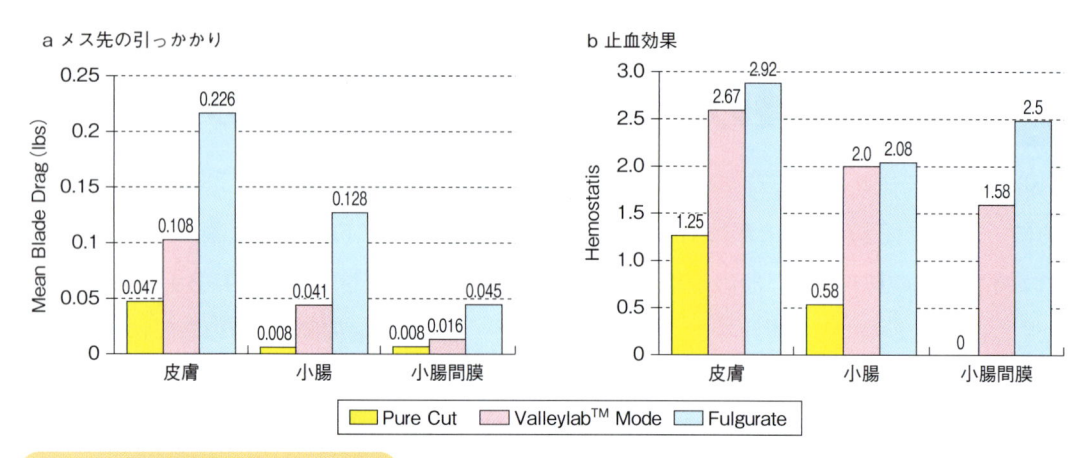

図9-8　動物実験によるモードの比較

Jason Craig, Valleylab Boulder, CO. "Valleylab Mode™ : A Comparison with Conventional Electrosurgery"
（コヴィディエン　ジャパン株式会社ホームページ http://www.covidien.co.jp/product_service/ebd_pdf/ForceTriad_1212_Med.pdf より転載）

> **Point**
> Valleylab™ モードは，よく切れて，止血能力も高い．

3　なぜこのような高いパフォーマンスが再現可能か？

　Valleylab™ モードは組織に対し，望むような切開，凝固を発揮するために，正確にエネルギー出力を再現する TissueFect™ センシングテクノロジーを採用しています．この技術は，"リアルタイムでのモニタリングで，リアルタイムでの出力調整"と銘打っています．言葉を変えると"起こっていることと，起ころうとしていることをコントロールする"とのことです．組織抵抗をモニタリングする，そのモニタリングの頻度は毎秒 3,333 回，つまり約 0.0003 秒に 1 回，まさにリアルタイムであります．
　当然モノポーラによる切開，凝固ですので，

ここまでに解説してきた理論，特に電流密度や電圧などが実際の手術操作には重要です．つまり術者は，メス先電極の当て方を工夫したり，電極尖端の形状を適切に選択したりして，パフォーマンスを上げる必要があると思います．しかし裏を返せば，Valleylab™ モードを用いれば，切開をする部位を見極めて，"すみやかに切る"と決めたら，電気メスの先端を，電流密度が集中するようにあてがえば，スムーズに切れます．また，凝固したいと思う場合は，電気メスの先端を組織に密着させるように当てれば，凝固できます．TissueFect™ センシング

第9章 ForceTriad™ エネルギープラットフォーム

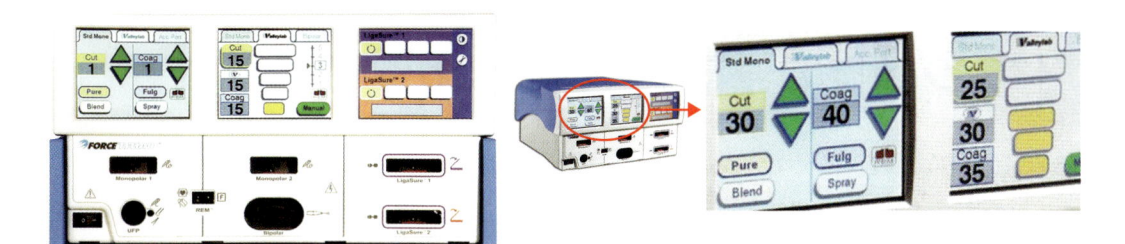

図9-9 ForceTriad™のタッチパネル

　テクノロジーにより，目的に応じた最大のパフォーマンスを発揮する出力を，ForceTriad™本体が選択してくれるということです．

　VIO300Dが出力の調整を電圧上限で制御していたのに対し，ForceTriad™は出力を電力上限で制御します．ForceTriad™は，メス先電極であるForceTriVerse™（図9-3）を使用することにより，術者は手元でモノポーラの出力上限を設定できるという便利な機能（スライドパワーコントロール）も持ち合わせています．

　操作性の特徴として便利に感じるのは，タッチパネルにもあると思います（図9-9）．左側，中央，右側のタッチパネルスクリーンは，それぞれの画面下のセクションに接続したデバイスの出力設定の表示と操作が可能です．後述のVIO300Dとの比較のためにも，ぜひ注目していただきたいのですが，図9-9右でMonopolar 1の設定では，CutはPure Cut の30 W，CoagはFulgrate 40 W，中央のMonopolar 2にValleylab™モードを接続していて，出力はCut 25 W，Valleylab™ 30 W，Coag 35 W となっています．

　各モードのグラフ（図9-4〜7）によれば，

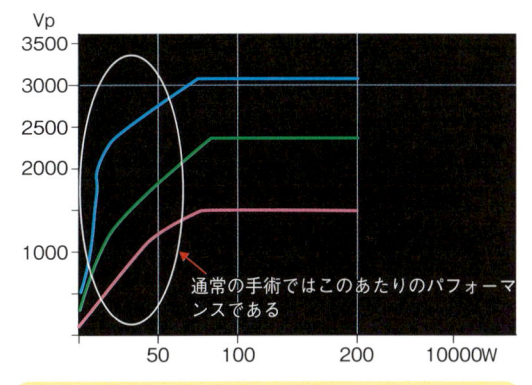

図9-10 ForceTriad™の最高出力—電圧のグラフ
― Fulgurate ― Valleylab™ ― Blend

ForceTriad™の出力の上限はもっと高く，切開モードで300 W，凝固モードで120 Wまで出力可能ですが，実際の手術ではほとんどの局面で，だいたい高くても50 W，ましてや80 Wを超えるような設定にしたことは一度もないという方々が多いのではないかと思います．つまり，各種のグラフで，横軸が最大出力の場合は，グラフの向かって左側でのパフォーマンスがほとんどであると考えるべきでしょう（図9-10）．

Point
ForceTriad™はリアルタイムのモニタリングでリアルタイムの出力調整をする．

4 グラフで見る ForceTriad™ のモード

図9-11はForceTriad™の4つのモードの抵抗─出力曲線です．第8章の電気ポットの部分で考察した，"どの程度の抵抗値のところでピークを示すか，つまりどのような抵抗値を対象とした場合に最大限にパフォーマンスを発揮するか？"ということと同じと考えて問題ないでしょう．このグラフを見るかぎり，ForceTriad™というシステム全体においては，おおよそ100～5000Ωの範囲で高いパフォーマンスを示すということになります．

それぞれの曲線がピークを示すのではなく，フラットになって，ある程度の抵抗値をカバーするのは，TissueFect™ センシングテクノロジーによって，カバーする範囲内の抵抗値の変化に対して出力が上下することなく，安定したエネルギーが供給できることを示します（いわゆる出力維持型）．つまり，スムーズに切れ，かつ止血できるように，抵抗値の変化に対応した出力を，"術者には気づかれないように"，このフラットの値を上限として供給可能であるということです．また，この出力の上限を超えないように制御することで，意図しない熱損傷を回避しています．「ほとんどすべての術中操作がこの範囲内で可能である」というConficence（信頼性）のもとに設定されていると思います．

この組織抵抗値と出力のグラフ（図9-11）を見てみますと，Blend（混合切開）およびValleylab™のパフォーマンスは非常に似ていると思われます．しかし，Blendおよび

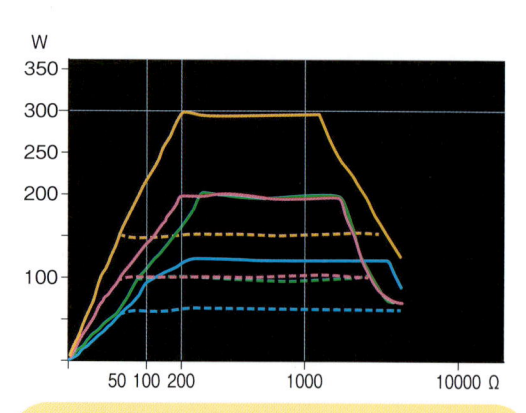

図9-11 ForceTriad™のインピーダンス（負荷）─出力曲線

Pure Cut --- 50% ─ 100%
Blend   --- 50% ─ 100%
Fulgurate --- 50% ─ 100%
Valleylab™--- 50% ─ 100%

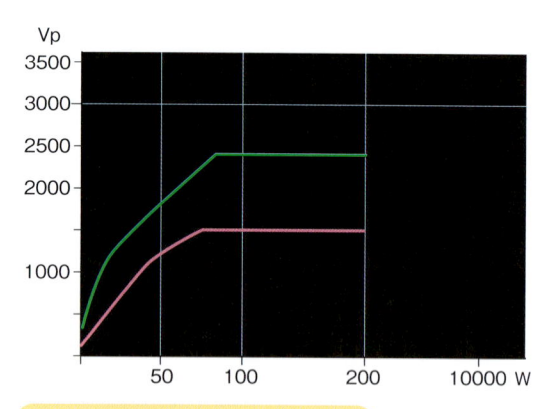

図9-12 最高出力設定─電圧比較
─ Valleylab™ ─ Blend

Valleylab™を，最大出力設定に対する電圧で比較してみますと（図9-12），Valleylab™がBlendより"最高出力の上限に対する電圧の上限"が高いことがわかります．つまりValleylab™はBlendより高い電圧での放電による，より深い層への凝固を目的としているといえます．逆にBlendはValleylab™より電圧が低いことから，より切開モードに近いと思われます．

> **Point**
> Valleylab™はやや高めの電圧で，深層への凝固を可能としている．

5 VIO300Dと比較して考えるForce Triad™

どのような局面でどのモードを選択するべきか，ここからはVIO300Dと比較して考察していきましょう（図9-13）．

ⓐ 混合モード（図9-14）

まずは，いわゆる"混合"モードを考えてみます．VIO300Dにおいては，ドライカットや

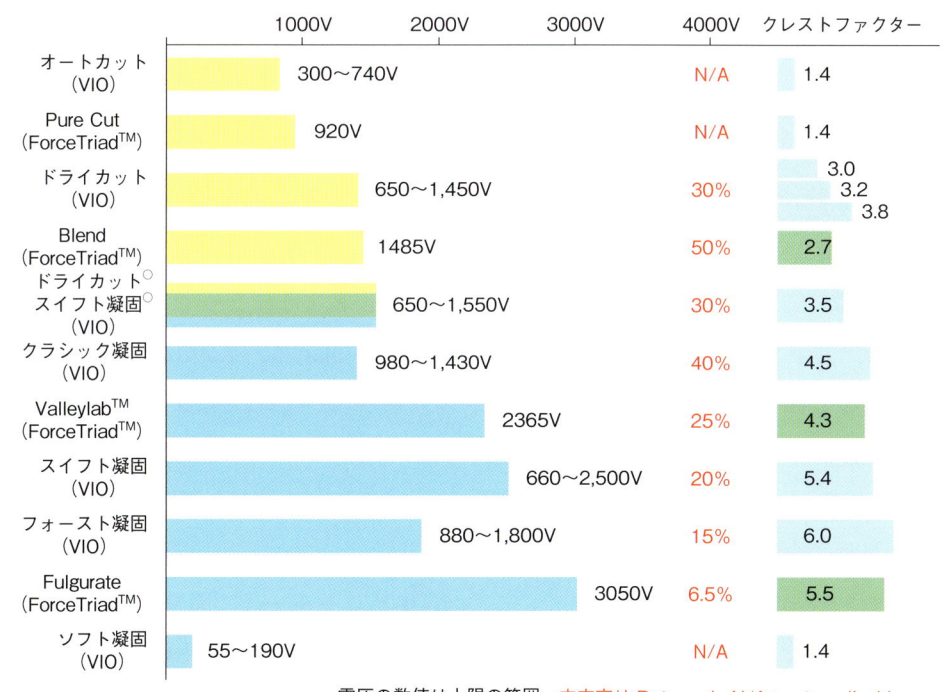

モード	電圧	Duty cycle	クレストファクター
オートカット（VIO）	300〜740V	N/A	1.4
Pure Cut（ForceTriad™）	920V	N/A	1.4
ドライカット（VIO）	650〜1,450V	30%	3.0 / 3.2 / 3.8
Blend（ForceTriad™）	1485V	50%	2.7
ドライカット○／スイフト凝固○（VIO）	650〜1,550V	30%	3.5
クラシック凝固（VIO）	980〜1,430V	40%	4.5
Valleylab™（ForceTriad™）	2365V	25%	4.3
スイフト凝固（VIO）	660〜2,500V	20%	5.4
フォースト凝固（VIO）	880〜1,800V	15%	6.0
Fulgurate（ForceTriad™）	3050V	6.5%	5.5
ソフト凝固（VIO）	55〜190V	N/A	1.4

電圧の数値は上限の範囲，赤文字はDuty cycle N/A：not applicable

図9-13 VIO300DとForceTriad™の比較

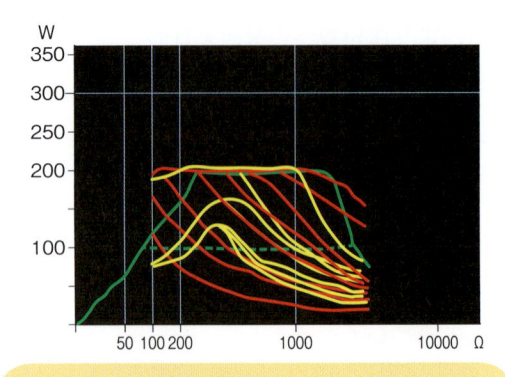

図9-14 いわゆる"混合"モードの比較（インピーダンス─出力）
Valleylab™（ForceTriad™）VSスイフト凝固（VIO300D）VS ドライカット（VIO300D）
― ドライカット　― スイフト凝固
Valleylab™ ― 100w　---- 200w

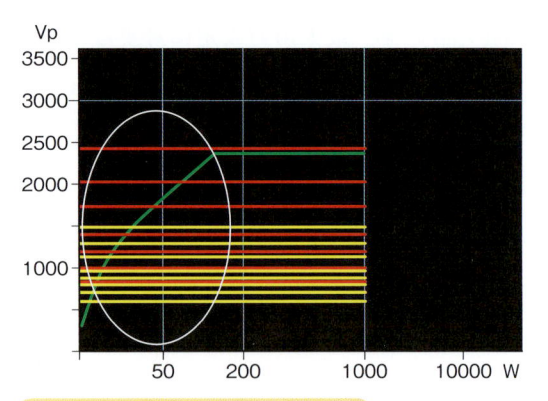

図9-15 最高出力設定─電圧比較
Valleylab™（ForceTriad™）VSスイフト凝固（VIO300D）VS ドライカット（VIO300D）
― Valleylab™　― スイフト凝固　― ドライカット

スイフト凝固がこれにあたります．Valleylab™モードは，電圧はスイフト凝固に近く，duty cycle はドライカットとスイフト凝固の中間にあたるようです．つまり，"それなりの強力な放電凝固をしながら切る"というスイフト凝固の性格を持ち合わせつつ，かつスイフト凝固より切開を重視するということです．

ここで，この3つのモードの最大出力設定─最大電圧設定（図9-15）のグラフに注目してみたいと思います．前述のように，通常の手術の場合，必要な出力が80Wを超えることはないでしょう．つまり図9-15でいえば，○で囲んだ部分が必要とされるパフォーマンスだと考えられます．VIO300Dのスイフト凝固とドライカットを併用することにより，Valleylab™と同程度の電圧をかけることができます．

これは，VIO300Dの哲学を表わしているといえます．第8章で説明したように，電圧の上限を設けた出力制御型として，放電による組織の凝固の深さをコントロールしようとするポリシーです．"思ったように止血されなければエフェクト（電圧）を上げればよい，それくらいは術者が決めるべき"という考え方であり，VIO300D本体は，"放電凝固における組織の凝固の深さだけ，安全にしてあげますよ"ということなのでしょう．

一方，Valleylab™は，○で囲んだ部分においては，組織抵抗が上がるにつれて電圧もどんどん上がるようになっています（出力維持型）．確かに"Valleylab™は切れ味もいいし，血もよく止まる"ということになるでしょうが，術者が意図するところの放電凝固の深さにまでは担保してくれないかもしれません．

b ドットモード（図9-16）

次にValleylab™とVIO300Dにおけるドットモードを比較してみます．両者の負荷インピーダンスに対する出力特性図曲線の分布が非

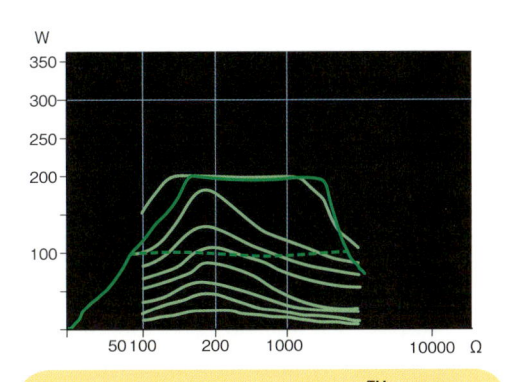

図9-16 ドットモードとValleylab™の比較（インピーダンス―出力）
ドットモード（VIO300D）
Valleylab™（ForceTriad™） --- 100w ― 200w

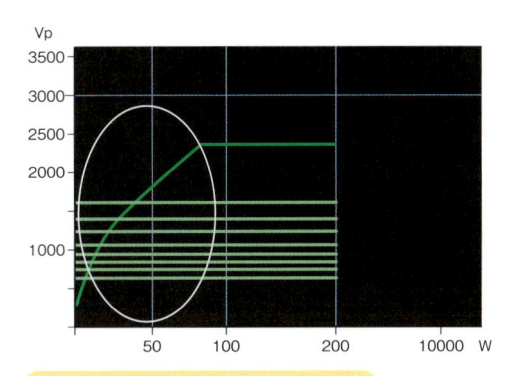

図9-17 最高出力設定―電圧比較
Valleylab™（ForceTriad™）VS Blend（ForceTriad™）VS ドットモード（VI300D）
― Valleylab™ ― ドットモード

常に似ていると思われた方も多いと思います．これは，「ドットモードがVIO300Dにおいて，唯一出力維持型に近い」といわれる所以です（電圧の制御まで従来型となっているわけではなく，電圧維持でありながら出力維持型に近い特性が得られるように電流を制御しています）．このグラフでは，両者とも従来の電気メスに近い定格負荷抵抗値をピークとした，なだらかな山型です．

ドライカット○，スイフト凝固○ではduty cycleは30％でドライカット（ドットなし）と同じですが，ドライカット（ドットなし）の繰り返し周波数が20 kHzであるのに対して，ドットモードでは30 kHzと高くなっています（第8章，図8-14）．第8章で説明しましたが，この繰り返し周波数30 kHzは，Valleylab™が好んで用いる繰り返し周波数28 kHzに近い設定となっています．「VIO300Dにおけるドットモードは Valleylab™ 愛好者向けのモード」という話を聞いたことがありますが，納得がいきます．

再度，最大出力設定と最大電圧設定を比較してみると（図9-17），またしても○で囲んだ部分では同じ状態になっています．つまり，Valleylab™では組織抵抗が上がるにつれて，電圧も上がっています（出力維持型）．これはある意味，VIO300Dという本体はSOFT COAG（ソフト凝固）という，いわば絶対的な守護神を持ち合わせているという自信の表れで，Valleylab™モードほどの高い放電凝固の電圧設定（図9-17ではValleylab™が2,365 V，ドットモードが1,550 V）を，確信犯的に設けていないのかもしれません．

Ⓒ "ファルギュレート"モード

最後の比較は，いわゆる"ファルギュレート"モードであります（図9-18, 19）．このモードは，duty cycleを短くしてクレストファクターを高くする，いわゆる強力な放電を発揮す

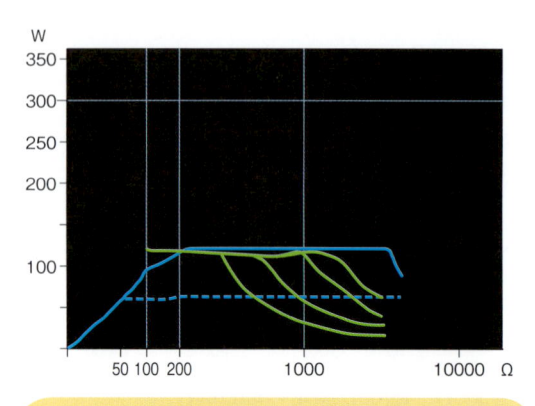

図9-18　いわゆる"ファルギュレート"モードの比較（インピーダンス―出力）
Fulgrate (ForceTriad™) VS フォースド凝固 (VIO300D)
── フォースド凝固
Fulgrate --- 60w ── 120w

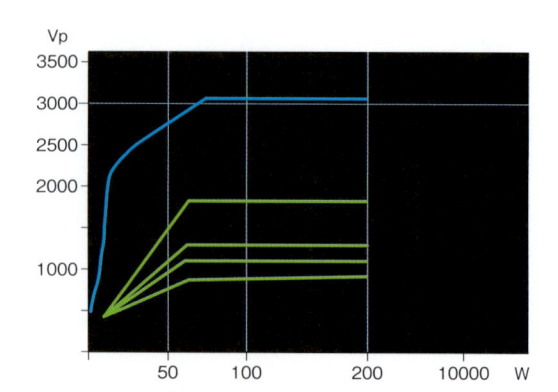

図9-19　最高出力―電圧比較
Fulgrate (ForceTriad™) VS フォースド凝固 (VIO300D)
── Fulgrate　── フォースド凝固

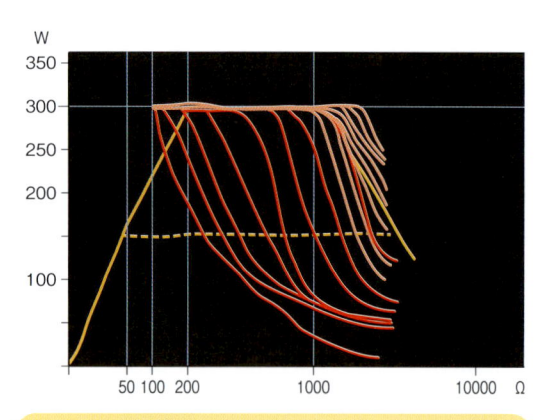

図9-20　切開モードの比較（インピーダンス―出力）
Pure Cut (ForceTriad™) VS オートカット, ハイカット (VIO300D)
── オートカット　── ハイカット
Pure Cut --- 150w ── 300w

ることにより，切開よりも凝固を行うためのモードです．実際の手術では，火花でバチバチと止血するイメージです．VIO300Dにおけるフォースド凝固とForceTriad™のFulgrateはほぼ重なります．この対決においても，両者一歩も譲らずという雰囲気が伝わってきます．

ちなみに切開モードの比較では（図9-20），

VIO300Dにおけるハイカット（コンセプトは，"いかに抵抗値の高い脂肪組織や硬い瘢痕に対しても，金属のメスのようにスパスパと切開したい"），およびオートカットに対して，ForceTriad™では300WのPure Cutモードがそれに対応していることがわかります．腸間膜の処理においてPure Cutは止血効果がなかったということは，前述の図9-8bを再度参照してみても理解ができるところです．

d Force Fx™

ForceTriad™の前機種であるForce Fx™のグラフも見てみましょう（図9-21）．Force Fx™は，TissueFect™センシングテクノロジーの前身であるInstant Response™を採用していました．これは，1秒間に200回（200Hz），本体側から組織を凝固するための出力電流をモニターして，その電流に対する抵抗値を本体側で感知し，出力をコントロールするようになっています．"出力を決定するのに，

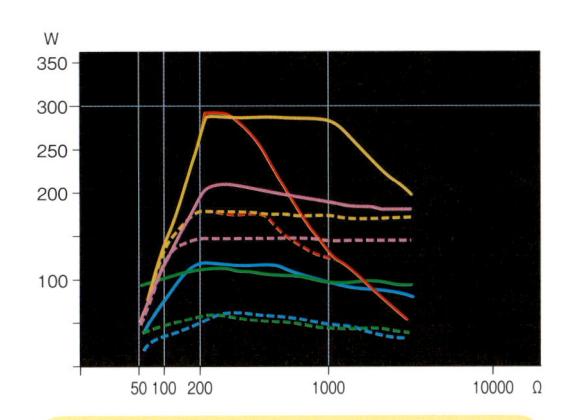

図9-21 Force Fx™ 各モードの比較（インピーダンス―出力）

低切開　--- 150w　― 300w
CUT　　--- 150w　― 300w
Blend　 --- 100w　― 200w
低　　　--- 100w凝固　― 200w（乾燥）
低　　　--- 100w凝固　― 200w（乾燥）

た"は200分の1秒，0.005秒のインターバルで調査電流を流し，1つ前のサイクルにおける組織の抵抗値を感知，集積し，解析して，次の出力を決定するということです．

このテクノロジーによってグラフのようなフラットな出力，つまり抵抗値が変化しても安定した出力上限を保つことが可能となったと考えられます．

ForceTriad™ や VIO300D は，かなり進歩した出力本体 generator という印象がありますが，どうしてどうして，Force Fx™ もモノポーラのデバイスとしては"まだまだ，使い方によっては若いもんに負けてないよ！"と訴えているようです．Force Fx™ を愛用されている先生方は，ぜひこのグラフをご参照ください．

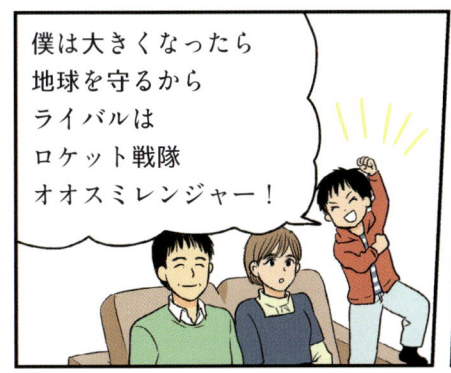

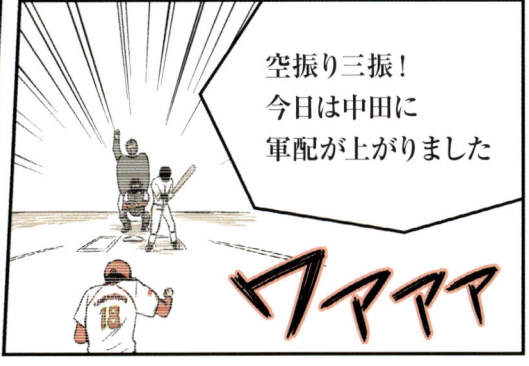

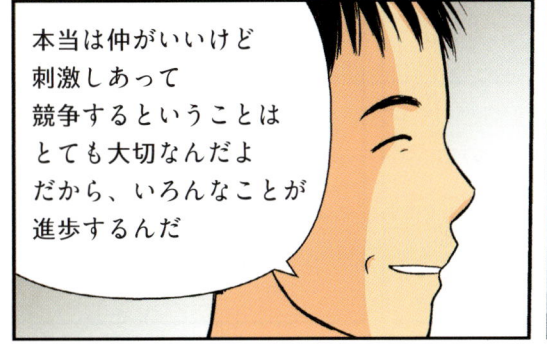

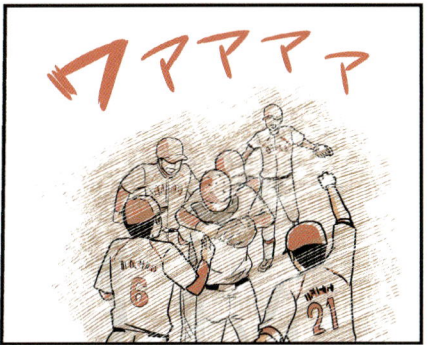

少しさかのぼったインピーダンスを使用する"とされていました．つまり，"少しさかのぼっ

第10章 バイポーラデバイス
すべてのエネルギーデバイスは，バイポーラ（双極）である

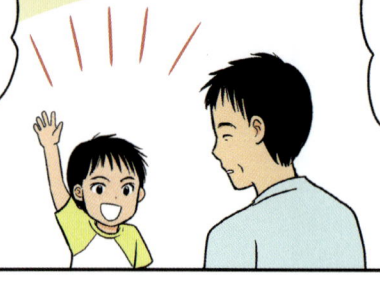

パパ、問題！

カブトムシとクワガタはどっちが強いか知ってる？

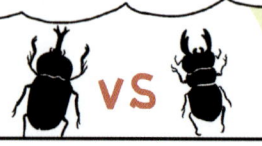

VS

体が大きいカブトムシが強いんじゃないかな？

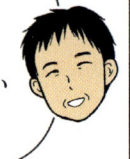

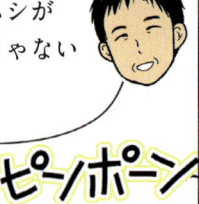

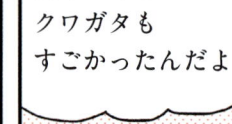

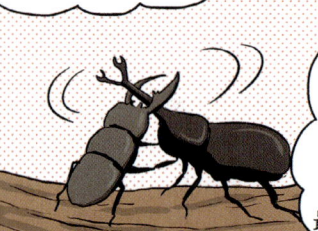

ピーンポーン
正解!!
この間、テレビでやってたよ

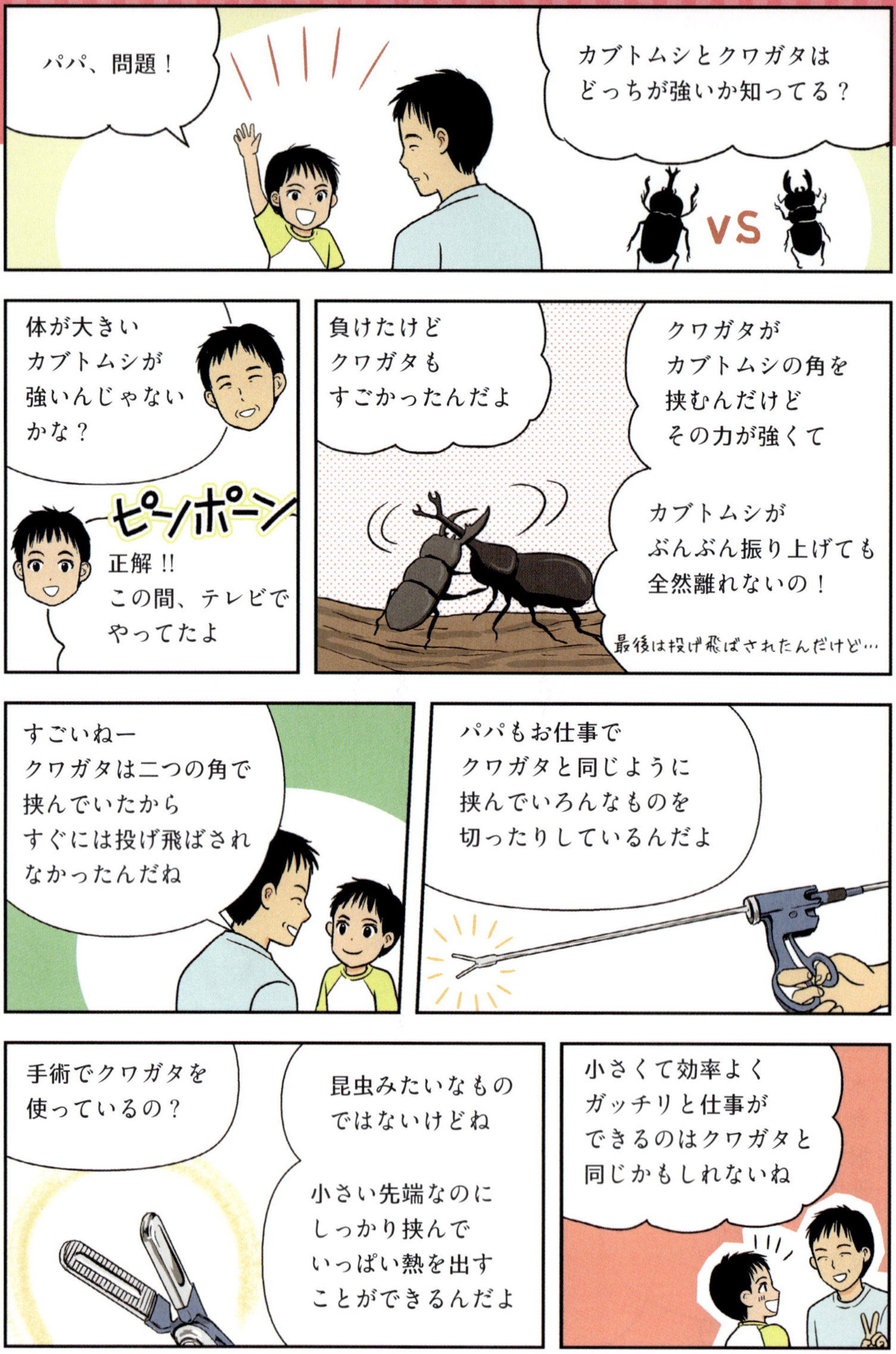

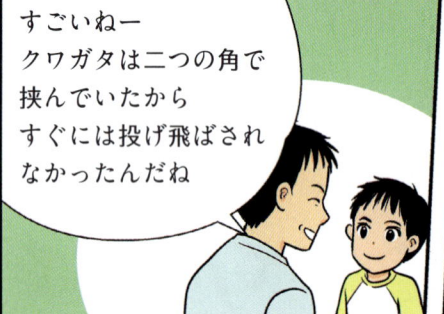

負けたけどクワガタもすごかったんだよ

クワガタがカブトムシの角を挟むんだけどその力が強くて

カブトムシがぶんぶん振り上げても全然離れないの！

最後は投げ飛ばされたんだけど…

すごいねークワガタは二つの角で挟んでいたからすぐには投げ飛ばされなかったんだね

パパもお仕事でクワガタと同じように挟んでいろんなものを切ったりしているんだよ

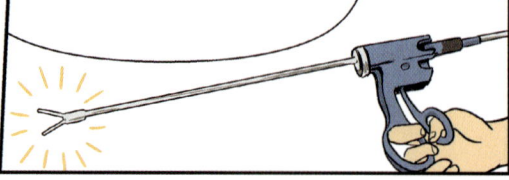

手術でクワガタを使っているの？

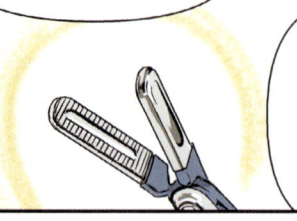

昆虫みたいなものではないけどね

小さい先端なのにしっかり挟んでいっぱい熱を出すことができるんだよ

小さくて効率よくガッチリと仕事ができるのはクワガタと同じかもしれないね

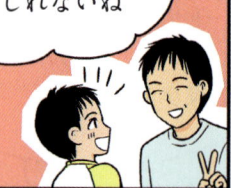

126

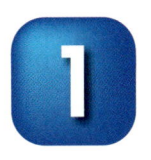

1 バイポーラデバイスの基本的な考え方

これまでの解説は，モノポーラ（単極）電極についての話でした．この章では**バイポーラ（双極）電極**を用いた凝固装置を解説したいと思います．まず基本的な考え方として，いままでの話のようなモノポーラ電極を用いた装置も，実はバイポーラであるということを理解する必要があるようです[10]（図10-1）．

両者のすべての装置が閉鎖回路として，①2つの電極と出力装置，②それらをつなぐケーブル，③患者さん，で構成されます．モノポーラ電極の場合，2つの電極の間に患者さんの体が介在し，バイポーラ電極の場合は電極の間に処理をしようとする組織が挟まれているという違いです．

モノポーラデバイスの場合は，この考え方が，次章の対極板を理解するうえで非常に重要になってきます．手術の操作をするモノポーラ電極の先端では電流密度が集中し，エネルギーの集中による作用を発揮します．その電流は，体内に流入した途端に無限に広がり，対極板の貼ってある部位へ向かっていきます（第1章，図1-2）．そしてもう一つの電極，つまり対極板にて電流が回収されます．それゆえ，バイポーラといえるのです．対極板では電流の作用する面積が広く，電流が集中しませんので，温度も上がらず，きちんと貼付していればその部分で熱傷を起こすことはありません．

バイポーラデバイスの場合（図10-2）は，電極で挟んだ部分だけでの局所的な通電です．しっかり挟むので，組織とバイポーラ鉗子の間には間隙が存在せず，接触面積も広く，それゆえ<u>抵抗値も低く</u>，通電するための<u>電圧も低くて</u>すみます．基本的に放電を必要としない（200Vを超えなければ放電しない）のですが，電力をそれなりに供給することが可能となり，大量の電流が流れうるということになります．接触面積が広いがゆえに，抵抗値が低くなり，それほど電圧をかけなくても"大量の電流が流れう

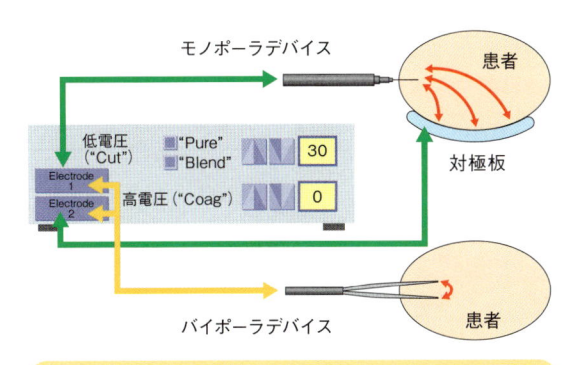

図10-1 "モノポーラデバイス"も理論はバイポーラ！！

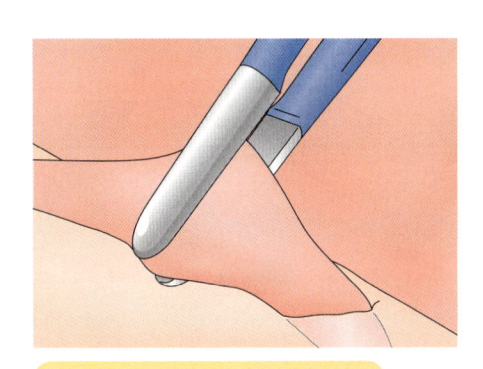

図10-2 典型的なバイポーラ凝固

る，大量の電流を流すのに好都合である"と理解すると，バイポーラに関する考察がしやすくなるでしょう．

Point
バイポーラデバイスは，組織と広く接触することにより回路の抵抗値を下げ，低電圧でも高電流を供給できる．

a バイポーラ凝固装置の作用機序

両方のジョーがアクティブとなりえる，ということがモノポーラとの最大の違いであります．つまり，挟まれた組織が交流電流で双方から通電されてジュール熱が発生します[10]．双方のジョーでの電気的なやり取りなので，モノポーラ装置よりも周囲の**組織熱損傷**（collateral damage）はかなり軽微です．これが，昔から脳外科手術において好んで使われてきた理由であります．

『Sages Manual』[10]では，バイポーラの凝固の理論を次のように書いています．

①組織の圧挫と高周波エネルギーの局所的な供給の2つのメカニズムにより，細胞および組織の温度が上昇する．

②最初に，直接血管を圧挫，閉鎖して血流を遮断することが（図10-3a～c），血栓の形成を誘導して（図10-3d），結果的に熱を逃がさないことにより引き続く蛋白変性を誘導しやすくなる（原文ではeliminating "heat sink"）（図10-3e）．

③次に，局所的な電流の供給により温度が上昇し（ジュール熱：序章，図0-8），血管壁の蛋白質が変性（第3章参照）し，止血のための閉鎖が起こる．

④これはprotein denaturationとcell dehydra-

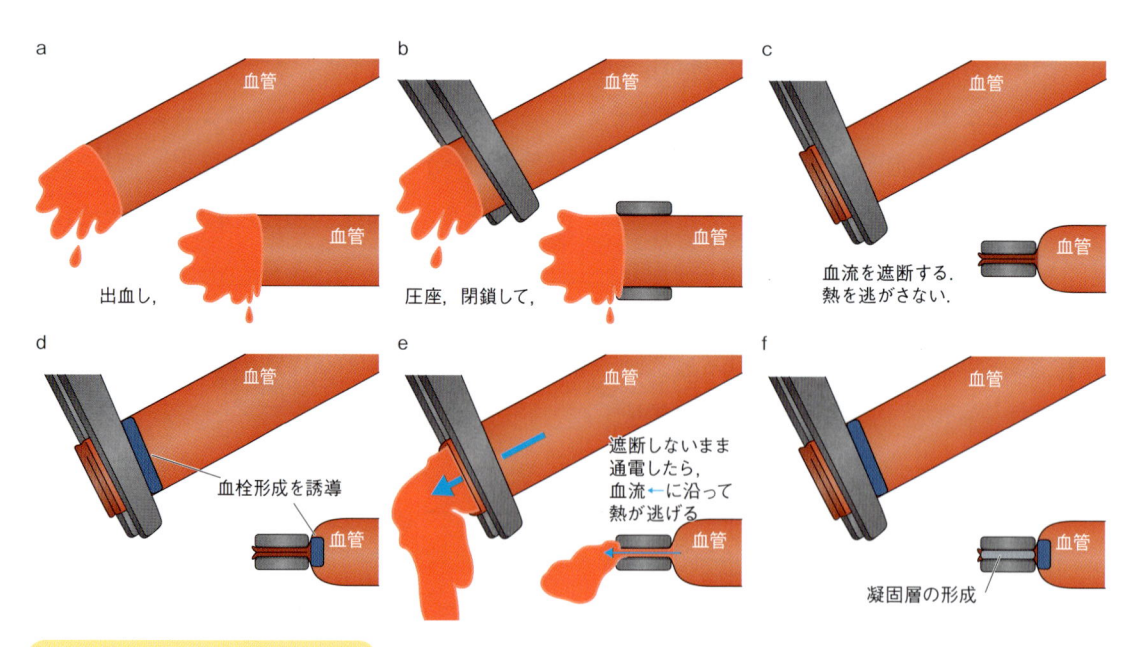

図10-3 バイポーラの凝固の理論

tion → desiccation という組織の凝固のための2つのプロセスが同時に進行中に，圧挫という3つ目のプロセスを加えるため，さらに強力なcoagulation（凝固）となることが容易に想像できます（図10-3f）．

> **Point**
> バイポーラ凝固ではprotein denaturationとcell dehydration → desiccationのプロセスに，圧挫が加わる．

b マッシュルーム現象

バイポーラデバイス使用時に起こってほしくないネガティブな現象として，collateral damage（好ましくない副損傷）の原因となる**マッシュルーム現象 mushroom effect**が重要です．

旧式なバイポーラ凝固装置は，後述するLigaSure™, BiClamp®, ENSEAL®と比較して，
- 断続波（パルス波）の設定がない，
- インピーダンス（組織の抵抗値）や温度のフィードバックがない，

という欠点があります．この2点のために，モノポーラよりは軽微ですが，バイポーラにおいても，側方への熱損傷collateral damageを引き起こすことになり，これをマッシュルーム現象と呼びます．それゆえ，旧式なバイポーラシステムを使用する場合は，組織の凝固による変色の度合いや，放電の程度，焦げる際の煙の出方など，術者の経験が必要とされます．

マッシュルーム現象は以下のようにして起こります．

① 電流が両方のジョーから作用し，ジュール熱を引き起こす（図10-4a, b）．組織はジョー側から内側へと凝固過程（protein denaturationおよびcell dehydration）を始める（図10-4c）．

② このとき，組織の最内部が凝固し始めるころ（ピンクの部分）ジョー側の組織は先に乾燥し始め（cell desiccation），見た目に灰白色に変化する（図10-4d）．この時点で，操作の対象としている血管は，まだ完全に閉鎖されていない．

③ 一方，電流は抵抗の低い経路を求めて流れる．従来の電気メスと同じ理論で，組織抵抗に関するフィードバックがない状態においては，設定された出力を維持しようとするので，凝固が進行することにより完全に細胞内の水分がなくなりcell desiccationが完了し，その部分の組織抵抗が高くなる（図10-4e）．

④ すると，電流はより低い抵抗を求めて周囲の組織に流れてしまい，側方へも熱損傷collateral damageを起こすことになる（図10-4f），これがマッシュルーム現象である（図10-4g）．

⑤ 仮に電圧制御がない場合，第4章図4-2のように，組織のcollateral damageは電圧が高ければ高いほど深くなるので，出力電力上限を目指して電圧が上昇し続け，マッシュルーム現象が進行する（図10-4h）．

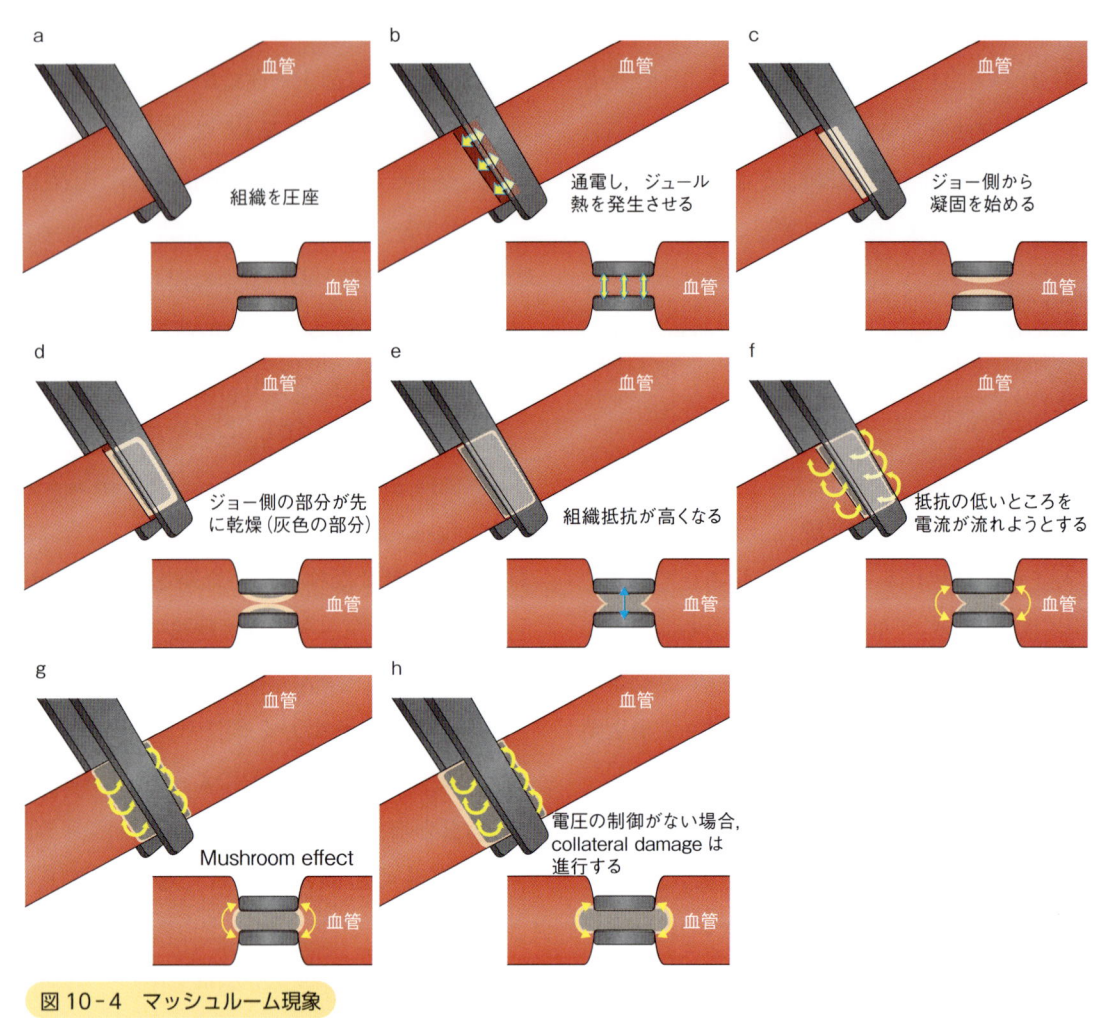

図10-4 マッシュルーム現象

> **Point**
> 旧式なバイポーラ凝固装置では，マッシュルーム現象によるcollateral damageに注意する．

130

2 VIOのバイポーラシステム

　では，電圧制御のVIOを使って，実際のバイポーラシステムを考えてみましょう．モノポーラと同様，組織抵抗を感知して電圧をコントロールし，出力の上限を設けています．つまり，マッシュルーム現象を極力抑えることを目指しています．

　図10-5はモノポーラのそれぞれのモードが，バイポーラモードになった場合の電圧やクレストファクターを比較したものです．バイポーラカットやバイポーラソフト凝固では，カウンターパートのモノポーラモードと電圧やクレストファクターはほぼ同じですが，接触面積が広いため，出力をモノポーラモードほど必要としません．

　この説明は，考え方によっては円高，円安のように混同してしまいますが，①の冒頭で説明したとおり，接触面積が広ければ抵抗値が低くなります．そのため電流は流れやすくなり，モノポーラと同じ大きさの電流を流す場合でも，バイポーラは高い電圧を必要としないので，オームの法則よりバイポーラのほうが出力を必要としない，ということになります．また，フォースドモードは基本的に強い放電ですので，バイポーラモードでは接触している分，高い電圧は必要とせず，またクレストファクター（電圧実効値に対する最大電圧の比）もフォースドモードをモノポーラで使う場合よりも低いようです．

ⓐ バイポーラカット（エフェクト1～8，約320～740V，クレストファクター1.4）（図10-5，10-6）

　バイポーラカットは，電圧としてはモノポーラのオートカット（第8章，図8-1）とほぼ同

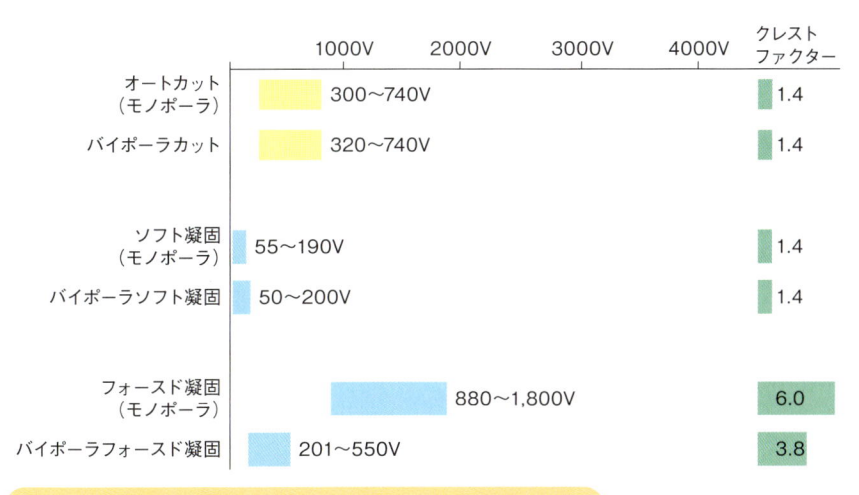

モード	電圧	クレストファクター
オートカット（モノポーラ）	300～740V	1.4
バイポーラカット	320～740V	1.4
ソフト凝固（モノポーラ）	55～190V	1.4
バイポーラソフト凝固	50～200V	1.4
フォースド凝固（モノポーラ）	880～1,800V	6.0
バイポーラフォースド凝固	201～550V	3.8

図10-5　各種モードにおけるモノポーラとバイポーラの比較

a 最大出力設定—電圧　　b 最大出力設定—出力　　c 抵抗—出力

図 10-6　バイポーラカット

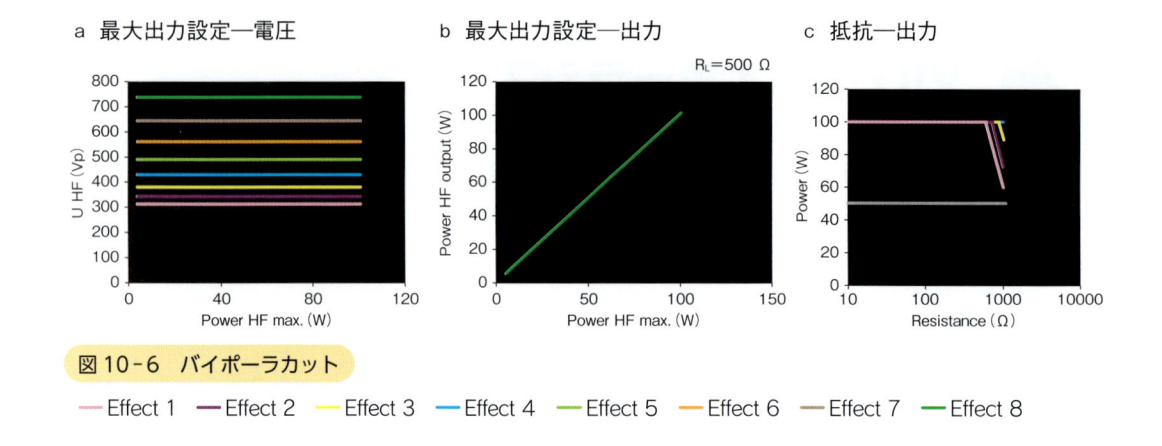

― Effect 1　― Effect 2　― Effect 3　― Effect 4　― Effect 5　― Effect 6　― Effect 7　― Effect 8

程度ですが，バイポーラであるため出力をあまり必要としません（バイポーラカット 100 W に対し，これらのモノポーラカットは 300 W）．

カットのために，先端が蜂のお尻のような針が突き出た形の電極を使用し（図 10-7），切開のための出力電流は器具の先端部位のみを流れます．針の長さ調節や格納が可能なバイポーラ針電極を備えた器具で，針を収納した状態で通電し，凝固したのちに放電で切るというプロセスとなります．つまり，超音波凝固切開装置のような，"挟んだ状態で切る" というコンセプトではありません．

図 10-8 は主に耳鼻咽喉科で使用するバイポーラ電極ですが，先端のニードル状の電極がアクティブ側となり，ニードルの根元の丸い部分が回収電極として機能します．具体的には，組織にニードルを差し込み，回収電極部分を組織に密着させて使用します．このような器具は

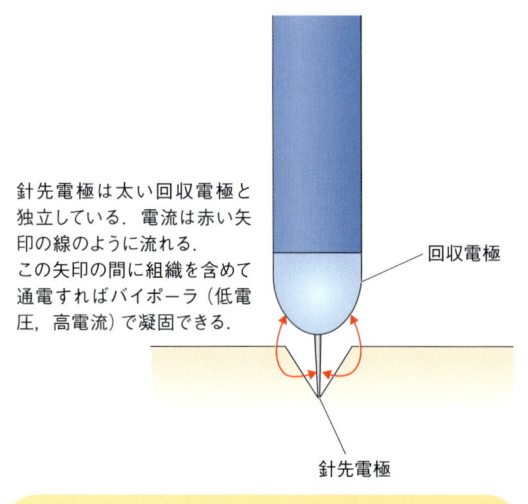

針先電極は太い回収電極と独立している．電流は赤い矢印の線のように流れる．この矢印の間に組織を含めて通電すればバイポーラ（低電圧，高電流）で凝固できる．

回収電極

針先電極

図 10-7　バイポーラカットの器具は蜂のお尻に似ている？！

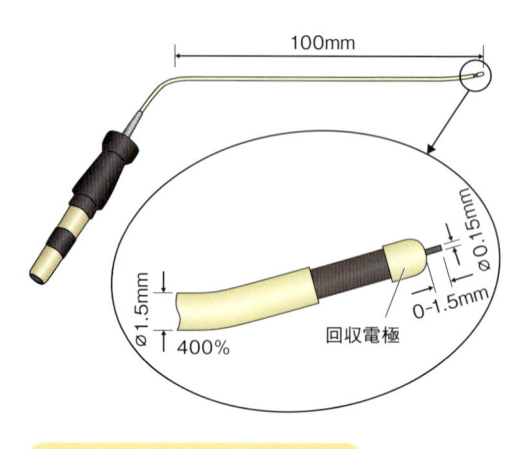

図 10-8　バイポーラ電極の 1 例

第10章　バイポーラデバイス

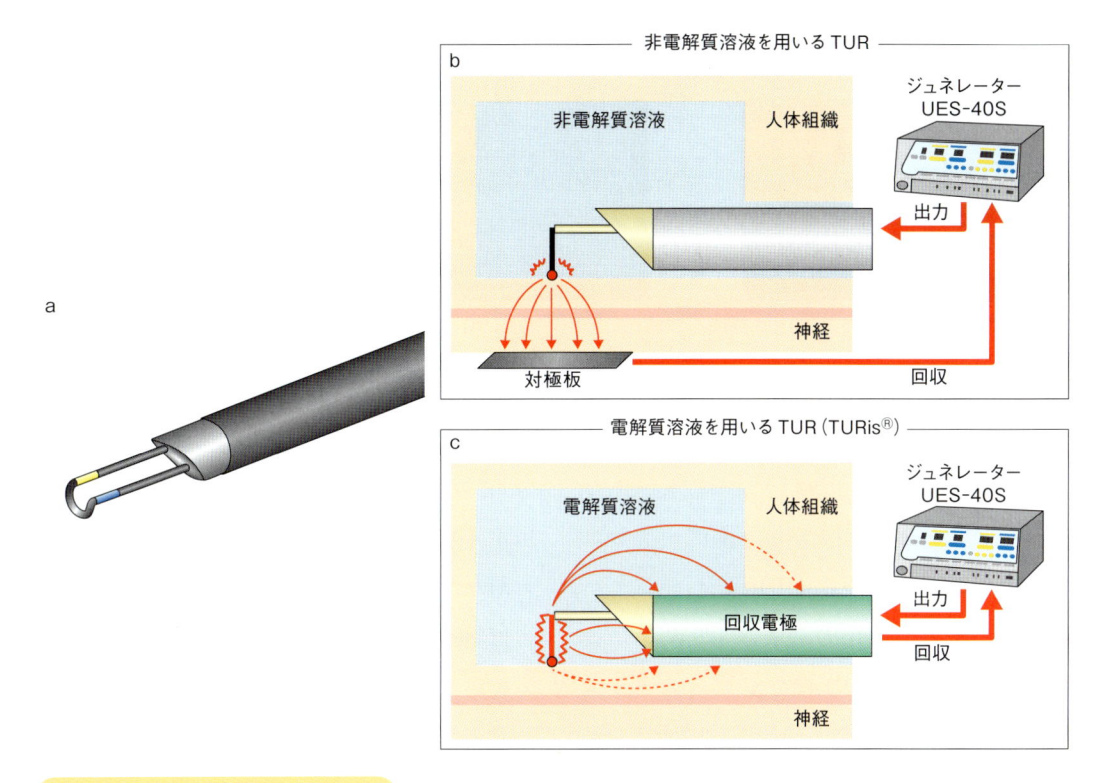

図10-9　TUR手術用のバイポーラ

低出力での使用ですので，電流量は小さく，回収電極側での熱作用も小さくなります．

また，近年泌尿器科のTUR手術では，図10-9aのような電極を用いたバイポーラTURが盛んに行われています．モノポーラ（図10-9b）の原理をバイポーラTUR（図10-9c）と比較すると，バイポーラでは，電極先端の下向きのループ状電極→組織→電解質溶液（生食）→回収電極（シース部分）と電流が流れて切開・凝固を行います．このバイポーラTURのためのモードはVIO300Dにも装備されています．

このモードにもPPS（パワーピークシステム，第7章参照）が備えられています．

Point
VIO300DのバイポーラカットはPPSがあるため，泌尿器科TUR手術でも有用．

b バイポーラソフト凝固（エフェクト1～8，約55～190V，クレストファクター1.4）(図10-5, 10-10)

このモードは，今から切りたい所を挟んで通電凝固後，その部分を別の道具で切るという方法です．モノポーラソフト凝固と同じく低電圧で，各エフェクトの電圧の上限も同じ設定に

133

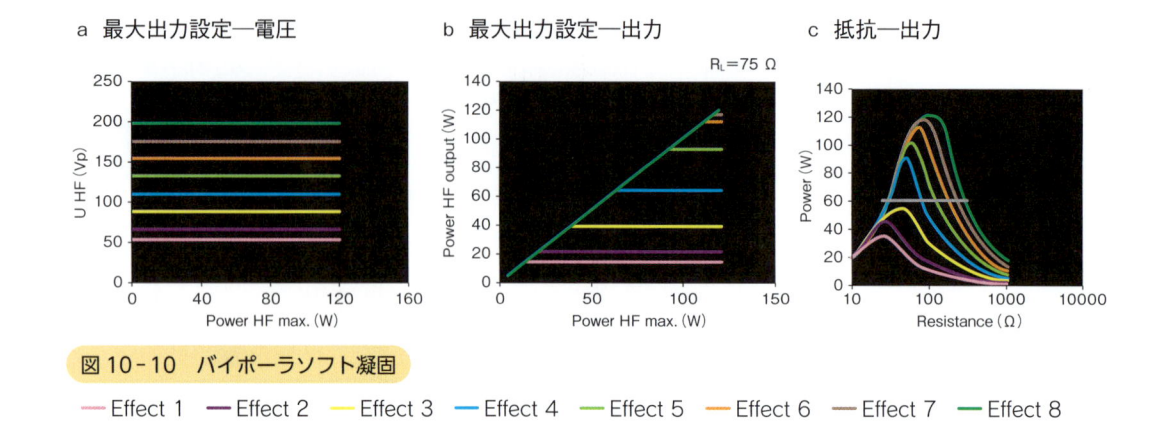

a 最大出力設定―電圧　　b 最大出力設定―出力　　c 抵抗―出力

図10-10　バイポーラソフト凝固

― Effect 1　― Effect 2　― Effect 3　― Effect 4　― Effect 5　― Effect 6　― Effect 7　― Effect 8

なっています（モノポーラもバイポーラもエフェクト4の電圧上限は110V）．しかし，バイポーラであるため出力上限は120Wと，モノポーラソフト（200W）ほど必要とせず，的確なソフト凝固を可能としました．つまり，低電圧で組織の炭化を防ぎ，組織と電極との付着が著しく減少しました．

止血力を最大限に発揮させるには，エフェクトを低く設定し，より長い時間をかけて凝固したほうが有効なことは，モノポーラソフト凝固と同じ考え方です（第5章，図5-8,9）．短時間で凝固する必要がある場合は，エフェクトを高く設定します．この場合，放電を活用した凝固に比べてより強力な凝固を得られますが，低いエフェクトで長時間かけた場合に比べれば，バイポーラソフト凝固の能力を完全に活用したことにはならないかもしれません．

図10-11，図10-12はバイポーラにおける凝固の時間的推移です．タイミングt_1で通電を始めると，多かれ少なかれ電流I_1が広がっていきます．その際，電流は立体的に放射状に広がっていくため，電流密度は電極の接触部から離れれば離れるほど低くなります．温度の上昇は電流密度の2乗に比例するので，電極に接している層は，それより深い部位に比べて極めて速やかに温度が上昇します．電流は妨げられなければ組織を流れるので，通電されている組織全体の温度は，電極の接している層の水分が沸騰するまで上昇し続けることになります（タイミングt_5）．

つまり，このタイミングt_5においては，電極と電極の接している層との間に水蒸気が発生し（電極の接している層は脱水で収縮するので電極との間に間隙ができる），電極の接していた層の表面に水蒸気の層を形成します．電圧が200V以下であれば，放電しないため，水蒸気層により電気的に絶縁されて，組織全体において凝固層の形成を抑制することになります．結局，沸騰はタイミングt_{6a}の電極に接した第6_a層の形成完了，つまりこの層が完全に水分を放出し乾燥するまで続き，完全に乾燥すれば絶縁状態と考えられますので，電流は急激に減少し

第10章　バイポーラデバイス

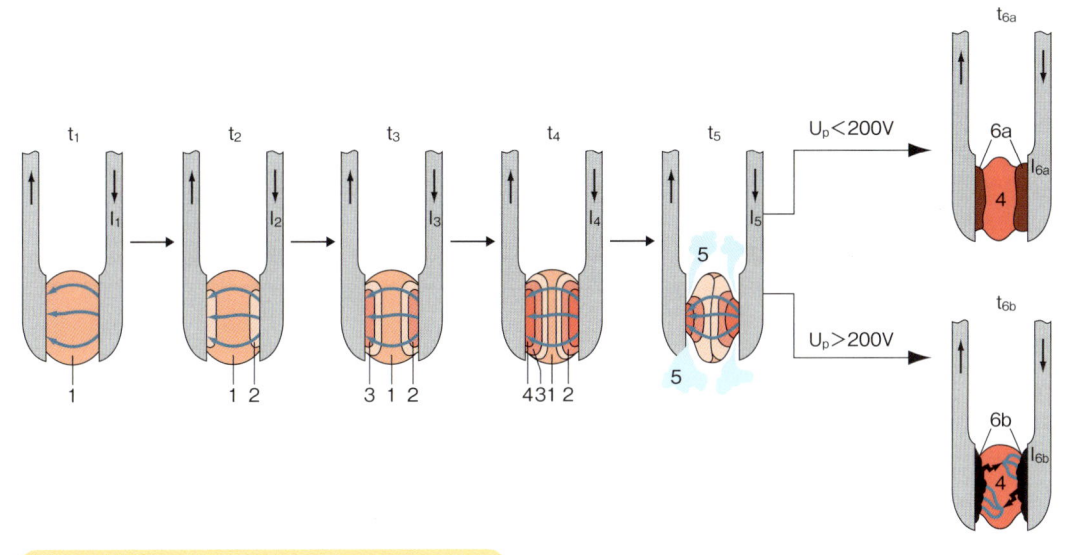

図10-11　バイポーラソフト凝固の時間的推移①

タイミングt_1～タイミング$t_{6a,b}$は図10-12の横軸tに対応

（参考資料1より引用）

ます（図10-12）．

これがバイポーラ鉗子によるソフト凝固の理論です（タイミングt_{6b}，および図10-12のa線に関しては，第5章もっと深く！！⑥を参照）．

> **Point**
> バイポーラソフトによる凝固はより的確なバイポーラ凝固を確立した．

C バイポーラフォースド凝固（エフェクト1–2, 約550V）（図10-5, 10-13）

放電によるバイポーラ凝固と考えていいでしょう．組織は炭化しますが，"バチッ"と火花を立てて，挟んで止血する印象です．鑷子で止血部位をつまんで，メス先電極を接触させて止血する状況（バジング）に酷似します．電圧の高い放電系のエネルギーでは，術者にとって

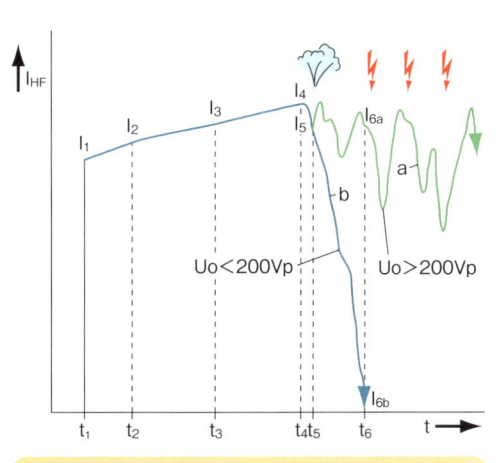

図10-12　バイポーラソフト凝固の時間的推移②

（参考資料1より引用）

の安全面でも，組織の凝固という意味でも，バジングそのものは推奨はされません（なぜ推奨されないかは，第4章もっと深く！！④を参照）．

放電により止血しますが，エフェクト1で最大出力50W，エフェクト2で90Wとなります．

135

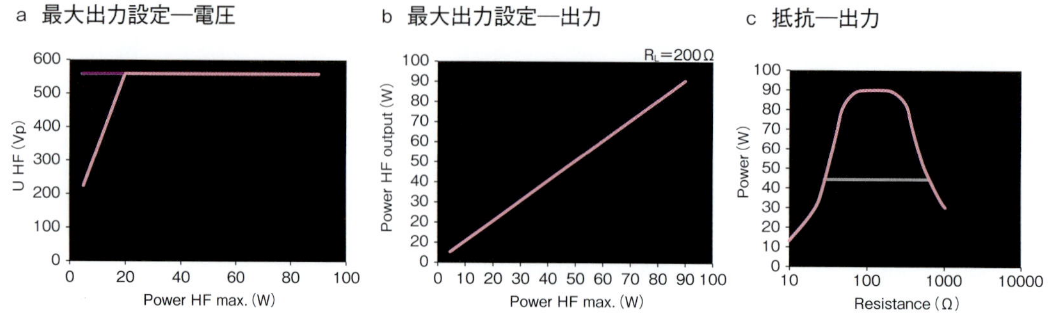

a 最大出力設定—電圧　　b 最大出力設定—出力　　c 抵抗—出力

図10-13　バイポーラフォースド凝固
― Effect 1　― Effect 2

骨髄からの出血に対し，ソフト凝固は経験的に有用ではありませんが，神経系に影響のない場所であれば，スプレー凝固とともにこの凝固モードは有効であると思われます．

Point
バイポーラフォースド凝固は火花で凝固するイメージで！

3 BiClamp®

a BiClamp® の理論

第8章でモノポーラモードを解説したERBE社のVIO300Dには，BiClamp®（バイクランプ）鉗子（図10-14）用の特別なバイポーラ出力であるBiClamp®があります（VIO300D本体のアップグレードが必要）．VIO300D本体に

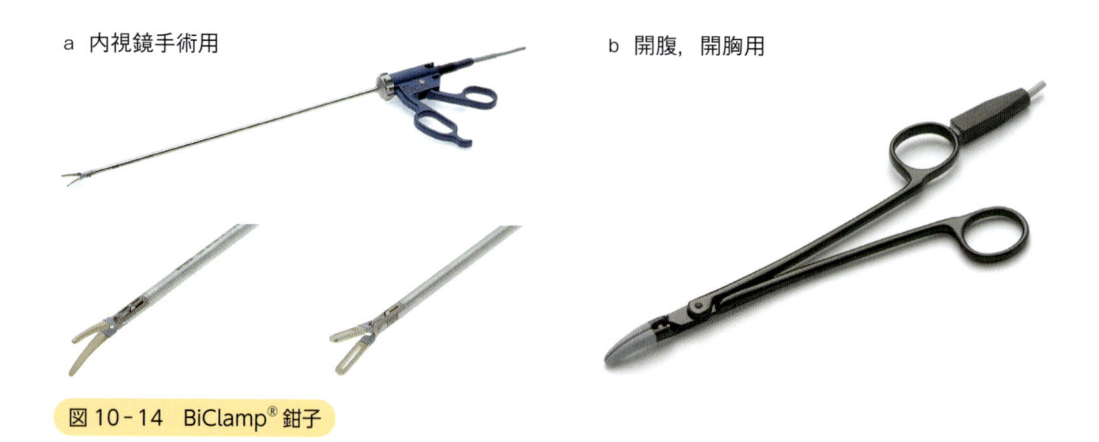

a 内視鏡手術用　　b 開腹，開胸用

図10-14　BiClamp® 鉗子

第10章　バイポーラデバイス

a 凝固，切断したい組織をBiClamp®で把持する．

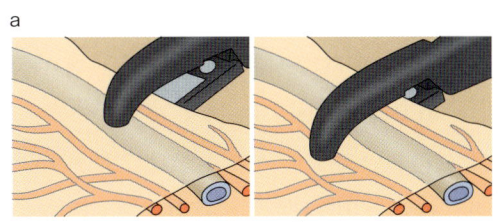

b 圧挫する．

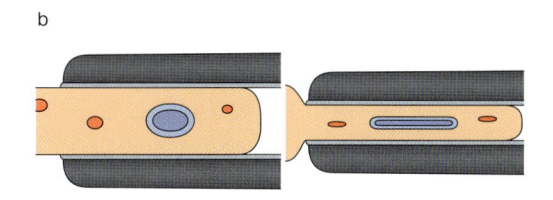

c 高電流を通電する．この際，通電と休止を繰り返し（modulation），組織のcollateral damageを減じる．

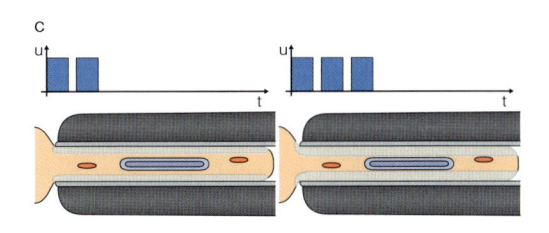

d 適切な凝固を完了したことを，組織抵抗値にて判断し自動的に出力が停止する（オートストップ機能）．

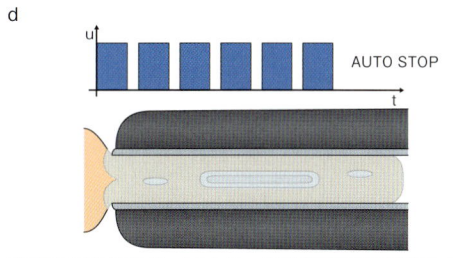

e 凝固した組織を剪刃で切断する（LigaSure™やENSEAL®のように，そのまま切断はできない）．

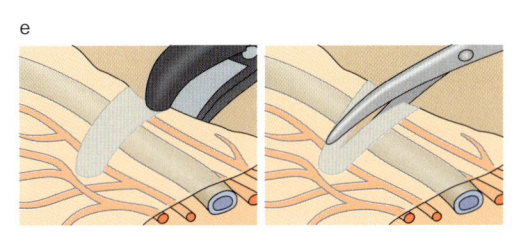

図10-15　BiClamp®での組織凝固

BiClamp®鉗子を接続し操作します．

マッシュルーム現象を最小限にするべく，断続波（パルス波）の設定（modulation）があり，インピーダンス（組織の抵抗値）のフィードバックが可能です．組織の抵抗をリアルタイムでモニターし，その情報に基づき低電圧（最大220Vp）の維持を行い，最大4Aという高電流を断続的に組織に流します．組織は，ジュール熱によって細胞内外液の沸点の温度まで上昇し，蛋白質が変性，凝固します．

血管を含む凝固切離したい組織をBiClamp®鉗子で把持し，圧挫します（図10-15a, b）．この際，LigaSure™のようなラチェットはなく，圧挫の強弱は執刀医の握力で判断し調整します．出力の際にはフットスイッチを使用し，圧挫した状態で通電します．この際，出力の発振と休止（modulation）を交互に繰り返し，側方への熱損傷を減じます（図10-15c）．本体でこのmodulationを設定，つまり出力と休止の比を設定することにより，凝固の状態を調節

可能です．

　通電中に本体側で組織抵抗の変化をモニターしていますが，適切な凝固を得たことを判断し，本体側が自動的に出力を停止するオートストップ機能をもっています（図10-15d）．凝固した組織は灰白色に変色しており，その部分を術者が適切と判断した部位で切断します（図10-15e）．BiClamp® には後述の LigaSure™ や ENSEAL® のように，切断の機能は持ち合わせていませんが，逆に凝固した部分を色調の変化や硬さなどから判断し，適切と思う部位を切断することが可能ですので，安全性は高いと思われます．その反面，切断処理の手間が一つ増え，LigaSure™ や ENSEAL® より時間を要するでしょう．

　BiClamp® の出力の調整は前述の modulation とエフェクトで行います．エフェクトはモノポーラの VIO の設定と同じく電圧を意味します．BiClamp® には4種類の電圧設定があり，Effect 1＜110 Vp，Effect 2＜143 Vp，Effect 3＜176 Vp，Effect 4＜220 Vp です（それぞれの設定は電圧の上限であるため＜で表示しています）．それぞれのエフェクトでの負荷（抵抗値）—出力曲線を図10-16に示しますが，どの設定においてもピークは50Ω以下となっており，血管を含む比較的抵抗値の低い組織を凝固閉鎖することを目的としています．また出力の上限は，グラフからもわかるように Effect 1：140 W，Effect 2：190 W，Effect 3：270 W，Effect 4：300 W です．

　それでは，実際の BiClamp® での出力時には電流，電圧の関係はどのようになっているのでしょうか？ 図10-17は Effect 4＜220 Vp での出力の時系列での各種電気的ファクターの推移です．電圧の上限が220 Vp ですので，電圧 HF voltage（緑色）は 220 Vp を超えないで繰り返して出力されています．これに対し，出力 HF power（赤色）および電流 HF current（黄色）は，時間とともに減じています．これは，凝固が進行することにより，generator である VIO300D 本体が組織抵抗の上昇を感知し，<u>側方への組織損傷を減じるべく自動的に出力を落</u>

図10-16　BiClamp® の抵抗出力曲線
— Effect 1　— Effect 2　— Effect 3　— Effect 4

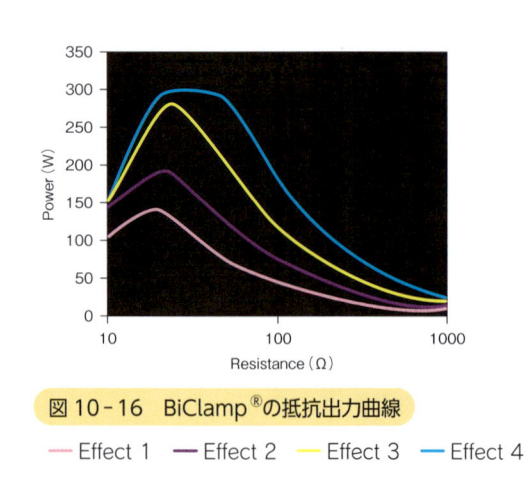

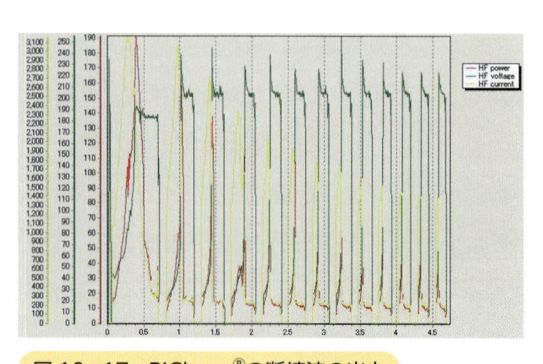

図10-17　BiClamp® の断続波の出力
電圧は緑色，電流は黄色，出力は赤色．

としていることを示します．繰り返すようですが，電力制御の場合と違い，電圧制御であるゆえ，徐々に電圧が上昇することはなく，逆に熱を引き起こす源である電力の供給が減量しますので（オームの法則により，電圧が一定で，組織抵抗が上がると，電流は減量する），collateral damage を減じるシステムとしては極めて有用であると思われます．

b BiClamp® のクランプ能力の検証

通常であれば結紮後に切離していた血管を，鉗子で把持して圧挫とジュール熱を加えることにより閉鎖し，結紮を必要とすることなく切離が可能となりました．ERBE 社の資料によると，71 本の血管に対する内ベンチテストで，内視鏡用鉗子では直径 4 〜 7 mm の血管に対する閉鎖後の耐圧試験の結果は，動脈で 960 ± 165 mmHg，壁の薄い静脈で 167 ± 26 mmHg という結果が出ています．

われわれは臨床で導入するにあたり，イヌを使った動物実験でそのクランプ能力を調べてみました．図 10-18 はビーグル犬の右肺動脈本幹を凝固閉鎖したものの長軸方向の顕微鏡所見です．クランプされた血管壁は非常に薄くなっており，処理をされていない血管壁（写真右側）と比べると明白です．凝固し閉鎖された血管壁の内膜は特に薄くなっており，弾性繊維の凝集

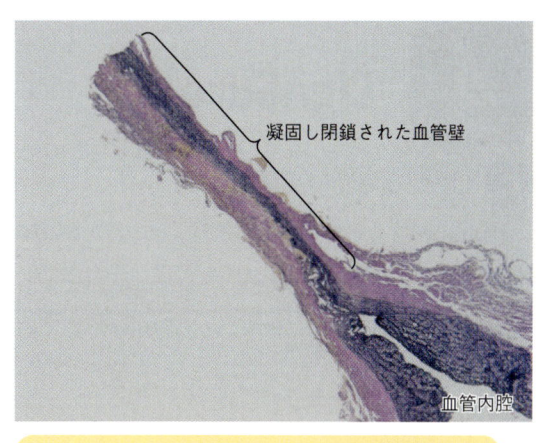

図 10-18 ビーグル犬における肺動脈本幹の閉鎖

も高度で，互いの内膜が癒合している所見です．この顕微鏡の所見からも，血管閉鎖の能力はかなり高度であると考えました．前述のとおり，BiClamp® の凝固も，組織凝固の 2 つのプロセス（protein denaturation と cell dehydration → desiccation）に，圧挫という 3 つめのプロセスが加わりますが，このようなプロセスに 4A もの大電流が供給可能となったことが，vessel sealing device として有能であるということを物語ります．

現在，臨床では，われわれは比較的細い肺動脈処理に多用しています．また，外科手術全般において血管処理，止血，靱帯や間膜などの血管を含んだ組織の集束凝固などに，結紮やクリップに変わる方法としてよく用いられています．

> **Point**
> BiClamp® は，modulation があって，低電圧，大電流→速やかに溶かしてギュッと固めるが，collateral damege は少ない．

4 LigaSure™

a LigaSure™の歴史

LigaSure™（リガシュア）にはわかりやすい歴史があります．ここで最初のLigaSure™を「前LigaSure™」と呼び，現在のLigaSure™を，ただ単に「LigaSure™」と呼ぶこととします．

前LigaSure™は，ForceTriad™（第9章，図9-1）ではなくLigaSure™generatorを本体としていました（図10-19）．この本体には前述のForceTriad™の以前のモデル（Force-FX™）のValleylabと同様にInstant Response™を採用していました．つまり，1秒間に200回（200 Hz），本体側で出力電流を調査電流としてサンプリングし，組織の抵抗値を本体側で感知して，出力をコントロールするようになっています．その当時の前LigaSure™の説明では"出力を決定するのに，少しさかのぼったインピーダンスを使用する"とされていました．つまり，"少しさかのぼった"は200分の1秒，0.005秒のインターバルで調査電流を流し，1つ前のサイクルにおける組織の抵抗値を感知集積し解析し，次の出力を決定するということです．

図10-20（前LigaSure™）はそのsealing cycleですが，まず調査パルスと呼ばれる電流が本体から流れ，組織の抵抗を感知し，組織抵抗が低い間は連続的に出力がかかり（a），組織の抵抗値が上がりだすと（b），急に出力を止め（c），その後は出力を停止している間（modulation）の直前，つまり"少しさかのぼった"インターバル（d）で抵抗値（インピーダンス）を解析し（e），次の出力のピークを決定する（f）．この繰り返しで組織を凝固していました．

出力の制御に関しては，基本的に設定された電力設定（最大出力4.5A）があるのですが，設定された電圧の限界点で停止（LigaSure™ MAX Code）することと，抵抗値（インピーダンス）が変わらなくなったら出力を停止する（LigaSure™ Precise Code）こと，の併用であります．この2つのパラメーターでの出力制御が，前述のBiClamp®と類似していると思われます．以上が，前LigaSure™の特徴です．

それではLigaSure™はどのような点が進歩したのでしょうか？一番の違いは組織抵抗値（インピーダンス）のモニタリングの仕方で，TissueFect™センシングテクノロジーといわ

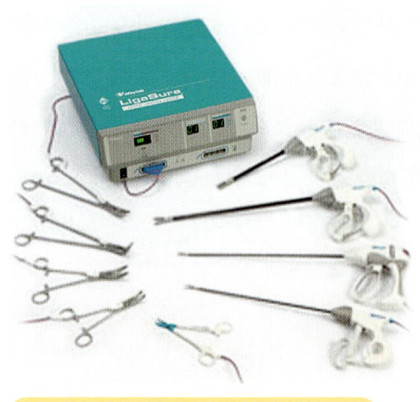

図10-19 前LigaSure™システム

第10章 バイポーラデバイス

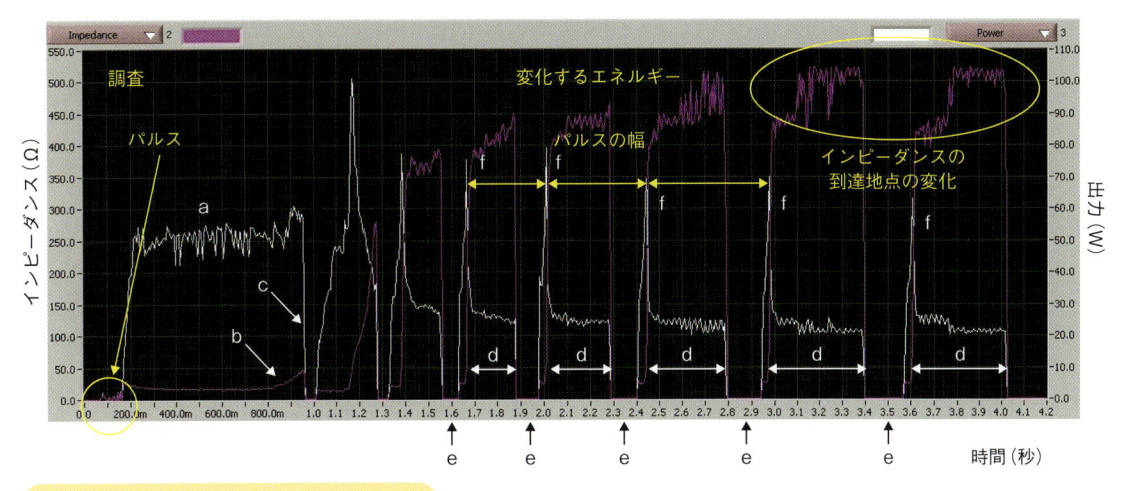

図10-20 前LigaSureのsealing cycle
白：出力波形　紫：抵抗値の変化

れます．Instant Response™に比べさらに頻度が増し，それゆえ"リアルタイムでのモニタリングで，リアルタイムでの出力調整"と銘打っています．言葉を変えると"起こっていることと，起ころうとしていることをコントロールする"とのことです．モニタリングの頻度は毎秒3,333回，つまり約0.0003秒に1回となっています．

1.0Aピーク，3.5Aピーク，5.5Aピークの3種類があることは，前LigaSure™もLigaSure™も同じです（図10-21）．前LigaSure™では主に電圧で出力の限界をコントロール（LigaSure™ MAX Code）していました（図10-21aでは縦軸が電力で，つまり3種の電流ピークに対し電圧をコントロール）．これに対し，LigaSure™では電流でコントロールするようになりました．おそらく多くの術者は3.5Aピークの設定で使われているでしょう．それゆえ，ピークの電圧も抵抗値に合わせて上昇しました（図10-21b）．前LigaSure™の定格負荷は20Ωとされています（図10-21a, ↓）ので，20Ω周辺で最大出力となるということを意味しますから（注：LigaSure™の定格負荷のグラフは公開されていない），血管（本書では50Ωと推定）を処理することを想定したデバイスでしょう．つまり，最大出力を発揮する20Ωより高い50Ω（血管周囲）で，最大出力より少しだけ控えめなところで，シールしたい組織の適切なパフォーマンスを行うという想定であると思われます．

b LigaSure™の驚くべき能力

前LigaSure™では，3種類の電流ピークそれぞれに設定された抵抗値に達すると出力を自動的に停止します．図10-21aを見てみますと，それぞれの曲線の出力のピークが50Ω以下となっています（↓）．前述のように血管の抵抗は50Ω程度（推定），結合組織は筋肉が

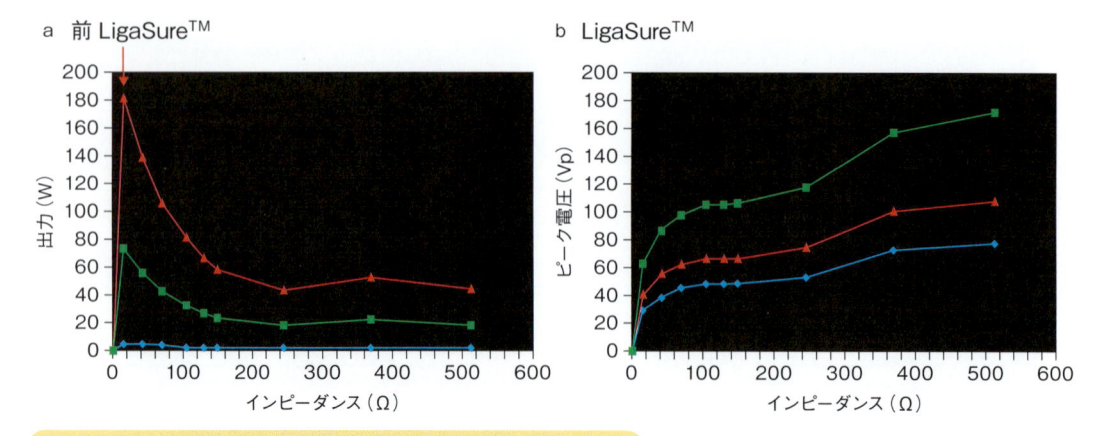

図10-21　LigaSure™の3種類の出力は電流のピーク別である

- 3.5A ピーク　- 5.5A ピーク　- 1.5A ピーク

aの縦軸が出力（つまり定格負荷のグラフ）であるのに対し，bの縦軸は電圧であることにも注目．前LigaSure™もLigaSure™も電流のピーク値を3種類設けているが，前LigaSure™は電圧制御主体であるため抵抗値に対し出力（≒電流）が変化し，LigaSure™は電流（≒出力）制御主体であるため，抵抗値に対し電圧が変化する．

400Ω以下ですので，手術における胸腔内もしくは腹腔内で処理するべき構造物は，この出力で十分処理できると考えられます．LigaSure™に関しては，定格負荷のグラフが公開されておらず，前LigaSure™のものからの推定です．

それではLigaSure™のエネルギー供給と抵抗値の関係はどのように進化したのでしょうか？TissueFect™センシングテクノロジーが驚くべき機能を可能としました（図10-22）．

LigaSure™の先端で把持されラチェットがかかった瞬間から，組織は圧挫され，厚みが薄くなるにつれ抵抗値が下がります（a）．それに対し，抵抗の変化を感知しながら徐々に熱を供給するのですが（b），組織の変性が始まり抵抗値が少しだけ右肩上がりに傾いた瞬間に（c），エネルギーの供給を急激に減少させていることがわかります（d）．その後，組織の抵抗値を感知しながら，まるで組織の抵抗値と，約0.0003秒毎に"駆け引き"をするように出力を上下させ（e），組織の抵抗値が右肩上がりになることを認識したら（f），急激にそれに合わせて"あっさりと"出力をやめ（g），最後は低出力で，あたかも余熱で組織を凝固していくようにも見えます（h）．

ボクシングに例えるならば，相手が打ち込んできた瞬間に，カウンターを食らうことなく，華麗にスウェイバックするような印象を受けます．この恐るべきテクノロジーのおかげでシーリングタイムが半分になったのでしょう．

C LigaSure™は主に電流制御

LigaSure™の，BiClamp®ならびに前LigaSure™との違いは，電圧制御ではなく電流制御であることです．いわゆるエネルギー出力強度は前LigaSure™と同じ3種類となっています（図10-21b）．3種類のいずれの電流ピー

クにおいても，400Ω以下の抵抗値では200V を超えることはなく，放電はしないということ になります．つまり，よほど抵抗値の高い組織 を5.5Aピークで凝固しようとしないかぎり， 放電は起こりません．おそらく，頻用される 3.5Aピークにおいては，処理する構造物の抵 抗値は20Ω～400Ω以下ですので，それぞれ の構造物が目的とする抵抗値に達すると出力を 下げるため，行き過ぎた凝固が発生することは ありません．

d LigaSure™ は modulation（出力を しない時間帯）がない

BiClamp® と前 LigaSure™ では，出力のイ ンターバル（modulation：出力をしていない時 間帯）があります．この出力の休止機能は（旧 式なバイポーラデバイスでさえ，モノポーラよ り側方への副損傷 collateral damage が少ない のですが），より一層 collateral damage を少な くするために必須と考えられてきました．つま り，熱を発生させる時間を可能なかぎり少なく して，温度上昇をマイルドにしようとする考え 方です．

しかし，LigaSure™ にはシーリングタイム 短縮という，高い性能を追求した結果，この modulation 機能は存在しません．いわゆる collateral damage は，抵抗値の高い組織を処 理する場合は，理論上大きくなるかもしれませ ん．また，図 10-22 の seal cycle グラフには 左右の縦軸に具体的な数値の表示がありませ ん．（おそらく，組織の凝固のための目標とす る抵抗値や出力は，必要な上限が決まっていま

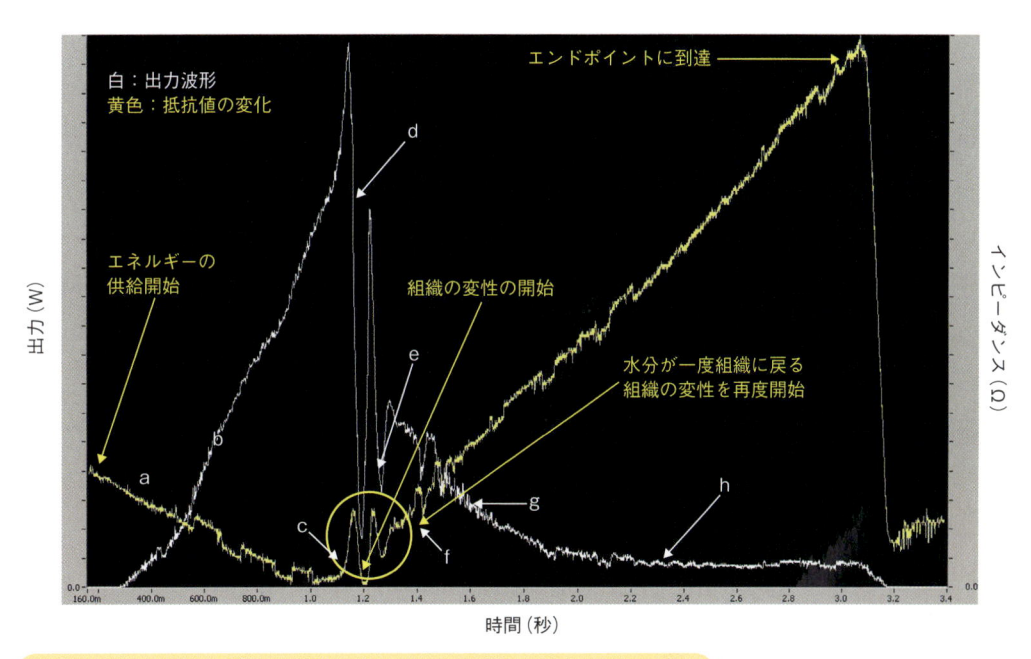

図 10-22 LigaSure™のエネルギー供給抵抗値の変化に対する出力波形

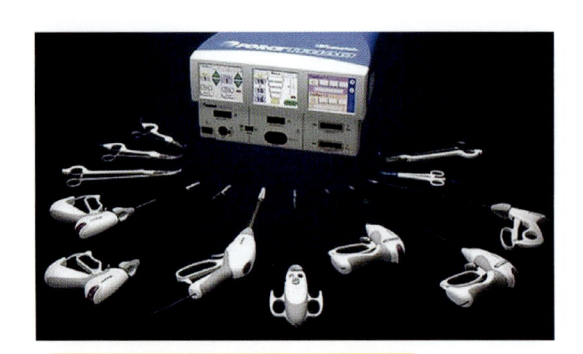

図10-23 LigaSure™のハンドピース

すので，前LigaSure™のseal cycleグラフとほぼ同じスケールと推定視されますが，安全性を考察するうえではぜひ公開してほしいところです．）

図10-21bでは50Ω（血管）から200Ωにおいては，3種類のどの出力設定でも電圧の立ち上がりがほぼ横ばいです．つまり，凝固の過程で急激な電圧上昇は発生しませんので，前述の第4章，図4-2のように，組織の副損傷collateral damageが電圧の高さに依存する以上，また放電する可能性が極めて少ない以上，マッシュルーム現象はほとんど起こらないでしょう．この点が，TissueFect™センシングテクノロジーの可能にしたリアルタイムでの抵抗値の感知で，後述するRF60に接続した

ENSEAL®より優れる点と思われます．

Point
LigaSure™には3つの電流上限設定があり，ほぼリアルタイムの抵抗値変化のフィードバックにより，シーリングタイムを大幅に短縮した（modulationはない）．

e ハンドピースを選ぶ楽しみ

お腹が空いたときにレストランでメニューを見る瞬間の幸せは，料理を選ぶ楽しみにあると思います．LigaSure™のハンドピースは，そのような楽しみさえ感じるような多彩なラインアップとなっています．詳細は商品のカタログに任せますが，チップの細いものや，太いもの，がっちりしっかりした先端を有するもの，フットスイッチを必要としないものなど，さまざまです（図10-23）．

1回使用のハンドピースですので，常識的に1つの手術で2種類くらいまでとは思いますが，術前にどのようなコンセプトでどのハンドピースを使うかと考察することは，まさに外科医にとって"選ぶ楽しみ"があるのではないでしょうか．

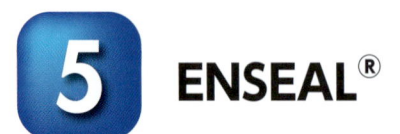

5 ENSEAL®

ENSEAL®を接続可能なgenerator（本体）は2種類あります．先発のものはRF60といい，ENSEAL®に対する出力のみであります（2013年7月3日販売終了）．後発のGEN11はENSEAL®と超音波凝固切開装置であるHARMONIC®の両方に接続可能であります．

第10章 バイポーラデバイス

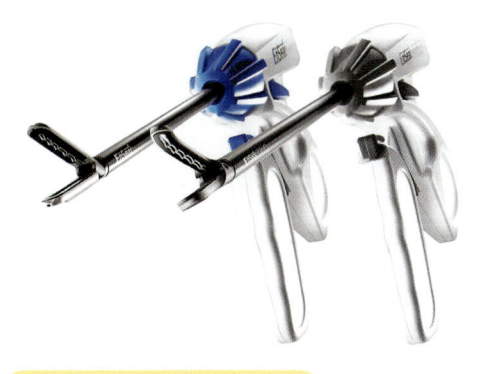

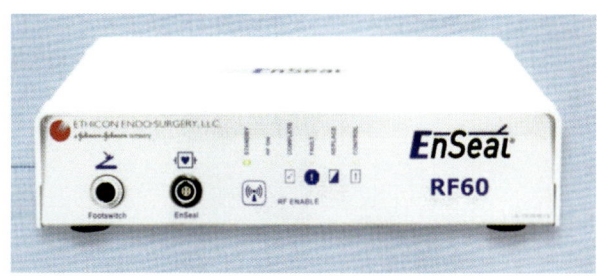

図10-24 ENSEAL® と RF60

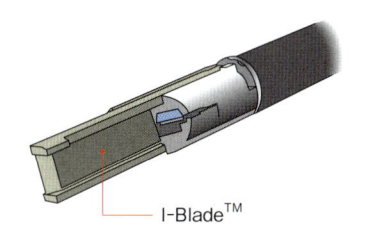

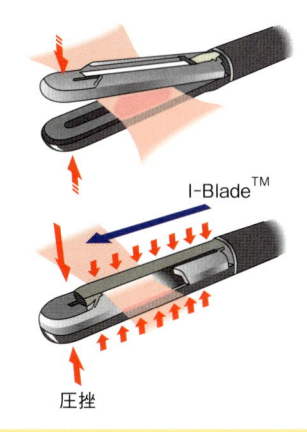

図10-25 "I" Beam cutting mechanism の全体像

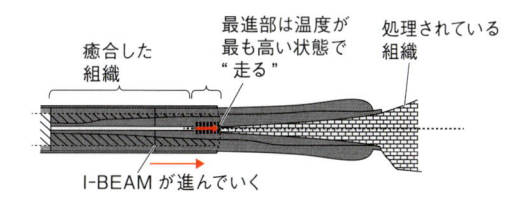

図10-26 "I" Beam cutting mechanism の理論

RF60に接続したENSEAL®（図10-24）は，凝固と切開を同時に進め，いわゆる"ワンモーション"での凝固・切開を可能にしました．その特徴は，I-Blade™を使用した"I" Beam cutting mechanismと呼ばれる圧縮・挫滅・凝固方法（図10-25, 26）と，Polymer Temperature Coefficient（PTC：ポリマー材による温度遮断，図10-27）に集約されます．

a I-Blade™を使用した"I" Beam cutting mechanism

ジョーを閉鎖し，ジョー全体で均一に通電しながら凝固過程を進行させつつ，I型のI-Blade™と呼ばれる刃（図10-25）で圧挫を加えながら切るというシステムで，"I" Beam cutting mechanismと呼ばれます（図10-26）．

I-Blade™が組織を切離すると同時に，上下のジョーを閉じながら（I-Blade™が洋服のファスナーのように，上下のジョーをグッと引き寄せながら）進みますので，ジョーに取り込んだ組織に対して，均一で極めて高いコンプ

145

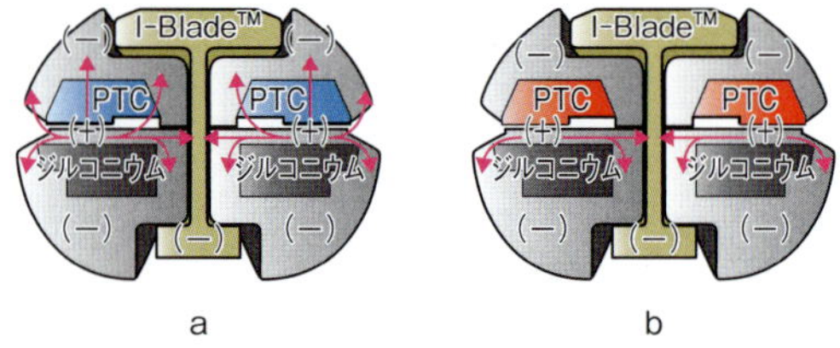

図 10-28　ENSEAL® 先端の断面と熱伝導

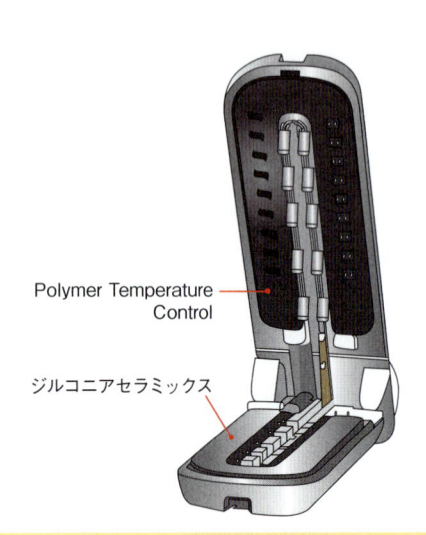

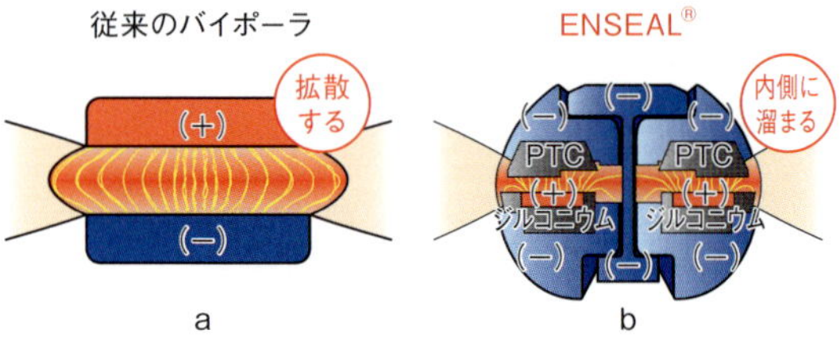

図 10-27　ENSEAL® の先端．ワニの口のようである．

図 10-29　ENSEAL と従来のバイポーラとの比較

レッションを加えることが可能といわれています．つまり，I-Blade™ が前に進むことが，強い圧挫を生み出すこととなります．

図 10-26 は Smaldone らの論文をもとにしたものですが，このメカニズムをわかりやすく解説するために，先端をやや開いた状態で描いてあります（原文では exaggrated jaw flex）．ジョーの間に均一なジュール熱が"走り"，それとまさに同時進行で I-Blade™ が"走り"，圧挫・凝固過程を進行させながら切る，と考えられます．

b Polymer Temperature Coefficient と Smart Electrode Technology

ENSEAL® 先端の断面図を見ると，可動性のジョーにはポリマー材が，また非可動性のジョーには絶縁材としてジルコニアセラミックスを使用しています（図 10-27）．85 V の電圧制御，ある一定の抵抗値に達した時点での出力制御にて通電し，ジョー内の温度が 100℃ 未満のときは，まだポリマー材は電導性で，凝固組織とジョーとで分極し（図中のプラスとマイナスは，実際は交流であるため交互に入れ替わる）電流が流れます（図 10-28a）．

ジョー内の温度が約 100℃ まで上昇すると，ポリマー材は変性し，電導性から非電導性に変化し，通電を制御します（図 10-28b）．つまり物理的に電流を"通せんぼ"するイメージです．ポリマー材の部分は組織に電流が流れないため，出力が継続されていても電流が制限されることとなります．この際，ポリマー材は 100℃ で遮断をするようになっていますが，組織は電流が流れることにより，組織そのものでジュール熱が発生します．つまり，先に温度上昇をきたすのはジョーではなく組織となるため，cell desiccation を起こすのに十分な温度上

昇が得られているのではないかと考えられます（ジョーと組織の温度がまったく同じではなく，組織そのものはジュール熱で十分な温度上昇を得られている）．

システムとしては，通電によるジュール熱により約100℃を誘導し，protein denaturationとcell dehydrationが同時進行するなか，圧縮を加え始めます．おそらく，通常は最終的に凝固完了のプロセスであるcell desiccationで蒸発する水分を，I-Blade™で挫滅しながら絞り出しているのでしょう．I-Blade™で切り終えたときにはきわめて高い圧挫が施されている，というすばらしいシステムだと理解できます．

LigaSure™は凝固し終わって，術者が切る，BiClamp®は凝固するだけで別の道具（鋏）を使って切る，という両者と比べるとわかりやすいでしょう．また，LigaSure™はラチェットがかかることによる圧挫，BiClamp®は術者の手による圧挫ということを考えた場合，cell desiccationが完成する前の，cell dehydrationの段階でのI-Blade™の圧挫は，蛋白質がまさに熱による変性中で，きわめて有効な圧挫であるといえます．

C RF60接続ENSEAL®のPitfall ①
マッシュルーム現象

従来のバイポーラや，LigaSure™，BiClamp®はプラスとマイナスの電極が上下に分かれて配置し，図10-29aのように電流が流れ，熱が拡散します．これに対して，独自の電極配置を施したENSEAL®のほうが，電流がジョー内側に収まりやすく，側方組織への熱拡散collateral damageをより少なくできるのではないかといわれています（図10-29b）．

しかし，万能なものは存在しません．マッシュルーム現象はやはり無視できないようです．

（以下，ENSEAL® RF60ジェネレーター取扱説明書より）

**COMPLETE（完了）インジケーター

ハンドスイッチまたはフットスイッチを押すと，サイクル完了を示す高い抵抗値が検出されるまで，及びI-ブレード™のジョー先端への移動が記録されるまで（ハンドスイッチ式シーリングデバイス），高周波エネルギーは供給され続けます．完了すると（中略）ピープ音が1秒鳴ります．

この文章を，「切り終わって，かつ，抵抗値が設定された限界値に到達するという2つの条件が揃って初めて凝固・切離が完了される」と解釈した場合は次のようなシナリオがあり得ます．限界抵抗値を感知して"凝固・切開が終了した"とgenerator（本体）が知らせてくれるのは，操作が完了した直後です．

ENSEAL®のgenerater RF60は，詳細は明らかではありませんが，出力中ある程度の頻度で抵抗値の変化をフィードバックするそうです．組織抵抗が目標の抵抗値に達し，かつ，I-Blade™が最後まで走り終えて，操作完了のシグナル音が鳴ることになります．組織をジョーの間に挟んで通電し（図10-30a），100℃を超えるとポリマーが電流を遮断しますが，構造上I-Blade™の反対側への通電はありえます（図

a
凝固開始
I-Blade はまだ走っていない．
→"極めて高い圧挫"はまだ成立していない．100℃を超えていないので，ポリマーは通電可能

b
100℃を超えるとポリマーが電流を遮断．
→電流量は激減するが，側方への通電はありえる．

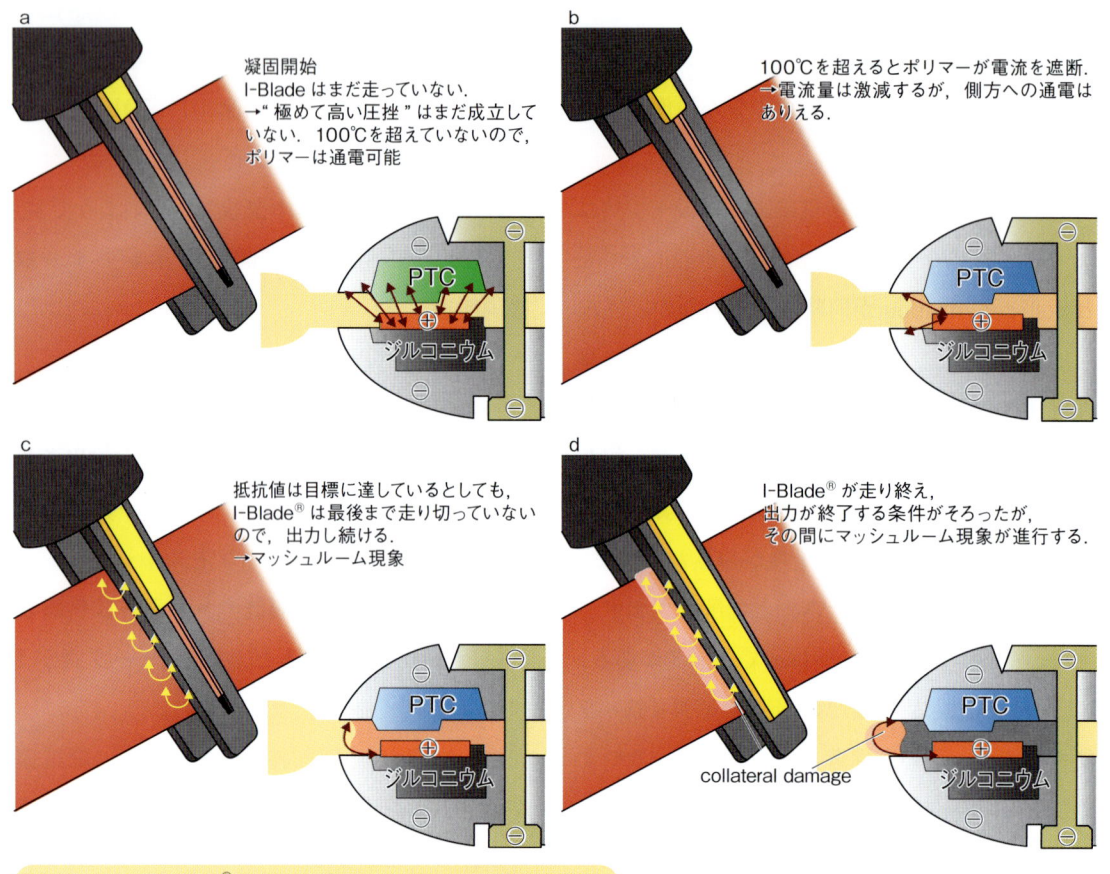

c
抵抗値は目標に達しているとしても，I-Blade® は最後まで走り切っていないので，出力し続ける．
→マッシュルーム現象

d
I-Blade® が走り終え，出力が終了する条件がそろったが，その間にマッシュルーム現象が進行する．

図 10-30　ENSEAL® の Pitfall ①マッシュルーム現象の可能性

10-30b）．抵抗値が目標に達するまでは，また I-Blade™ が走り終えるまでは，出力が続きますので（図 10-30c），電圧も上限の 85V まで上昇する可能性があります（図 10-31）．しっかり凝固させようとするために，いわゆるワンモーションの操作が長ければ長いほど，このマッシュルーム現象の出現する可能性が高くなると思われます（図 10-30d）．

Person らは，側方への熱の拡がりの指標として Denaturerd Adventitial collagen（血管外膜におけるコラーゲン変成）の顕微鏡所見を比較しています[16]．結果は ENSEAL®（平均 0.1mm，範囲 0.0〜0.6mm）が LigaSure™（平均 0.4mm，範囲 0.0〜1.4mm）より，collateral damage の広がりが少ない結果となっています（表 10-1）．かつ，図 10-31 を見てみますと凝固が完了すると思われる 200Ω 付近では，もうすでに電圧の上昇はそれほどないはずですから，80Vp 以下で凝固が完了すると考えられます．それゆえ，ENSEAL® の collateral damage は小さいのかもしれません．しかしマッシュルーム現象を防ぐための工夫が

デバイス	凝固幅 (mm) [平均 (範囲)]	血管外膜におけるコラーゲン変成 (mm) [平均 (範囲)]	血管壁の解離 (%)	気泡の形成 (%)	血液のたまり (%)	中枢側壁の損傷
ENSEAL®	1.0 (0.1-2.4)	0.1 (0.0-0.6)	60	60	40	4/5
LigaSure™ V	1.8 (0.5-3.4)	0.4 (0.0-1.4)	100	75	25	3/4
LigaSure Atlas™	2.5 (1.6-3.7)	1.5 (0.5-2.8)	75	75	25	1/3*
Harmonic ACE™	0.9 (0.6-1.4)	1.0 (0.1-2.0)	50	100	0	3/4

表10-1 Histopathology findings
%は，詳細が検討可能な組織切片において，血管壁の解離，気泡の形成，血液のたまりのそれぞれが認められた割合．

デバイス	処理した組織数	血管径	閉鎖の質[*2]	閉鎖の速さ (秒)	破裂圧 (mmHg)
ENSEAL®	50	4.1 ± 1.5	3.98	4.1 ± 0.9	678 ± 184[*3]
LigaSure™ V	55	3.8 ± 1.6	3.93	5.2 ± 2.1	380 ± 135
LigaSure Atlas™	27	4.8 ± 0.6*	3.78	7.9 ± 2.2	489 ± 270
Harmonic ACE™	52	3.3 ± 1.0*	4	3.3 ± 1.0	435 ± 321

表10-2 測血項目値の要約
*p = 0.0006　*2 p = NS　*3p < 0.001

（文献16より改変引用）

されているといっても，理論上は通電時間の長さ，ENSEAL®の場合は切るタイミングによってcollateral damageの広がりはさまざまと思われますので，"ENSEAL®は熱拡散が少ない"と結論付けるのは，危険をはらむことになるでしょう．

Point
ENSEAL®でもマッシュルーム現象はありえる．

d Pitfall ②適用する組織

ENSEAL®は理論上，血管以外の凝固・閉鎖には注意を要するべきです．

Personらが行った耐圧試験の結果によると，ENSEAL®はほかのデバイスと比べて，恐るべき性能を示しました（表10-2）[16]．"確実な血管のシーリングができる"ということです．

しかし，これはブタの血管のみに行った実験です．BiClamp®およびLigaSure™は，出力設定の選択によっては，高い電圧が使用できる一方，ENSEAL®は出力の設定が1種類（上限45W）しかなく（図10-32），電圧は85Vpまでしか上昇しません（図10-31）．それゆえ，定格負荷抵抗値（75Ω）周辺である20〜100Ω

149

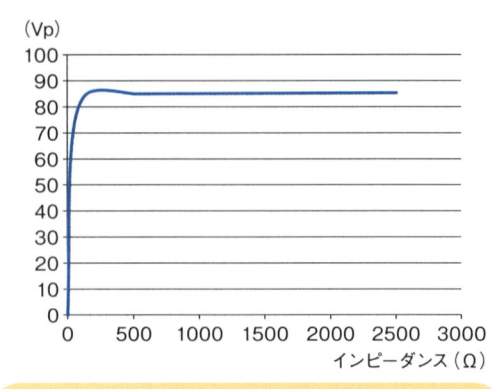

図10-31 ENSEAL® の抵抗値の変化に対する最大電圧の変化

より高い抵抗値の臓器組織における，いわゆるシーリング目的での使用は，注意を要すると考えられます（ENSEAL® の添付文書上も「一般外科手術の際に生体の凝固，および脈管組織の癒合（シーリング）に使用する」とされている）．

> **Point**
> ENSEAL® は，あくまでもベッセルシーリングシステムとして使用すべき．

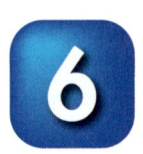

6 3つのシーリングデバイスの比較 ―では，どれを使用するか？

a 機能の比較

そもそもバイポーラによる凝固というものはモノポーラに比較して，はるか昔，デジタル制御のない時代でさえも，組織への collateral damage は，非常に少ないといわれていました．それゆえ，側方への熱の広がりを各種バイポーラデバイス間で比較するのはあまり意味がないことかもしれません（盛んに論文として発表されてはいますが）．大切なことは，それぞれのデバイスの凝固機能の特徴を踏まえたうえで，使用することです．それぞれの特徴を十分に理解して使用すれば，どのエネルギーデバイスも，極めて安全に使えるのではないでしょうか．

> **Point**
> 自分が使用するデバイスの理論は十分考察して使うべし．自分の武器を知る！

3つのシーリングデバイスの負荷抵抗―出力を比較してみました．それぞれのデバイスの細

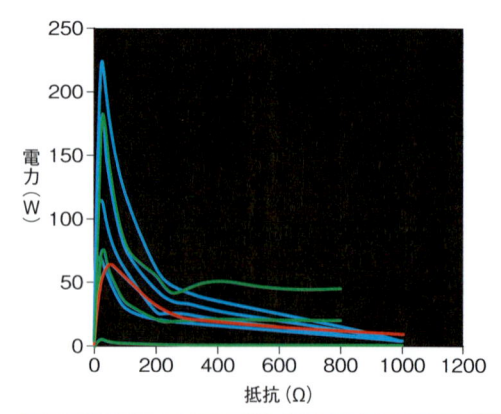

図10-32 LigaSure™, BiClamp®, ENSEAL® の比較
― LigaSure™　― BiClamp®　― ENSEAL®

第10章 バイポーラデバイス

システム	RF60に接続したENSEAL®	LigaSure™	BiClamp®
出力上限	45W	185W	300W
電圧上限	85Vp	220Vp	220Vp
定格負荷抵抗値	75Ω	20Ω	25Ω
modulation(出力の休止)	なし	なし *前LigaSure™にはあり	あり
組織の圧挫方法	I-Blade	ラチェット	手動
凝固のフィードバック	抵抗をリアルタイムにではあるが,切断終了まで出力する.	抵抗をリアルタイムに	抵抗をリアルタイムに
血管のsealing耐圧	+++	+	+
血管以外の組織への対応	?	理論上可能	理論上可能との報告有
切断機能	あり	あり	なし

表10-3 機能比較

かい設定まで表記したものが図10-32です．このグラフから読み取れることは，例えばLigaSure™の最高出力である5.5A設定においては，かなり高い抵抗値を示す臓器組織まで処理が可能と思われます（各デバイスの使用説明書より作成したグラフであり，横軸の抵抗値のスケールは1000Ω周辺までしか記載ができない）．現代のエネルギーデバイスは，処理しようとする組織の抵抗値を考慮して，適切な出力設定を選択し使用することによって，さまざまな抵抗値の組織に対応できることが理解できます．

また，このグラフからは，3種類のエネルギーデバイスがほぼ同じような抵抗値，すなわち100Ω以下の組織（血管）を処理することに一番安全性を担保するようにできていることもいえます．これが，3者ともvessel sealing deviceといわれる所以であります．

Point
抵抗-出力曲線で，最もパフォーマンスがよいのは100Ω以下→3つのデバイスはやはり血管向き．

LigaSure™およびBiClamp®が出力設定の選択によって多彩な抵抗値に対応可能であるのに対し，RF60に接続したENSEAL®の出力設定は1種類だけで，200Ω以上になった場合，前2者の一番低い出力設定と同じような対応をすることがわかります．つまり，RF60に接続したENSEAL®は剥離された血管もしくは，薄い脂肪をまとった血管（脂肪自体は抵抗値が高いので厚い脂肪で覆われている血管は抵抗値が高い）をワンモーションで処理するのに適しています．3者の機能的比較は表10-3のようになります．

システム	RF60に接続したENSEAL®		LigaSure™				BiClamp®	
鉗子	ラウンド	トリオ	BluntTip20 (20cm)	DolphinTip20 (20cm)	BluntTip (37cm)	DolphinTip (37cm)	内視鏡用メリーランド型	内視鏡用開窓型
値段（¥）	ディスポ 75,000	ディスポ 80,000	ディスポ 84,000	ディスポ 78,000	ディスポ 88,000	ディスポ 82,000	再利用 463,000	再利用 463,000
使用可能回数	1	1	1	1	1	1	30	30
1回使用のコスト	75,000	80,000	84,000	78,000	88,000	82,000	15,433	15,433
generator	RF60		ForceTriad™				VIO300D	
値段（¥）	1,400,000		5,800,000				5,700,000	
耐用年数	3		5				6	
値段/耐用年数	466,667		1,160,000				950,000	

表10-4　経済的比較

b 経済的比較

表10-4は経済的比較です．ENSEAL®は耐用年数が3年と短いのですが，generator本体（RF60）は低価格であるため，ほかのgeneratorの約半分に出費が抑えられることがわかります．しかし残念なことに，2013年7月をもって販売中止となってしまいました．

BiClamp®は鉗子が再利用可能であるため，当然鉗子の1回当たりの使用コストが低くなります．generator本体（VIO300D）は高価格ですが，ほかにはないソフト凝固モードを搭載していることを利点と考えた場合，経済的であるかもしれません．

LigaSure™は，BiClamp®と同様にgenerator本体（ForceTriad™）が高価ですが，鉗子がディスポーザブルであることに目をつぶれば，現在ある高周波エネルギー双極凝固装置としては，最も優れているのではないかと考えます．

以上の機能的，経済的比較より次のように考えます．

① VIO300Dを所有し，ソフト凝固システムも併用したい場合，また/もしくは，再利用を活用し経済的な手術部運営を行いたい場合は，BiClamp®
② ForceTriad™を所有している場合はLigaSure™
③ VIO300Dも，ForceTriad™も所有せず，血管処理を中心にバイポーラデバイスを使用したい場合は，ENSEAL®

c 新しいENSEAL®の本体の出現
―二刀流はどんな効果を生み出すか？

最近，ENSEAL®の本体として，超音波凝固切開装置Harmonic®を使用できるGEN11（図10-33）が出現しました．手術の局面におい

て高周波（ENSEAL®）も超音波（Harmonic®）も使い分けることができるということで，有用性が高いかもしれません．しかも，ENSEAL®の出力としては，このデバイスの最大の特徴であるワンモーションでの凝固・切断は引き続き可能です．

　以下は説明書からの引用です．

　（中略）**出力中は作動音がします．上限インピーダンス**（注：今までの説明では"ある一定の抵抗値"）**に達すると，作動音がより高い音に変化し，I-Blade を完全に前進（ハンドルが完全に閉じた状態）させると，一つのサイクルが完了したことを知らせる完了音がします．**

　つまり，詳細を示す情報は公開されていませんが，抵抗値が上限インピーダンスに達し，かつ PTC により全体の電流がほぼ同時に遮断されて，凝固が完了したと本体が判断するようです．その後，I-Blade を前進させるタイミングを作動音のトーンが変わることにより教えてくれる，ということです．

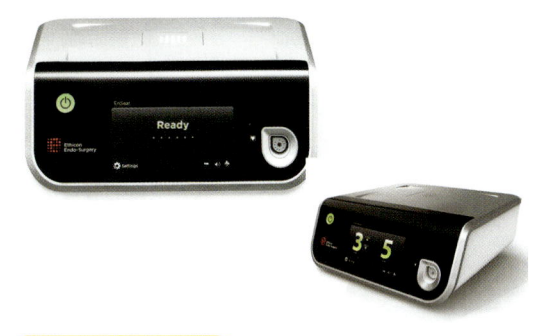

図10-33　GEN11

　高周波凝固切開装置としてのパフォーマンスは RF60 に接続した ENSEAL® とまったく変わらないようです．作動音のトーンの変化は切離のタイミングの目安として，一定の抵抗値を感知して行われますので，切断のタイミングは RF60 に接続した ENSEAL® より判断しやすくなったと考えられます．一方，デバイスとの接続端子は1カ所しかなく，ENSEAL® と Harmonic® を同時に接続することはできません．多方面からの詳細な報告が待たれるところです．

この前見た番組がまたやってる！

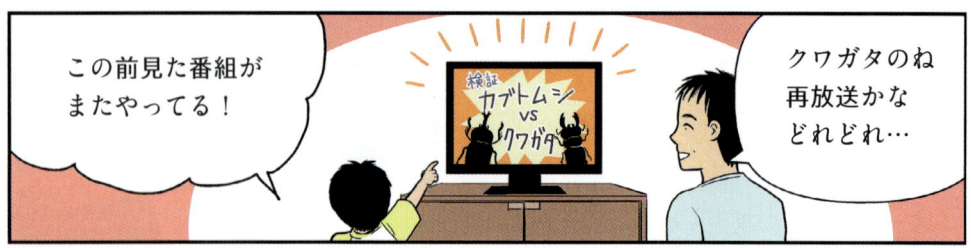

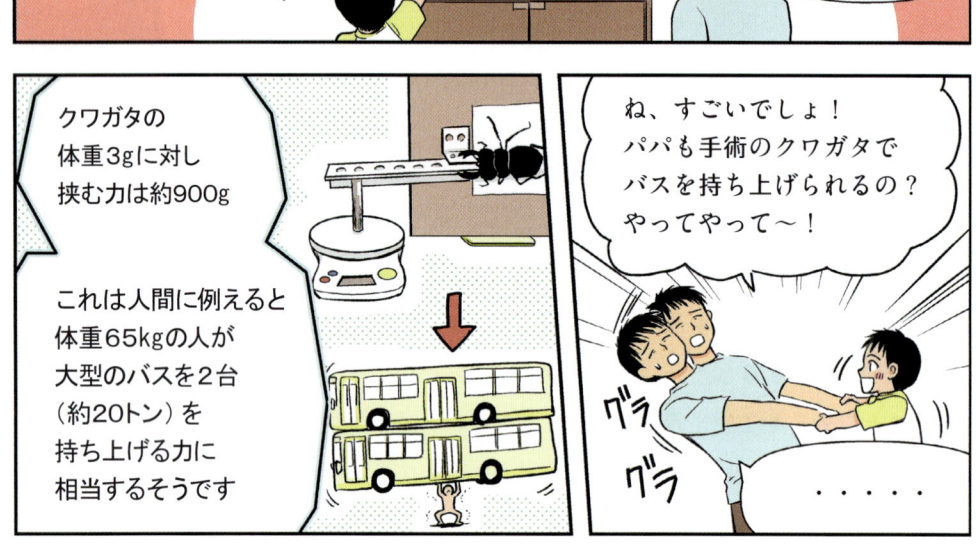

クワガタのね再放送かなどれどれ…

クワガタの体重3gに対し挟む力は約900g

これは人間に例えると体重65kgの人が大型のバスを2台（約20トン）を持ち上げる力に相当するそうです

ね、すごいでしょ！パパも手術のクワガタでバスを持ち上げられるの？やってやって〜！

グラグラ

・・・・・

もっと深く!! ⑪ RF60 接続 ENSEAL® の高い耐圧性を再考察する

　図 10-31 は，RF60 に接続した ENSEAL® の組織抵抗と電圧の関係を表します．ソフトウェアで制限された上限である 85V までは，抵抗値の上昇に合わせて電圧も上昇します．これは BiClamp® の理論と同じです．ここで特記すべきことは，RF60 に接続した ENSEAL® の場合，BiClamp® や LigaSure™ と比べ，通電によるジュール熱の発生直後のタイミングで，I-Blade™ で圧挫しながら切断する，まさに"ワンモーションでの処理"が可能であることです．

　つまり LigaSure™ では，ラチェットがかかった状態で圧挫をしますし，BiClamp® は圧挫の程度は術者の握力に任せられます．これに対し，ENSEAL® による圧挫は，I-Blade™ が前に進むことに合わせた，"絞り出されるような圧挫"もしくは，**"圧挫が進むのに合わせて，波が押し寄せてくるように凝固が進行する"**（図 10-26）と表現できます．熱により蛋白質の構造が破壊された瞬間に，グッと I-Blade™ に圧挫される（と同時に，切れる）ことにより，より強固な蛋白凝固が完成するのではないかと推測しています．

　加えて，この耐圧の強度は，collateral damage（凝固層の側方への広がり，裏を返せば期待を超えた熱損傷）が，いわば"けがの功名"として創り出している可能性もあると考えられます．Pitfall として考察したように，期待する凝固の広がりよりも，期待を超えた熱損傷がありえることを考慮するべきだと思います．

　ENSEAL® は PTC にてジョーの温度をモニターしているわけではありません．これが，PTC の C が，Control ではなく Coefficient である所以ではないかと思うのですが，PTC がコントロールしているのは"電流の通路"であって，その産物として組織温度が上がらない（temperature を control ではないので，制御しているとまでは言い切れない）という原理に立ち返る必要があると思います．例え電流路が遮断されていたとしても，マッシュルーム現象，つまり"通電する限り，電流は逃げ場を求める"ことを考えますと，通電時間が長くなればなるほど，凝固層の外側の，さらに抵抗値の低い方向へと電流が流れることになります．

　このことが繰り返されることにより，つまり 85V に達する前に，また目的とする抵抗値に達する前に，マッシュルーム現象による副損傷の広がりがありえるということを想定しておくべきではないかと思います．また，副損傷というネガティブな側面としてとらえるのではなく，本来のトラディショナルなバイポーラデバイスの原点である protein denaturation と cell dehydration → cell desiccation を，（熱ではなく）<u>通電の広がり</u>→ジュール熱の発生，という因果関係が後押しし，耐圧性を上げていることになりえる，ということを想定しておく必要があると思います．

第11章 対極板の役割は「縁の下の力持ち」
It works behind the scenes！

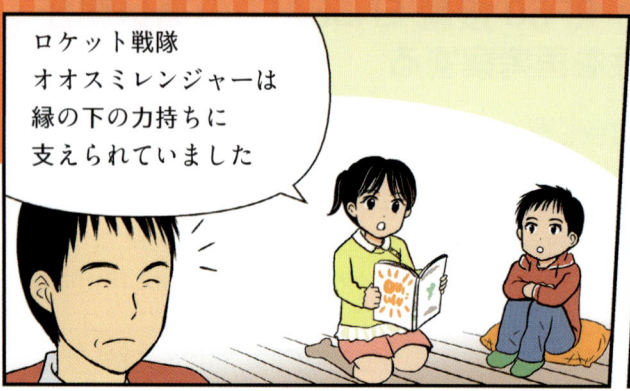

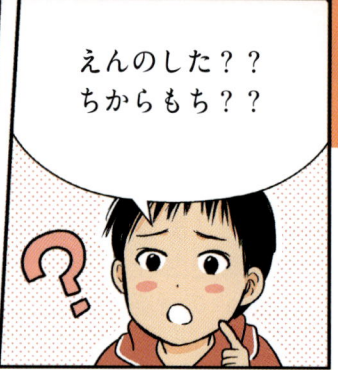

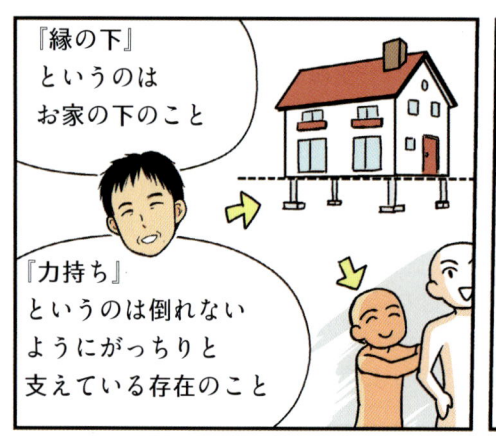

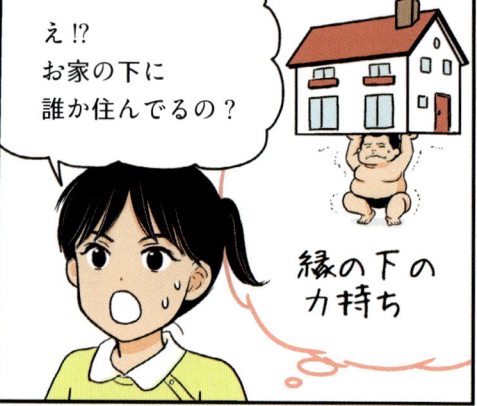

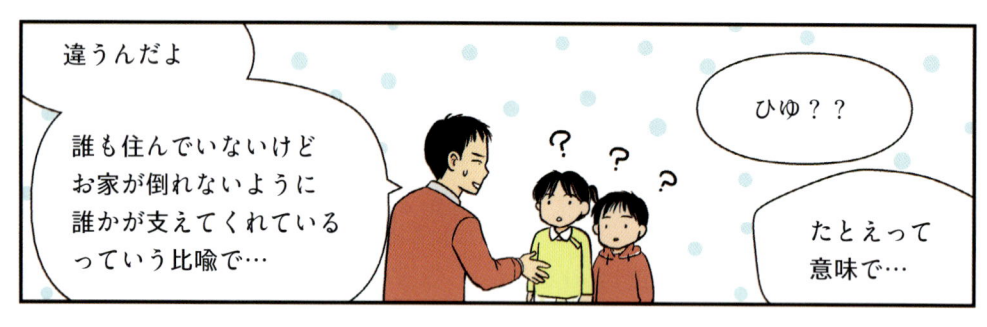

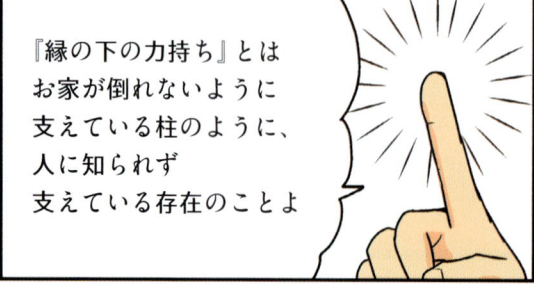

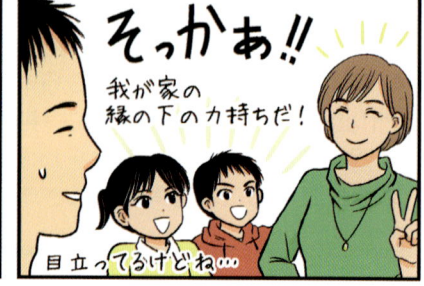

ロケット戦隊オオスミレンジャーは縁の下の力持ちに支えられていました

えんのした？？
ちからもち？？

『縁の下』というのはお家の下のこと

『力持ち』というのは倒れないようにがっちりと支えている存在のこと

え!?
お家の下に誰か住んでるの？

縁の下の力持ち

違うんだよ

誰も住んでいないけどお家が倒れないように誰かが支えてくれているっていう比喩で…

ひゆ？？

たとえって意味で…

『縁の下の力持ち』とはお家が倒れないように支えている柱のように、人に知られず支えている存在のことよ

そっかぁ!!
我が家の縁の下の力持ちだ！

目立ってるけどね…

第11章　対極板の役割は「縁の下の力持ち」

対極板（return electrode，neutral electrode あるいは dispersive electrode）が使用される目的は，メス先電極から流れてくる高周波電流を，生体に損傷を与えることなく，電気メス本体へ回収することです．生体へ与える損傷は，主として熱傷の発生です．

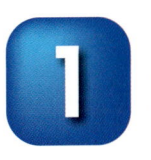

1　対極板部位でなぜ熱傷が起こりえるのか？

対極板は「なぜ電気メスで切れるか」と逆の発想で，「人体から導電性の高い回路へ戻すときの抵抗に対する発熱をいかに抑えるか」を考えて作られています．つまり，切開と逆で「電流密度をいかに集中させないか」ということになります．

そのためには，できるだけ広いもので電流を回収しなければなりませんが，広ければよいわけではなく，貼り具合が均一であることが必要です．貼り具合が均一でない場合は，場所によって抵抗値が違うでしょうから，きちんと貼られていない場所は抵抗値が上がり，より高熱になってしまうでしょう（図11-1）．これが，対極板貼付部位で**熱傷**が起こりえる理由です．

この熱傷に対する長年にわたる対策が，対極板の発展の歩みでもありました．今では，対極板はディスポーザブルが当たり前ですが，これによって熱傷が激減したのです．

> **Point**
> 対極板が均一に貼られていないと，熱傷の原因となる．

a　電流密度が集中

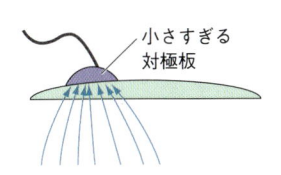

小さすぎる対極板

b　不十分な貼付部位の存在による電圧の上昇

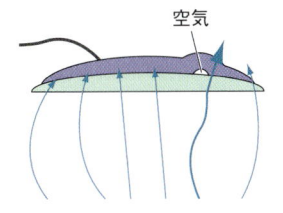

空気

c　高電力，高電圧下での放電の可能性

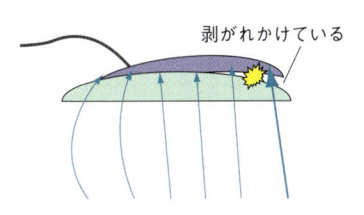

剥がれかけている

図11-1　対極板における熱傷の考え方

157

2 対極板発展の歴史

以前は，再利用可能な対極板がありました．例えば，ステンレスとペーストを組み合わせたものや，鉛と濡れたガーゼを組み合わせたものを使用していました．

1978年頃，日本でValleylab社のSSE3BおよびSSE2Lが発売されました．SSE3B電気メスでは出力がデジタル表示され，電気メスにマイクロプロセッサーが搭載される先駆けとなりました．この頃から，対極回路に何らかの安全機能を搭載できないかという模索が始まり，Valleylab社の電気メスに**リターンフォルト回路**なるものが搭載され始めました．リターンフォルトとは，メス先電極から出た高周波電流は100％対極板で回収されるべきとし，対極板に戻る電流が少なくなると他のどこかにリークしたことを示すので危険であるとして，電気メスが自動的に警報を出して出力停止する機能をいいます．

しかし，日本では電源コンセントの極性が必ずしも一定していない時期がありました．また，安全性を高く設定したセンサーの感度により頻繁に作動したことから，病院施設側で強制的に停止してしまうことも，過去にはあったようです．電気メスは高性能になったにもかかわらず，日本の商用電源設備の遅れがこのような状況を招いていました．それでも，安全性への配慮は時代の要求であり，このValleylab社のシステムは全世界的に対極板の安全機能を考えるきっかけとなりました．

a ディスポーザブル対極板

1979年には，フローティング型ソリッドステート電気メスが開発されるのとほぼ同時期に，ディスポーザブルの対極板が海外から輸入されるようになりました（3Mパッド）．これは，現在のような全面接着型ではなく，ウレタン素材の上にアルミ箔を貼った簡単な構造のものでした．患者との密着性を得るため，導電性のゲルをアルミ電極に塗布し，患者の皮膚に押し当て，医療用絆創膏で固定するものでした．それまで使用していた鉛板よりも装着後に気を使わず，密着面積不足による熱傷事故が激減していったことから，使用する施設が徐々に増加しました．

1980年には，国産のディスポーザブル対極板がソニーケミカル（現デクセリアルズ）社から開発されました（通称：ソニーパッド）．ソニーパッドは，細いステンレス線を布地と一緒に織り込み，カーボン粒子を含有した導電型接着剤を前面に塗布した対極板でした．パッドの土台が収縮性の布であるため皮膚の局面にフィットし，電極全体が粘着性を持っていたため，アルミ電極に導電ゲルを塗布するディスポパッドより簡便で安全性がさらに高まり，瞬く間に広がりました．その後，ウレタン素材にアルミ電極を貼り，スポンジに導電性ジェルを浸

み込ませ，電極を覆うように設計されたディスポパッドが登場しました．

1984年には，アムコ社がValleylab社製の対極板接触監視機能（REM）対応SSE2LおよびCPU搭載電気メス，Force 4の輸入販売を開始しました．このREMは，対極板が皮膚に密着しているかを監視するものです．これは販売シェアを大きく塗り替え，1987年頃にはValleylab社の電気メスが市場の半分以上を占めているという報告もあったそうです．

b 導電型と容量型

ディスポーザブルの対極板には，基本的に**導電型**と**容量型**があります（図11-2）．導電性対極板は，接着性をもった導電性高分子材料を対極板として使用したものです．長所は薄い構造にできることですが，導電性高分子材料の接着性に問題がありました．前述のすべての対極板の電極部分は，直接または電解質を介して，交流的にも直流的にも皮膚と接触している型式でした．

一方，容量型は大きなコンデンサとなっており，つまり，対極板の電極部分が絶縁フィルムで覆われていて，直接には皮膚と接触していない構造です．本来，電気メスの出力には直流成分が含まれてはならないので，対極板の電極部分と皮膚が直流的に接続されていなくても特に障害は起こりません．ただし，導電型対極板に比べて接触インピーダンスの直流成分がなくなるので，この分だけ接触インピーダンスが高くなります．長所は，薄い構造にすることが可能

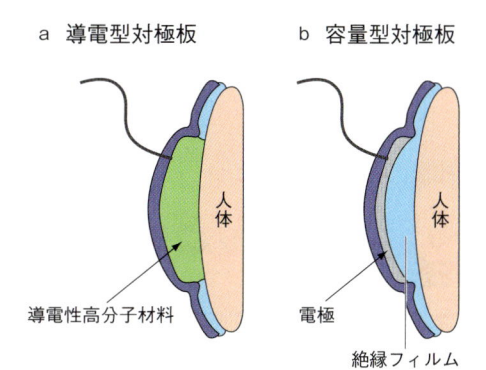

図11-2 導電型と容量型
a 導電型対極板／b 容量型対極板
（導電性高分子材料／電極／絶縁フィルム／人体）

な点，および，電極を絶縁フィルムで覆っているため，皮膚に接触する部分全面に接着剤を塗布する構造のものは接着性がよりよいと思われる点です．短所は，絶縁フィルムの機械的な破損に注意を要することです．

1985年になると，各社からさまざまなディスポーザブル対極板が販売されるようになりました．ヨーロッパのメーカーは導電型対極板，アメリカでは容量型対極板，という力関係もあったようです．日本では導電型対極板が市場を獲得しており，徐々にREM対応の導電型対極板が伸びていきましたが，容量型対極板の認知は少なかったようです．1990年に泉工医科社が容量型対極板の販売を開始し，また1991年には同社は容量型対極板による接触監視機能搭載のMS-8000SAS（SAS：safety area system）を販売し，これとの組み合わせにより容量型対極板の特長について認知度が高まりました．

容量型は泉工医科SASパッドのみで，導電型（例えばERBE社，Valleylab社，CONMED

社，3M社）とは対極板接触監視モニターの仕組みが異なります．対応する電気手術器でしか使用できないので，添付文書などで確認が必要です．

3 ほとんどの対極板は分割型

電気手術器各社が用意している対極板は，ほとんどが2枚に分かれた**分割型対極板（2面型対極板）**です（図11-3）．これは，対極板が剥がれて一部しか接触していない状態で高周波電流が流れた場合に発生する**対極板貼付部位での熱傷事故を防止する**ためです．

具体的には，分割された片側から切開・凝固効果を生むのとは別の微弱な高周波をもう一方の側へ流し，皮膚と対極板導電面との接触抵抗値をモニターして接触状態を監視しています（体脂肪計と同じ原理です）．対極板全面が均一に貼付されていれば接触抵抗値は低く，剥がれてくると接触面積が減少するので，抵抗値が上昇します．

よって，この接触抵抗値に限度を設けておけば，接触面積減少による対極板での熱傷事故を防止することができます．一般的に，健常人に対極板を貼ったときの抵抗値は40～100Ωくらいです．VIO300Dではこの値を画面で見ることができます（図11-4）．VIOでは抵抗値が120Ω以下であれば出力可能であり，120Ωを超えると警報を発して出力されません．

対極板の接触抵抗値は，皮膚の状態や患者さんの体質によっても異なります．皮膚が乾燥し

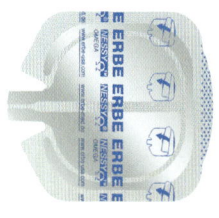

a ERBE社（オメガ）　　b 3M社　　c ERBE社（NESSY）

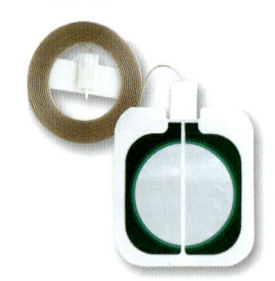

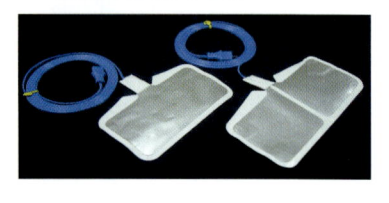

d Valleylab社　　e CONMED社

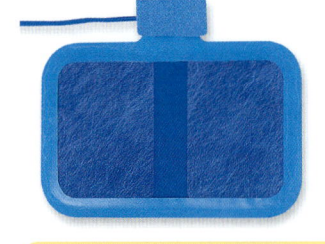

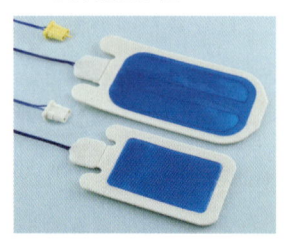

図11-3　各社の分割型対極板（各社の代表的製品）

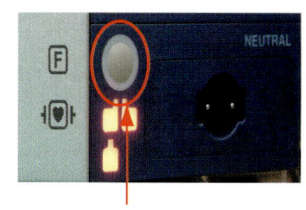

第11章 対極板の役割は「縁の下の力持ち」

このボタンを押すと右の画面に切り替わり、<u>対極板の抵抗値</u>を見ることができる。

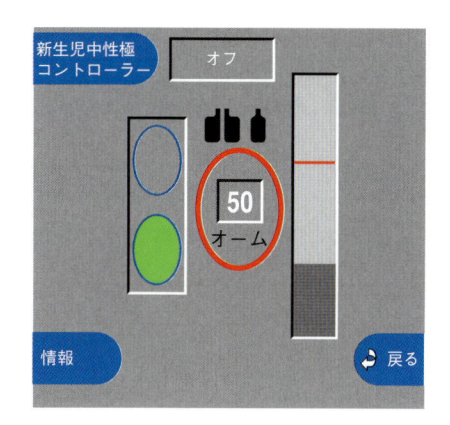

図11-4　対極板の抵抗値の確認画面（VIO300D）

てカサカサしている患者さんでは，対極板接触監視の限度値を超えてしまうこともあります．このような場合は，貼付面を濡れタオルで湿潤させてから対極板を貼るような対応が必要となります．また体脂肪計と同じ原理なので，体脂肪が多い人は高めになります．

よって，<u>特別な事情がないかぎり，分割されていない対極板（1面型）の使用は避け，熱傷事故防止の機能を備えた分割型対極板を使用することを強く推奨します．</u>特別な事情とは，先に述べたように皮膚状態が悪く2面型対極板がどうしても使用できない場合や，患者が乳児で，乳児用の2面型対極板が用意されていない場合などです．

上記は導電型対極板についての特徴ですが，導電型と容量型では対極板接触監視モニターの仕組みが異なるため，対応した電気手術器しか使用できません．そのため添付文書などで確認が必要です．

Point
分割型対極板は，熱傷予防のため接触状態を監視している．

4 VIOの対極板の貼付方向は決まっている

　VIOには，もう一つ対極板で監視する機能があります．これを対極板対称性モニターと呼んでいますが，分割された対極板のそれぞれの導電面に流れる電流を測定し，分割型対極板のそれぞれの面に流れる電流のバランスが崩れると警報を発生し，最終的には出力を停止します．つまり，電流の偏りによる電流密度の増加を防止し，熱傷事故を防ぐ目的のモニターです．よって対極板は，術部から流れる電流を均等に受け取るような方向で貼付する必要があります．

　図11-5はERBE社の対称性モニター（NESSY）対極板での貼付例ですが，それに対し，ERBE社のオメガ対極板（図11-6）では，貼付方向は基本的には規制されません．図11-6bのように，オメガ対極板には導電面の周囲を取り囲むオメガリングがあり，このリングを通って導電面に電流が流れる仕組みです．よって，どのような向きに貼付してもよいのですが，それでもある程度はアンバランスになるので，術野に対して分割の中心線を向けるように貼付すること（図11-7）がベストと考えられます．

a　正しい貼り方

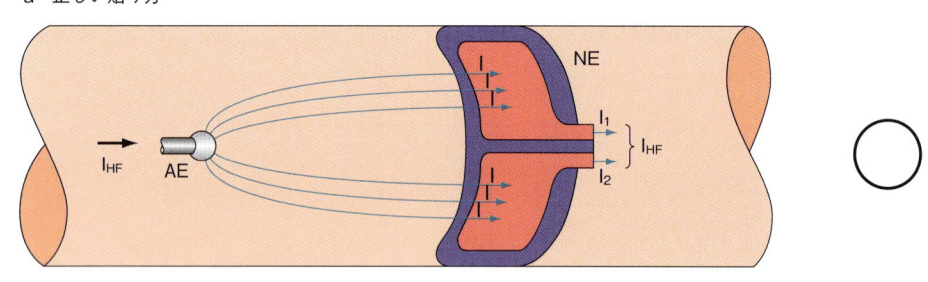

b　正しくない貼り方

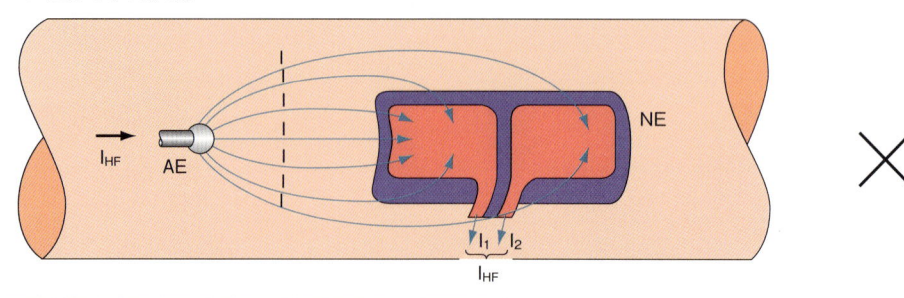

図11-5　VIOの対極板は貼る方向が決まっている（対極板対称性モニター）

第 11 章 対極板の役割は「縁の下の力持ち」

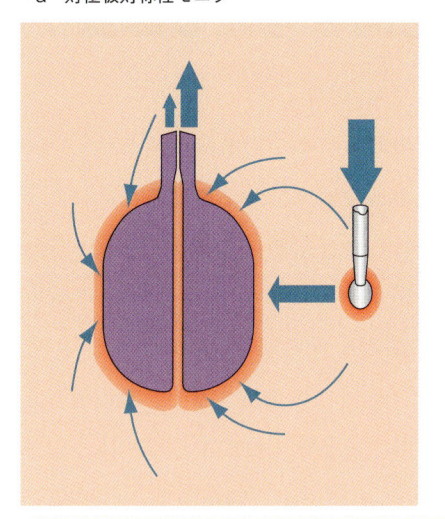

a 対極板対称性モニター　　　　　b オメガ対極板（ERBE 社）

オメガリング

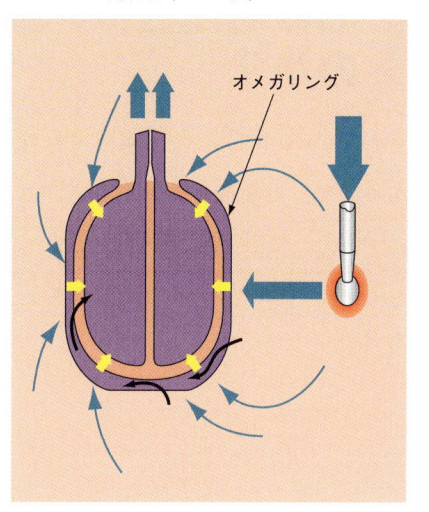

図 11-6 オメガ対極板にはオメガリングがある

術野からの電流

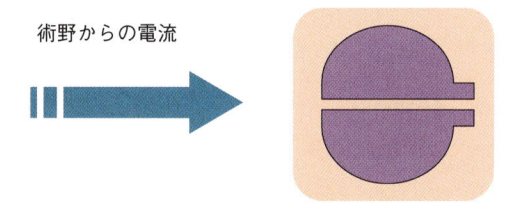

図 11-7 オメガ対極板のベストな貼り方

163

5 他の対極板は，貼る方向を考える必要があるのか？

　ERBE 社の VIO や ICC には対極板対称性モニターがあるので，対極板を貼付する方向は前述のとおりです．他社電気手術器では，図 11-5b のように，術野から遠いほど対極板で回収される電流が少なくなり，術野に近い方の縁辺により多くの電流が流れ込むので，この部分の電流密度を低下させるために長辺を術野に向けるように貼付します（図 11-5a）．

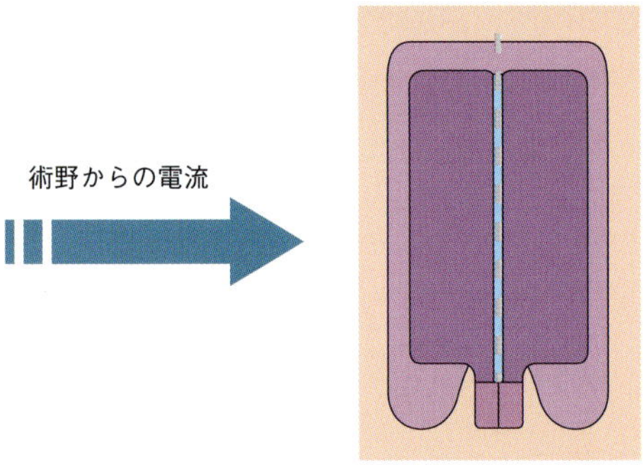

　図 11-8 のような長辺形の対極板は，術野に長辺を向ける必要がありますが，これを VIO や ICC に適用すると，対極板対称性アラームが必ず発生するので，このような形状のものは VIO や ICC では使用できません．

　いずれにしても，使用する電気手術器に合わせて対極板の貼付方向を決める必要があるので，電気手術器と対極板の両方の添付文書などを確認することが重要です．

図 11-8　他の対極板の場合，長辺を術野に向けて貼るようなものもある．

Point
対極板は方向を確認してから貼り付ける

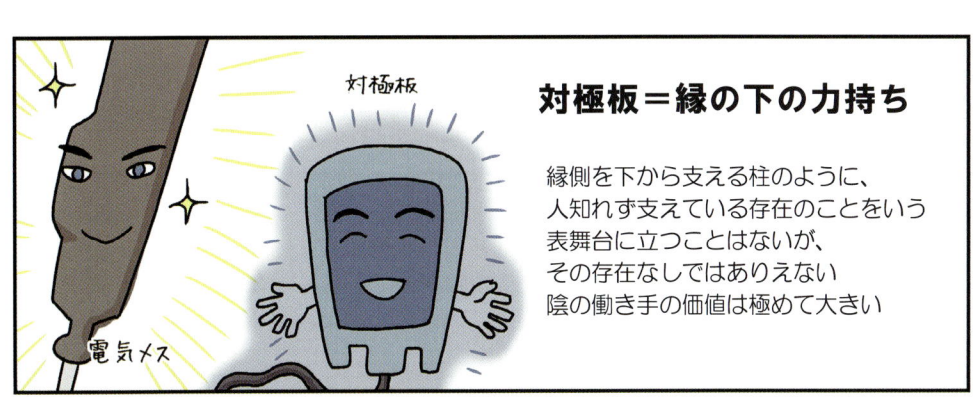

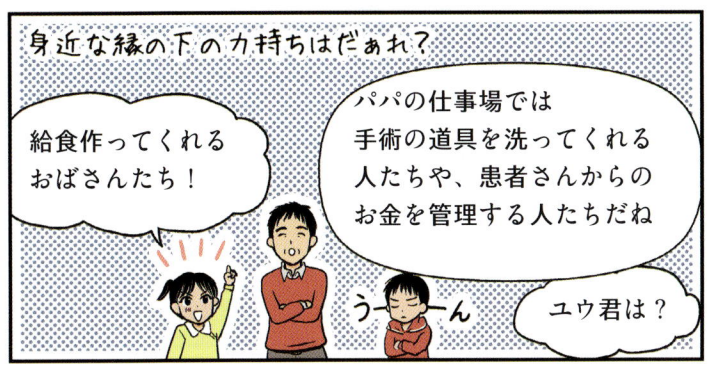

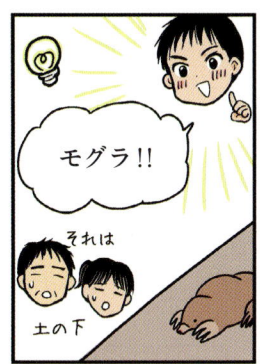

第 11 章　対極板の役割は「縁の下の力持ち」

対極板＝縁の下の力持ち

縁側を下から支える柱のように、
人知れず支えている存在のことをいう
表舞台に立つことはないが、
その存在なしではありえない
陰の働き手の価値は極めて大きい

対極板

電気メス

身近な縁の下の力持ちはだぁれ？

給食作ってくれる
おばさんたち！

パパの仕事場では
手術の道具を洗ってくれる
人たちや、患者さんからの
お金を管理する人たちだね

うーーん

ユウ君は？

モグラ!!

それは
土の下

165

第12章 電気メスの原理
放電現象を中心に

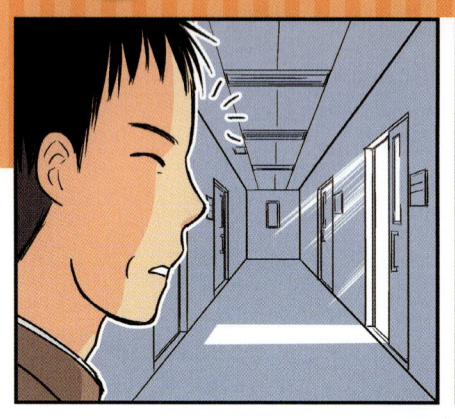

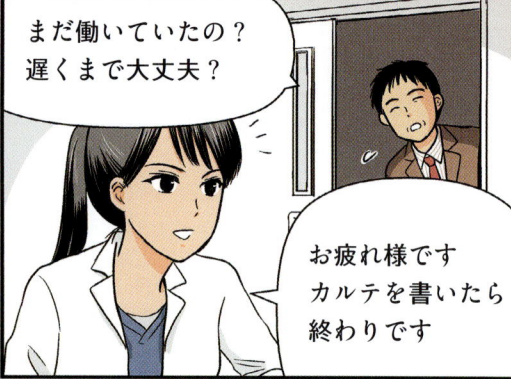

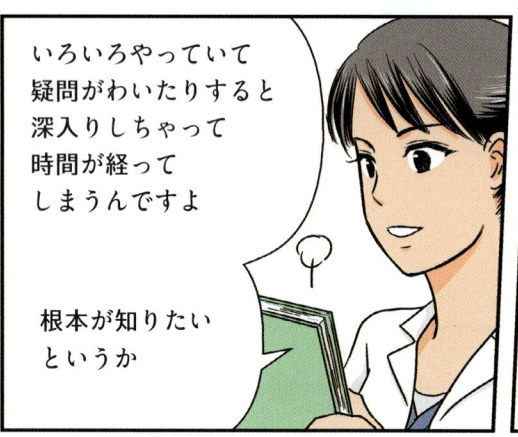

まだ働いていたの？
遅くまで大丈夫？

お疲れ様です
カルテを書いたら
終わりです

いろいろやっていて
疑問がわいたりすると
深入りしちゃって
時間が経って
しまうんですよ

根本が知りたい
というか

まぁ確かに根本を理解することは
その場だけではなく
いろんな応用にも繋がるからなぁ

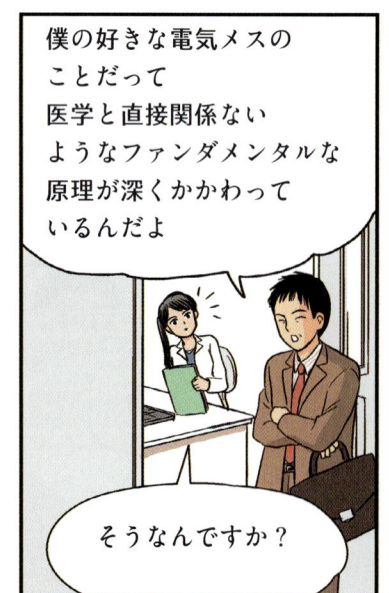

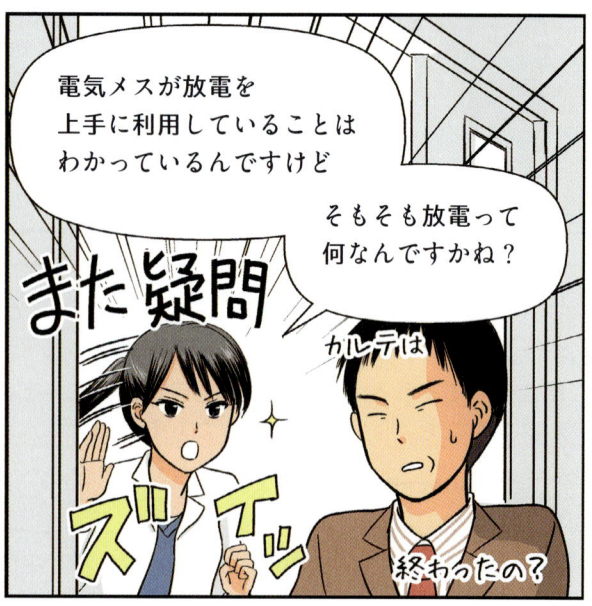

僕の好きな電気メスの
ことだって
医学と直接関係ない
ようなファンダメンタルな
原理が深くかかわって
いるんだよ

そうなんですか？

電気メスが放電を
上手に利用していることは
わかっているんですけど

そもそも放電って
何なんですかね？

また疑問

ズイッ

カルテは
終わったの？

第12章 電気メスの原理

この章では，電気メス（電気凝固システム）がその役割を果たすための，いわゆる fundamental な物理学的現象を紹介します．もともと本書を書くにあたり，バイブル的存在である『電気メスの理論と実際』（都築正和，斎藤正男，編）という本があります．残念ながらすでに絶版となっていますが，すばらしい内容が硬派な文体で書かれ，筆者には到底理解できないような理論や原理もふんだんに盛り込まれています．この本から一部引用し，また一部は（株）アムコの山崎氏にご協力いただき，とくに重要な理論や原理を紹介していきたいと思います．

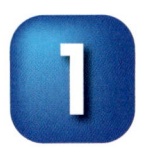

1 放電現象とは

放電現象を発見したのは，19世紀前半の H. Davy といわれています[5]．彼は電池 2,000 個を直列に接続して高電圧電源をつくり，直径 4 mm の炭素棒を接触させた後で引き離すと，アーク放電が生じることを観察しています（図 12-1）．現在で考えると単1形の電池1つが，長さ 6 cm，1.5 V なので，単純に計算しても直列につなぐと 120 m，3000 V となり，気が遠くなるような作業です．

図 12-2 は，放電の代表的な平行平面間での電圧電流特性（放電開始特性を含む）です．放電は電極間にある気体の絶縁破壊で開始されます．気体中の放電とは，気体の分子が電離されて陽イオンと電子になり，それらの粒子が移動することによって電流を運ぶ現象です．多数の電離粒子が生じるのは，**電子なだれ**と呼ばれる現象のためです．電界がある強さに達すると，加速された電子が気体分子に衝突してそれを電離し，新しく電子と陽イオンを生じます．新旧2つの電子は再び加速されて衝突し，これを繰り返すことによって，雪崩のように電子と陽イオンが生じ，これによって放電路が維持されます（図 12-3）．放電が生じているときには，放電路内にはこれらの粒子が多数存在します．それらの粒子は質量の違いがあり，陽イオンは非常にゆっくり動き，電子は高速度で移動しています．

図 12-2 を見て，放電について詳しく考えましょう．

0-a 間：電流が電圧に比例する．0-a 間では紫外線，宇宙線などが外部から照射されて，電離した荷電粒子が微弱なレベルで電極間に存在し，これが電極にとらえられる．

a-b 間：電流が一定である．これは電離が一定の状態に達し，電極にとらえられる荷電粒子

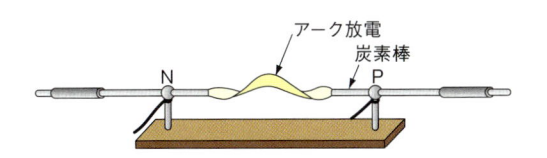

図 12-1 アーク放電の観察
（都築正和ほか編：電気メスの理論と実際．文光堂，1984 より改変）

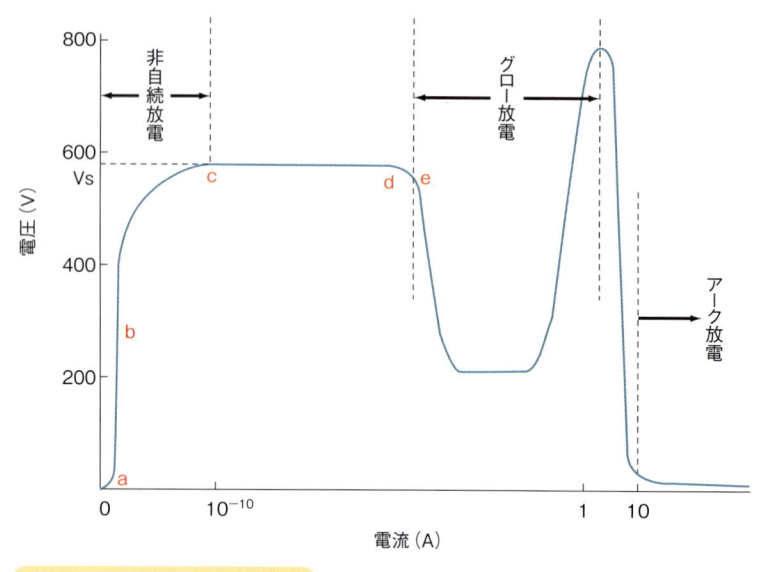

図12-2　放電の電圧電流特性

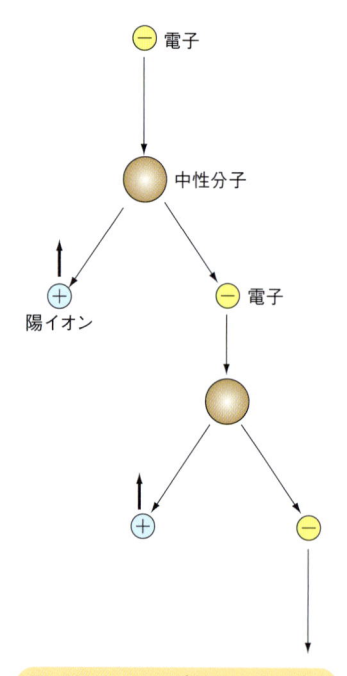

図12-3　これが電子なだれだ！
（都築正和ほか編：電気メスの理論と実際．文光堂，1984より転載）

数が一定になるため．

b-c間：高電界が電極間にかかるため，加速された電子が衝突電離し，電流が急激に増加する．c点以前では電流もわずかであり，荷電粒子がなくなれば放電は止まってしまうので非持続放電という．（…以上，放電開始特性）

c-d間：極めてわずかな電圧の増加で，電流が爆発的に増加する．すると外部から荷電粒子が与えられなくなっても放電は続くので，c点以降を自続放電という．

d-e間：**コロナ放電**がみられる．電子の供給源が特になく，偶然に存在する電子によって部分的に放電が始まるもの．電極の形状が，例えば針－平面のように不均等な場合（実際の電気メスのメス先電極と組織の関係はこちらに近い）には，電極間の電界が不均一になり，針電極付近に電界が集中する．この時，この部分だけがまず自発放電（低い音を伴った光が電極付近に見えるようになる）し，他の部分は絶縁が破壊されない．

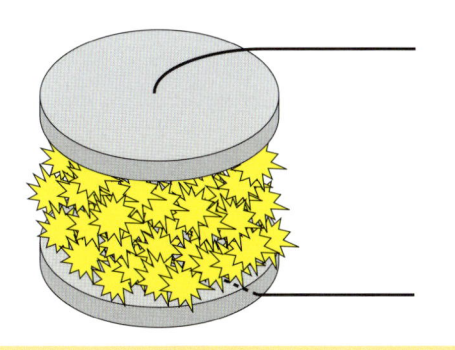

図12-4　グロー放電もしくはアーク放電の全路破壊

e：グロー放電～アーク放電．気体中の電界の分布が比較的均一な場合，すなわち図12-4のように，2つの同じ面をもった電極を置いて電圧をかけ，電圧が次第に増加していくような場合を想定する．さらに電圧を高くしていくと，電極間は非自続放電の状態から，いきなりグロー放電またはアーク放電の全路破壊の放電に突入する．この全路破壊の過渡的な放電を**火花放電**といい，火花を起こす電圧Vsを**火花電圧**（放電開始電圧）という．

大気中で放電を開始するのに必要な電圧は，電極が双方とも滑らかな場合は電極間距離が1cmあたり約20kV，針のように鋭く尖った電極の場合，約5kVといわれています．図12-2を見てみると，グロー放電に移行する際，電流は増加しているのに電圧が急激に低下している部分を認めます（負性抵抗，後述）．グロー放電は，陽イオンが加速されて陰極に衝突し，電子をたたき出して電子なだれの源となる放電で，現在では蛍光灯として利用されています．

電流が増え続けると，再び電圧も上昇しアーク放電へと移行します．電気メスはこのアーク放電を利用しています．アーク放電への移行の際にも**負性抵抗**を認め，この光と音を伴う一時的な激しい放電，**火花放電**が起こります．原始的な火花方式の電気メスの発振回路は，この負性抵抗を利用したものです．アーク放電では，さらに強力な電子の供給方法として，陰極からの電界によって直接電子が引き出されるか，熱によって電子が放射されますが，この2つのどちらの機構が生じるかは，主に陰極の材料によって決まります．図12-2のように，いったんアーク放電に移ると，それほど電圧を必要とすることなく非常に高い電流が得られるようです．

各放電の定義の違いは電子なだれの源となる電子の供給機構によって，上記のような3種類の放電に分けられます．次に，電気メスに関係の深いアーク放電について，もう少し詳しく考えましょう．

2 アーク放電

　放電に伴う熱を利用する技術として，アーク溶接，アーク炉などがあります．放電に用いられる電気エネルギーは，大部分が陰極で消費され，熱となります．現在もこの技術は用いられ，条件を変えることによって，切断，溶接などさまざまな機能が得られています．

　電気メスで利用する放電も**アーク放電**であり，電流密度が極めて高いことが特徴で，$10^6 \, \text{A/cm}^2$ にも達します．前述したように，大量の電流を流しても，もはやそれほど高い電圧を必要としないことも特徴です．これはアーク放電が行われている放電路は，空中放電にもかかわらず，電気的抵抗が極めて低くなっているからと考えられます．このことは，発振回路（第6章もっと深く!!⑧を参照）の理論を考えるうえでも非常に重要です．

　グロー放電からアーク放電に移行する際，光と音を伴う一時的な放電を生じます．これを火花放電といいますが，図12-2を見てもこの移行期は急激に電圧が低下して，右下がりになっているのが分かります．このような現象を負性抵抗と呼び，つまり通常の電気抵抗に対する電圧と電流の関係（オームの法則，電気的抵抗がある場合，電流を流すためには電圧をかけなければいけない，いわば正性抵抗）とは逆になっています．

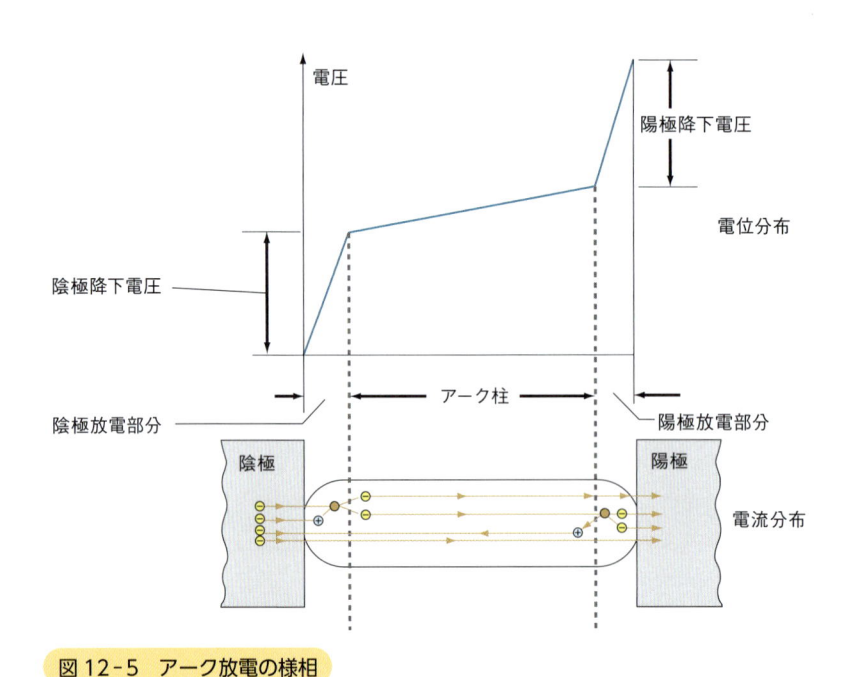

図12-5　アーク放電の様相

（文献17より改変）

図12-5はアーク放電の様相です．アーク放電では気体中に放出された電子やイオンで満たされ，極めて抵抗の低い状態になるため，電圧の上昇は認められません．そして電極のごく近傍だけに電圧が集中し，強い電界ができます．主に電界によって加速されたイオンにより電極にぶつかって発生した熱で電極から電子がたたき出されるか，あるいは主に強い電界によって直接電子が引き出されます．

電流は磁界をつくります．磁界と電流によって力が生じますが，この力は電流路を収縮する方向に働きます．このためアーク放電の場合，負性抵抗になる移行過程で**アーク柱**と呼ばれる"放電路の直径の急激な収縮"が特徴となります．つまり，電流は自分で通路を絞って細い道を流れます．これが電流密度の上昇であり，切開には好都合なのです．この時の電流密度は$10^4 \sim 10^6 \, \mathrm{A/cm^2}$にも達します．

アーク放電の負性特性は比較的電流の低い場合であり，さらに電流が高くなると（図12-2では10A以上）アーク電圧はほぼ一定の定電圧特性を示すため，非常に安定した放電形態といえるでしょう．これは高速道路を順調に走行することに似ています．つまり，スピードに乗ったらあまり抵抗を感じることなく，リラックスしてアクセルを踏んでいればよいという状況です．

3 高周波放電

高周波放電は交流電圧による放電現象ですが，その**周波数**によって特徴が変わります．一例をあげれば放電開始電圧（火花電圧）は，図12-6で示されるように周波数によって変化します．これは交番する電界によって陽イオンと電子の運動に影響がでるためと考えられますが，非常に高い周波数帯までを含んだ概念です．電気メスで用いられている高周波は主に300 kHz〜5 MHzの周波数ですが，これは高周波としては低い周波数帯といえます．高周波放電で周波数が問題となるのは，波長が放電ギャップに近づくような周波数帯域となります．具体的にいえば衛星放送の電波は12 GHz帯を使用していますが，この波長は2.5 cmで実際の放電現象のギャップに近いといえるでしょう．これに対して電気メスで使用される上

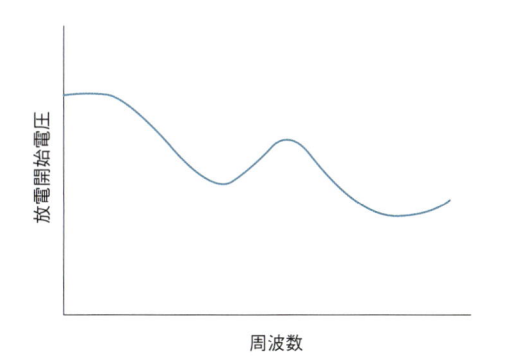

図12-6 高周波放電の特性
（都築正和ほか編：電気メスの理論と実際．文光堂，1984より転載）

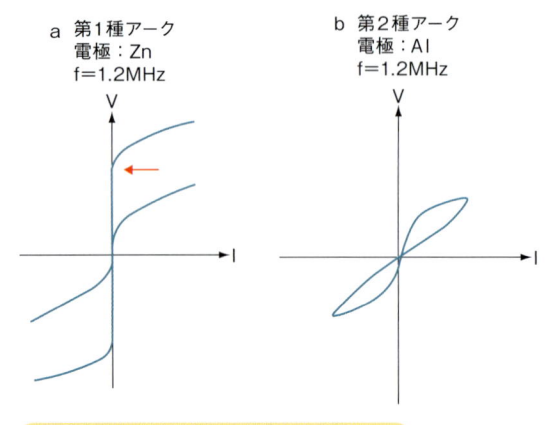

図12-7　アーク放電の電流―電圧特性
（電気学会編：改訂新版　放電ハンドブック・電気学会，1986より転載）

記周波数での波長は60〜1,000m程度ですので，**放電凝固**を行う際の組織との距離が数mm〜1cmほどであることを考えると，周波数による特性はほとんど無視してよいと考えられます．

とはいうものの，まったく影響がないとはいえません．電気メスの放電は当然のことながら大気中で発生しますが，一般に大気圧中では周波数が高いほど放電開始電圧が低下します．その程度は周波数やギャップの広さおよび電極形状によって変化しますが，50Hz交流に対して10〜20%程度です．よって前項までで述べた放電現象ならびにアーク放電を理解していれば，取り立てて高周波放電として考え直さなければならないといったことはなさそうです．

しかし，高周波アーク放電では電流-電圧特性の異なる2種類の形式が存在することに注意しておかなければなりません．第1種のアークは不安定で著しくアーク発生点が動き回り，その特性は図12-7aに示すように極性が代わるごとにグロー放電（電圧が急激に上昇する部分）を経てアーク放電（電圧が緩やかに変化する部分）に移行しますが，極性が反転し再度同じとなったときの再点弧電圧（再度アーク放電が発生する電圧）は図12-7aの矢印のようにより高くなっています．

これに対して第2種アークは極めて安定していて，図12-7bに示すようにアーク電圧はほとんど連続的にその極性を変転させ，再点弧電圧はほとんど認められません．第1種アークは多くの金属および炭素電極において認められ，第2種アークは炭素アルミニウム電極に限られますので，電気メスの放電を考えるうえでは，この第1種アークとなります．

この第1種アークにみられるアーク発生点の激しい動きは陰極点ホップ現象といいます．このホップ現象も周波数や電流などの外部条件の影響を受けますが，周波数に対しては図12-8aのように電流一定では周波数が高い方が，ホップ距離は減少します．ただし，このホップ現象の周波数による距離の違いは数十μmほどのものですので，日常皆さんが目にする実際の電気メス電極よりの放電では，周波数の違いによる差異を感じることはできないものと思います．むしろ線香花火のようなアットランダムな電弧が発生していることで，陰極点ホップ現象を具体的に感じとることができるのではと考えます．

……以下『電気メスの理論と実際』[5]より引用……

"電気メスのように生体に物理的エネルギー

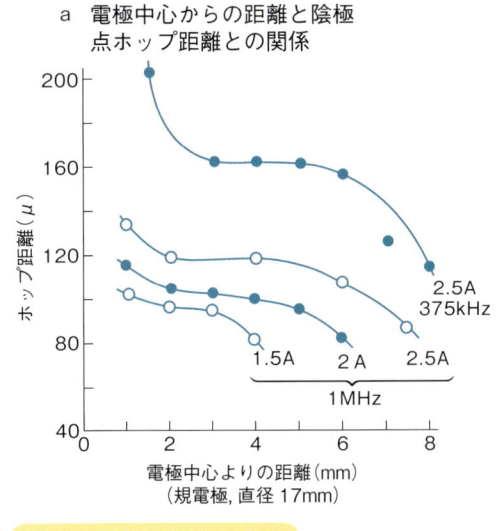

a 電極中心からの距離と陰極点ホップ距離との関係

b 電極の沸点温度と陰極点ホップ距離の関係（2.5A）

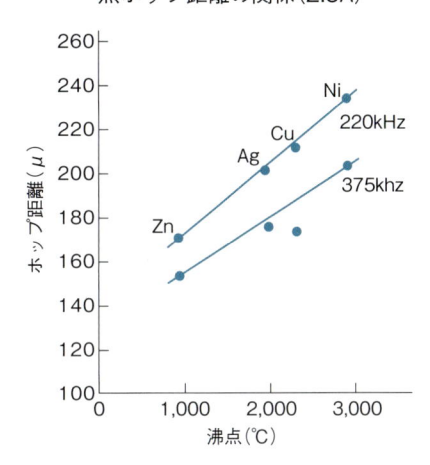

図12-8　陰極点ホップ距離

（都築正和ほか：電気メスの理論と実際．文光堂，1984より転載）

を作用させる医療機器について基本的検討を行うためには，まずその生体に与える作用の機序を正しく理解する必要がある．そうすることによってはじめて，機器の開発がより効率的に進展し，医療上の有効性も高まる．

物理的エネルギーの生体作用といっても広範囲のものがある．一般にエネルギーに対する生体の反応は複雑で，中には検証が困難と思われる生体に特有の現象もあり得るが，そういうものを別にすればある程度まで物理的現象としての解釈ができる．特に電気メスのように作用の結果が目にみえて明らかなものは，物理的現象としてとらえやすい．"

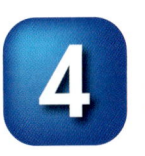

4 生体の電気的性質

今まで，生体に電流が流れることを，当然のこととしてお話ししてきました．人体の60％は水分であり，電解質も豊富に含むので，電流が流れることは直感的にわかります．この項では，そのことをもう少し掘り下げて考えてみたいと思います．結局，人体というのは電気メスを使用する場合，（図12-9a）のような単純な回路に簡略化できます．ここに至るまでを解説します．

電気的材料として人体を考えるにあたり，その性質を表現する定数が3つあります．**導電率，誘導率（もしくは誘電率）**，および透磁率です．このうち，生体は非磁性体（外部からの磁場がない場合，本体そのものには磁石としての性質

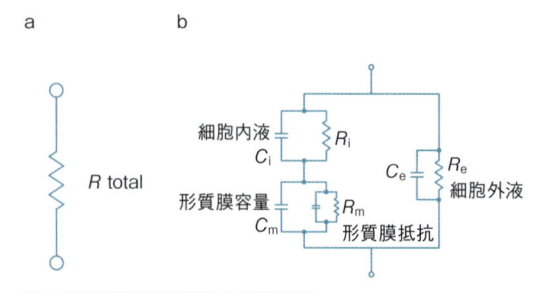

図12-9　生体組織の電気回路
（文献19より改変）

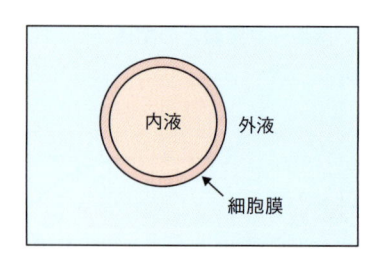

図12-10　細胞の電気物性モデル
（文献19より転載）

がない）ですので，透磁率は真空の透磁率と変わらないということで，人体の電気的性質としては無視してよいと考えられます．

また，導電率も誘電率も，下記のように高ければ高いほど電流を流しやすいと考えてよいようです．

a 導電率　σ

導電率σ（シグマ）は物質の電気伝導のしやすさを表す値です．単位はジーメンス毎メートル［S/m］または毎オーム毎メートル［$\Omega^{-1} \cdot m^{-1}$］です．導電率は次の式で定義されます．

$j = \sigma E$

ここでjは電流密度（ベクトル），σは電気伝導率，Eは電場（電界）のベクトル（つまり電圧）です．この式は，電気を伝えやすければ（つまり導電率が高ければ），たくさん電流が流れる（電流密度が高くなる）ということを意味します．

導電率は原子によって違い，最も高いのがAg（銀），次がCu（銅）となります．電気伝導性に優れており，AgよりコストがCu が，電気器具の配線をはじめ，あらゆる用途に用いられる理由がわかります．

また電気伝導率σは電気抵抗率ρ（ロー）の逆数になり，

$\sigma = 1/\rho$

の関係が成り立ちます．

b 誘電率（誘導率）ε，比誘電率 $\varepsilon/\varepsilon_0$

誘電率（もしくは誘導率）は，ε（イプシロン）で表します．誘電率εというものは考え方が非常に難しいものだ思っていましたが，後述の細胞膜の理論が，この考察のヒントになりました．定義としては，物質が外部から電場を与えられたとき，その物質中の原子（もしくは分子）がどのように応答するかで決まってくる値で，物質内で電荷とそれによって与えられる力との関係を表す係数と定義されます．難しいようですが，一番身近なものは雷の発生における，静電誘導です（序章参照）．とどのつまりはコンデンサの考え方です．

細胞の一番外側にあたる細胞膜は電気的絶縁性が高いとされています．その細胞膜の囲いにより電解液の細胞内液が，同様に電解液の細胞

第12章 電気メスの原理

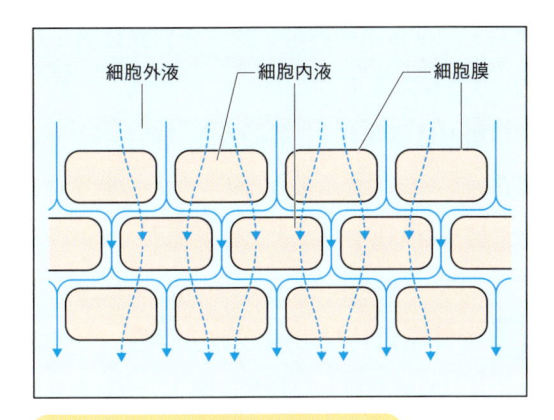

図 12-11 生体組織の電気性モデル
（文献19より転載）

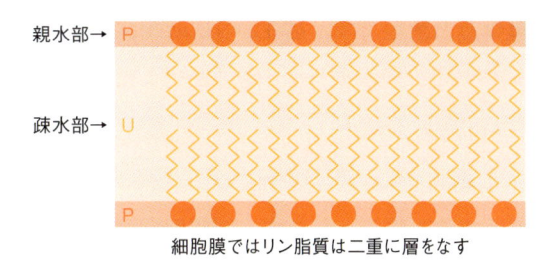

図 12-12 細胞膜はコンデンサ！

外液から隔離されています（図12-10）．生体を"通電される物体"としてのみ考える場合は，細胞内の解剖学的微細構造物，例えば細胞核やミトコンドリアなど，は一切無視して考えてよいようです．つまり基本構造としてはこのように，細胞外液，細胞内液，細胞膜の3つの要素で単純化されます．

ここで細胞膜に注目してみます．細胞膜は膜の両面に脂質分子が2層に密に並んで構成されていますが（図12-12），膜内部の疎水性の部分が電気を通さず，それゆえ抵抗値は大きく，逆に細胞膜の外側の親水性の部分は電気をよく通しますので，2枚の電極の間に絶縁物を挟み込んだコンデンサのような構造になっています（図12-12）．細胞膜は極めて薄いので，コンデンサとしての電気容量としては非常に大きな値となり，$1cm^2$あたり$1\mu F$程度になります．特に筋肉では大きく，$10\mu F/cm^2$以上といわれています．

ある物質がコンデンサとしての性質を持つ場合の，電気的な性質を誘電率εで表すといえそうです．また真空の誘電率をε_0とした場合，それに対する比$\varepsilon/\varepsilon_0$を**比誘電率**といいます．

これ以降の話でコンデンサが頻出しますが，コンデンサに関することをいろいろ調べてみますと，コンデンサの容量は電極の面積に比例，電極間の距離に反比例し，誘電体の誘電（導）率にも比例するようです．つまり，誘電率を考えることは，細胞をコンデンサとして考えるにあたり必要な知識のようです．

c 電気的特性からみた細胞

細胞内液と細胞外液はイオン組成が異なりますが，電気的特性は同様と考えられます．電気メスでの処理の対象となる脂肪や筋肉において，導電率σは数～数$10 mS/cm$で，水分の少ない皮膚の$1 mS/cm$以下より高くなります．また，比誘電率$\varepsilon/\varepsilon_0$はほぼ水と同様で50～80です．

d 電気的特性からみた生体

それでは，身体全体はどのように考えるのでしょうか？生体は，前記の細胞が有機的に積み

重なった構造です．図12-10の細胞モデルをレンガ状に積み重ねて，図12-11のようなモデルに簡略化できます．

例えば，このモデルの上下に電極を当てて，電流を通電するとします．細胞膜はコンデンサのような役割をしますので，電気メスで通電するような交流を流す場合は，コンデンサを容易に電流が流れると考えられます．つまり図12-11の破線で示した細胞膜を貫いて流れる電流路もありえます．この場合の電気的な流れやすさが誘電率εです．細胞外液の部分は，もともと電気的抵抗がないので図12-11の実線のような電流は容易に流れます．この場合の電流の流れやすさが導電率σですが，これはいわゆる抵抗（インピーダンス）Rに置き換えることが可能です．

以上より，細胞内液，細胞外液，細胞膜の電気的性質のそれぞれを，導電率を逆数のインピーダンスRでの逆数で，また誘導率をコンデンサの電気容量Cで，置き換えてみます．

すると，生体組織の電気的等価回路は図12-9bのように考えることができます．つまり，生体組織は導電体（一般的な電気的抵抗）か誘電体（コンデンサのようなもの）かを簡単には言い切れないということになります．

e 生体電気特性の周波数依存性

生体に電流を流した場合，図12-9bの6つの電気的抵抗物が常に必要かというと，周波数によって変わってくるようです．

誘電緩和周波数fcというものがあります．この場合の緩和というのは"導電性と誘電性が特定の周波数で急に変化する現象のこと"です．

$$fc = \sigma/2\pi\varepsilon$$

という関係があります．

表12-1は10 MHzから2,450 MHzにわたる誘電緩和周波数fcの値です．これより筋肉などの高含水組織では，100 MHz以下ではf＜＜fcとなるのでほぼ導電体と見なせますが，脂肪などの低含水組織では，ほぼf＝fcであり，

周波数 (f) (MHz)	高含水組織 比誘電率 (ε_s)	高含水組織 導電率 (σ) (S/m)	高含水組織 誘電緩和周波数 (f_c) (MHz)	低含水組織 比誘電率 (ε_s)	低含水組織 導電率 (σ) (mS/m)	低含水組織 誘電緩和周波数 (f_c) (MHz)
10	160	0.625	70	—	—	—
27.12	113	0.612	97	20	10.9〜43.2	10〜39
100	71.7	0.889	222	7.45	19.1〜75.9	46〜182
433	53	1.43	483	5.6	37.9〜118	121〜377
915	51	1.6	562	5.6	55.6〜147	178〜470
2,450	47	2.21	842	5.5	96.4〜213	314〜693

表12-1 生体組織の電気的特性と誘電緩和周波数

（文献20より引用）

第12章 電気メスの原理

特性 \ 組織 \ 周波数		100 Hz	10 kHz	10 MHz	10 GHz
導電率 δ [S/m]	骨格筋	0.11	0.13	0.5	1
	脂肪	0.01	0.03	0.05	0.1
	肝臓	0.12	0.15	0.4	1
	血液	0.5	0.5	2	2
比誘電率 ε_s	骨格筋	10^6	6×10^4	10^2	50
	脂肪	10^5	2×10^4	40	6
	肝臓	10^6	6×10^4	2×10^2	50
	血液	10^6	1×10^4	10^2	50

表12-2 生体組織の電気的特性

(文献21より引用)

導電体と誘電体の両方の性質を持つことがわかります．

図12-3は生体組織の導電率と誘電率は，おのおのの周波数が高くなるとどのように変化するかを示しています．これを組織別に考えたものが，表12-2です．この両方の図からわかることは，電気メスの周波数である350〜500 kHzにおいては伝導率εが誘電率σに対し極めて低いということがわかります．つまり生体にとっては，図12-9bにおけるコンデンサとしての性質は，どの組織においても，ほぼ無視できるということになります．つまり電気メスでの周波数においては，生体は伝導体として取り扱うことが可能で，図12-9aのように簡

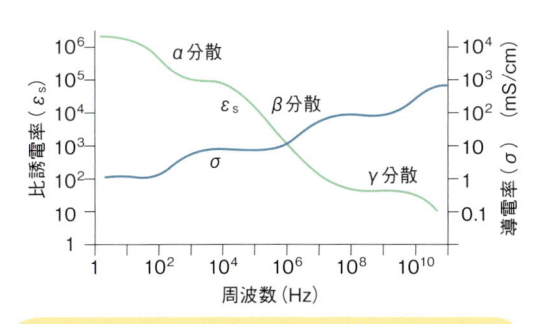

図12-13 生体組織における導電率および比誘電率の周波数依存性
(嶋津秀昭：MEの基礎となる生体物性，MEの基礎知識と安全管理(社団法人日本生体医工学会ME技術教育委員会監修)，改訂第5版，p.42，2008，南江堂より転載)

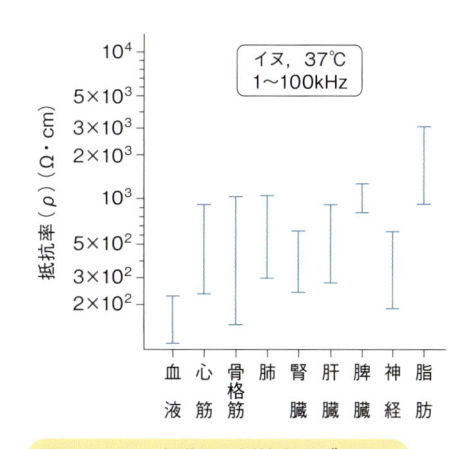

図12-14 各臓器の抵抗率のばらつき
(Geddes LA, Baker LE：The specific resistance of biological material. A compendium of data for the biomedical engineer and physiolosist. Med Biol Eng 5：271-293, 1967より改変)

略化できるということになります．このことから，電流は細胞を避けて細胞間質液中を流れることを想像できます．また，基本的に今までこの本の中で説明してきましたとおり，単純なオームの法則を適用して考察することが可能です．

図12-14に各臓器における抵抗率を示します．これをみると，それぞれの組織における数値はかなりばらつきが大きいということがわかります．これは各組織が一様な構造でないことから，測定時の電流経路が異なることにより生じる差異や，測定標本の状態（血液の含有量の差など），あるいは温度依存性や経時的変化によって測定値が異なることを示しており，生体組織の物性値の正確な表示がいかに難しいかを物語っています．

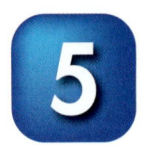

5 生体の熱伝導

次に，熱の伝導を考えてみます．

単位面積あたりの組織を通過する熱流，つまり熱流密度 q [cal/(s・cm^2)] は，**熱伝導率**を k [cal/(cm・s・℃)]，熱流方向への温度勾配を dT/dx [℃/cm] とすると，

$$q = -k\,dT/dx$$

で表されます．

定常状態での熱伝導は，この式からおわかりのように，熱伝導率 k だけで表されます．この k を測定するには，切り出した組織片試料について，単位面積あたりの熱流の大きさと試料中の温度勾配または一定の長さの試料両端の温度差を測るか，あるいは試料の温度差を一定にしたときに流れる熱流を測ればよいのですが，測定に関係のない方向への熱流の漏れを防ぐ特別な工夫が必要になります．

このような方法で19世紀末より多くの研究者が生体組織の熱伝導率の測定を行いました．おおよその値として，表12-3のような結果が残っています．36℃での水の熱伝導率は 1.5×10^{-3} cal/(cm・s・℃) とされていますので，（血流のない）筋肉の熱伝導率は，水に近いことがわかります．これを見るかぎり，筋肉のほ

組織	比熱 [cal/(g・℃)]	熱伝導率 [cal/(cm・s・℃)]
脂肪・骨	0.24	0.46×10^{-3}
筋肉	0.86	1.3×10^{-3}

表12-3 生体組織の比熱、および熱伝導率
（433～2,450MHz帯）
（文献20より引用）

血管直径 (μm)	血流量 (ml/s)	熱伝導の例 (cal・s^{-1}・cm^{-1}・K^{-1})
300	0.4	0.016
300	4.0	0.20
160	0.4	0.045
160	1.4	0.20

表12-4 血管壁の熱伝導の例
（文献20より引用）

うが脂肪や骨より組織としての熱の伝導がよいようです．エネルギーデバイスを用いていても，このことは経験的に理解できます．

また水の熱伝導率が一番高いことから考えて，生体組織における熱の輸送で支配的なものは血液循環であるということも理解できます．つまり生体内での熱の移動は，組織そのものの熱伝導より，血流によるそれがより効率的であることがわかりますし，それゆえ患者さんの体温を下げたいときに，大腿動脈などの太い血管の近くを冷却するということは非常に理に適っているのでしょう．

一般に細動脈以上の太さをもつ血管については，血管壁を通しての熱の移動を考えます．血管壁内外に1℃の温度差があったとき，血管壁表面1cm²あたりの熱流の実測値を**表12-4**に示します．細動脈以上の血管については，この値に基づいて熱伝導率を計算しなければなりません．しかし，実際に血管壁そのものの熱伝導率を示した文献はありません．と言いますのは，第10章のバイポーラデバイスの説明において，バイポーラで血管を閉鎖するにあたり，血流がなくなって熱がこもることにより，組織の温度が効率的に上昇すると説明しました（図10-3）．つまり，このような場合の熱伝導率は，血流を遮断して血管をバイポーラで閉鎖するという状況を再現したうえで，熱の伝導率を測定する必要があり，きわめて難しいと想像します．

一方，毛細血管は血流に対して表面積が著しく大きいので，毛細血管内の血液温度は組織温度と等しくなると考えてよいようです．この場合，組織血流から毛細血管の運びえる熱量を計算し，これを単位断面積あたりの熱流に換算して，便宜的に毛細血管を含む組織の熱伝導率を求めることができます．例えば肝臓や脳で9.6×10^{-3} cal/(cm・s・℃)，皮膚で1.9×10^{-3} cal/(cm・s・℃)，腎で71.7×10^{-3} cal/(cm・s・℃)となり（これらの数値は『電気メスの理論と実際』より1 cal = 4.2として計算），血流がない場合に比べて，いずれも著しく大きくなります．

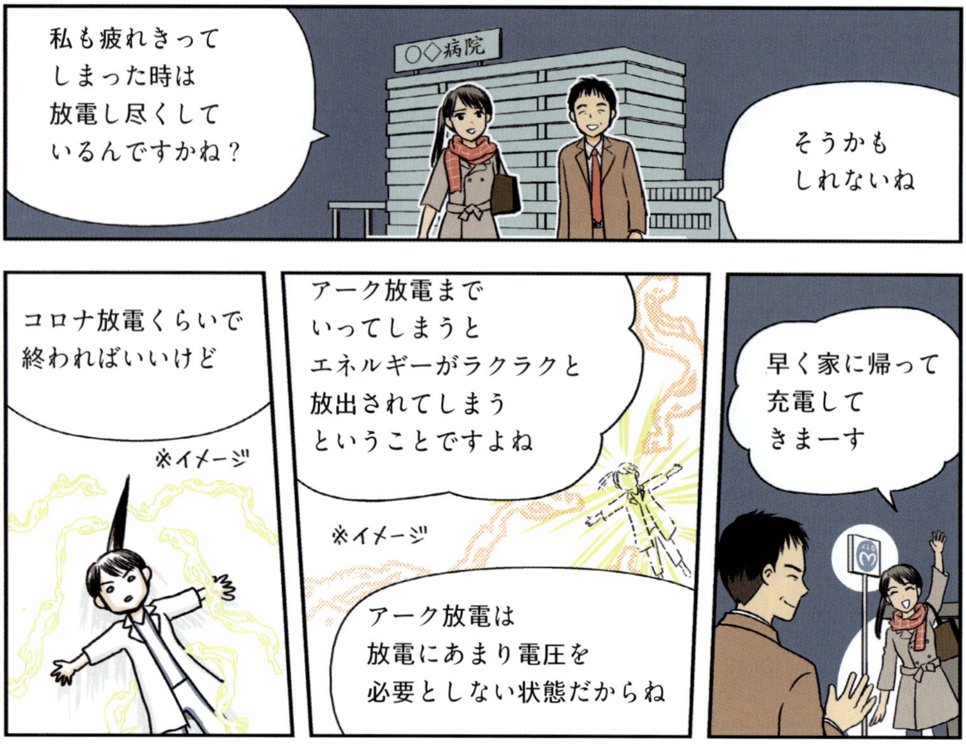
私も疲れきってしまった時は放電し尽くしているんですかね？
○◇病院
そうかもしれないね
コロナ放電くらいで終わればいいけど
※イメージ
アーク放電までいってしまうとエネルギーがラクラクと放出されてしまうということですよね
※イメージ
アーク放電は放電にあまり電圧を必要としない状態だからね
早く家に帰って充電してきまーす

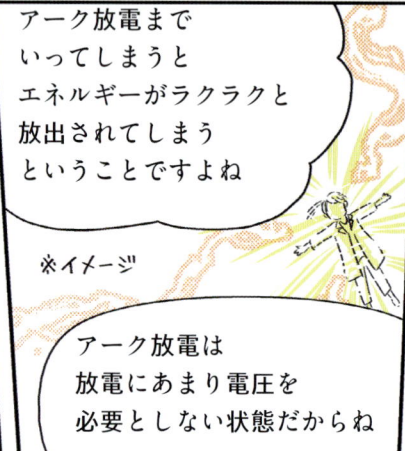

もっと深く！！ ⑫アーク放電をさらに深く考えてみる

　アーク放電についてもっと深く考えてみたいと思いますが，あまり難しい話ばかりでは飽きてしまわれそうですので，本題に入る前に少し脇道にそれて，アーク放電の別の実用例をみてみたいと思います．

　「アーク放電」の項で，電気メスではアーク放電による熱エネルギーを使用すると説明しましたが，アーク放電では熱エネルギーとともに光エネルギーが発生しています．図12-5でアーク柱としている部分は5000～6000°Kの非常な高温となっていますが，この部分は陽光柱とも呼ばれ，文字通り明るい光を発生します．この光エネルギーを使用するものとして放電ランプがあります．

　放電ランプには極めて一般的な蛍光灯や水銀灯，最近では自動車のヘッドライトとして使われているHIDランプなどがありますが，われわれ外科医にとって身近なものは，内視鏡下外科手術時に使用する光源装置のランプではないでしょうか．この光源装置のランプも，昔は普通のフィラメントを用いたタングステンランプや，ハロゲンランプなどの白熱電球が使用されていましたが，これらのランプでは発生する光の色温度が低く，ビデオカメラを通したときの色再現性に問題がありました．

　これに対してメタルハライドランプや，キセノンランプといった放電ランプは，天然昼光色に近い分光エネルギー分布をもち，自然な色再現性をもたらします．キセノンランプ光源装置では，最初に放電を発生させるためにランプの電極に数十kVの電圧を供給しますが，放電が開始され維持された状態では，ランプに供給される電圧は10～20V程度です．このことは，図12-2のいったんアーク放電が開始された後は電圧が低く抑えられていることに対応したものと考えられます．

　さて本題に戻ります．「放電現象とは」の項で"アーク放電では，電子の供給方法として，陰極からの電界によって直接電子が引き出されるか，熱によって電子が放射される."と述べました．このとき，前者を電界放出型と呼び，後者を熱電子放出型といいます．

　電界放出型は，陰極表面に存在する非常に強い電界によって電子が直接引き出されます．これに対して熱電子放出型は，陰極に衝突する陽イオンのエネルギーが陰極材料の融点に近い温度まで上昇させることによって熱電子を放出させます．しかし，アーク放電の発生にこの両者のどちらが関与しているかを明確に区別することはできません．なぜならば陰極とアーク柱の間の陰極放電部分は，約10^{-4}cmの範囲でほとんど密着している状態ですので，非常に強い電界が発生していると考えられます．

　よって，両者の結合によって電子放出がなされていると考えられますが，どちらが主体となるかは電極の材料や周囲の気体の種類によります．一般的には炭素，モリブデンおよびタングステンなどの高融点材料の場合には熱電子放出型が

主となり，銅，鉄などの低融点材料の場合には電界放出型となるとされています．

アーク柱は電極間の距離に応じて変化します．定常状態におけるアーク放電の電圧―電流特性は，

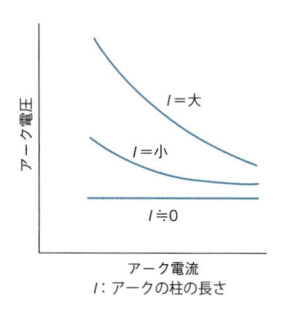

に示すとおり，アーク柱の長さにより様子が異なります．放電加工のような間隙の短いアーク放電の場合にはl≒0と考えられますので，アーク電圧はアーク電流によらない定電圧特性をもつと考えられます．しかし，この放電の電圧―電流特性は金属電極対金属電極の場合であって，放電加工のような場合には適用できますが，金属電極対生体組織となる電気メスの場合には異なる特性をもつこととなります．

電気メスにおけるアーク放電は，電気メス電極がある程度鋭くなければ，生体組織に接触しても発生しません．このような電気メスの放電の電圧―電流特性は，

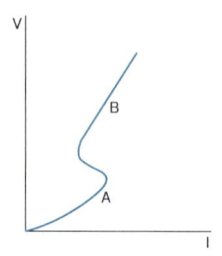

のようになります．この図のAの部分は放電の起きていない状態を示しており，Bは放電が発生してからの状態を示しています．

このように放電の有無によって異なる特性をもつのは，図12-5で示した電圧降下が，アーク柱部分で5～40V/cmと非常に小さく，電気抵抗に換算しても小さくなるため，細いアーク放電路から大きな抵抗値をもつ生体組織に電流が拡散していくときの拡がり抵抗が影響するためと考えられます．

拡がり抵抗とは，一定の大きさの電極から無限に広いところへ電流が拡散していくときに，そのこと自体で生じる抵抗成分です．たとえば，

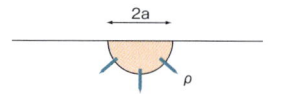

のように半径aの半球状の電極から抵抗率ρの媒質中へ電流が流れる場合の拡がり抵抗は，

一般的な抵抗を求める式
$R = \rho L/A$ （L＝長さ，A＝断面積）

で，Lを半球の半径a，Aを半球の表面積$2\pi a^2$とすることによって

$R_{拡がり抵抗} = \rho/2\pi a$

となります．つまり半径aが小さくなればなるほど拡がり抵抗Rは大きくなり，そこを流れる電流は小さくなることを示しています．

具体的に例をあげて考えてみると，

$\rho = 100\,\Omega cm$の場合，$a = 5$ [mm]とするとR＝30 [Ω] となり，

$a = 50$ [μm]とするとR＝3 [kΩ]となります．

前者は電極が組織に密着して放電の起きていない状態を，後者は放電が発生してからの状態を示していますが，放電状

態へ移行する部分では細い放電路（50 μm＝0.05mm）を電流が流れることによる拡がり抵抗のため電流が低下することを示しています．

電気メスでは，この放電状態を変化させることによりエネルギー密度に違いをもたせ，切開・凝固作用の違いを作り出しているのです．

④ Ecosurgery

　Ecosurgery は，Sitges-Serra が 2002 年に論文で提唱しました[23]．医療経済 (Economy) と自然環境 (Ecology) を考えた外科手術のことです．

ディスポーザブルなデバイスについて

　佐賀県立病院好生館（現佐賀県医療センター好生館）の手術室ナース村田伸一らが，単回使用を推奨されている，つまりディスポーザブルの超音波凝固切開装置（図①）に関し，1回の消化器外科での内視鏡手術での使用後，洗浄後滅菌にかけたのちに，分解して残留蛋白を調べました．

　装置の鉗子を分解してみますと（図②，下から順に外側），内筒の表面には，こびりついて洗浄できていない蛋白質が残っています（図③）．また最外筒の内側をスコープでのぞいてみますと，ここにも洗いきれていない残留物が認められました（図④）．

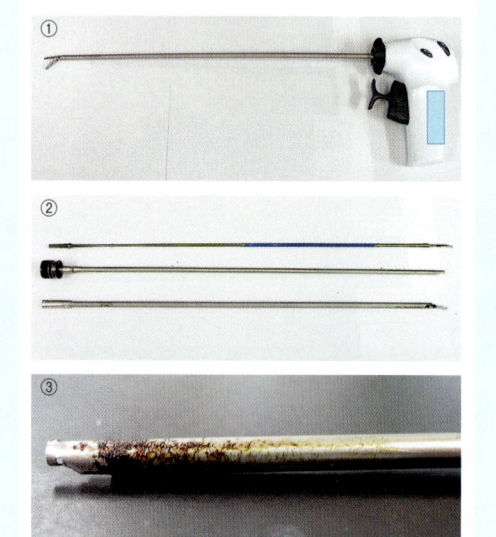

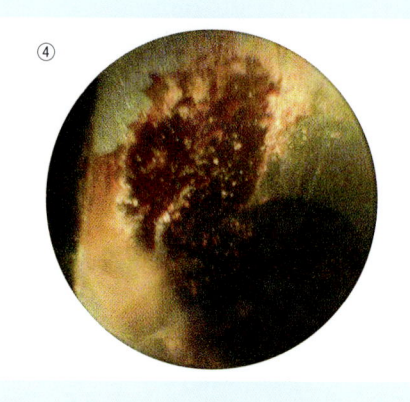

　同病院手術室での超音波洗浄により，通常の再利用可能な攝子や鉗子などの残留蛋白量の平均値は，器具1点あたり約 40μg でした．また，再利用している吸引鉗子など管状器械類では，1点あたり平均約 200μg で，この値は日本医療器学会の定める許容値 200μg をクリアしていました．しかし，写真で示した超音波凝固切開装置のその値は約 400μg で，基準値を大幅に上まわっていました．

　このデータからも，ディスポーザブルの装置はやはり単回使用すべきであり，再利用はパフォーマンスの低下をきたす可能性が高いことがわかります．

第12章 電気メスの原理

⑤ スリムライン ハンドスイッチ　　　　　　　　　　ディスポ ハンドスイッチ
　　1セット 37,000円　　　　　　　　　　　　　　　　1セット 1,500円
　　（100回使用可能）

22,229症例での総額は？
822万円　　　　　　　　　　3,334万円

2,512万円の節約が可能

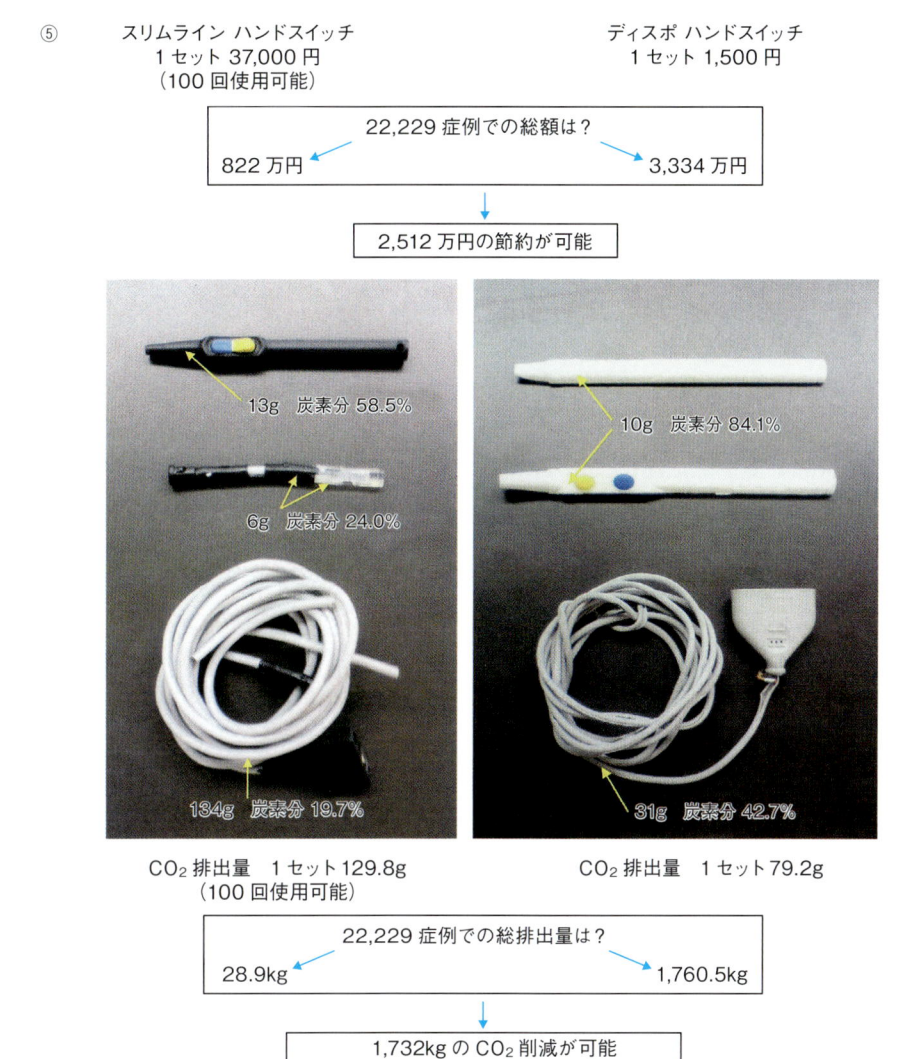

13g　炭素分 58.5%
10g　炭素分 84.1%
6g　炭素分 24.0%
134g　炭素分 19.7%
31g　炭素分 42.7%

CO_2排出量　1セット129.8g　　　　　　　　CO_2排出量　1セット79.2g
（100回使用可能）

22,229症例での総排出量は？
28.9kg　　　　　　　　　　1,760.5kg

1,732kgのCO_2削減が可能

VIO300D対応の再利用可能なメス先電極やバイポーラ鉗子

VIO300Dに接続可能なアクセサリーには再利用可能なものがあります．メス先電極はスリムラインという名称で，約100回の再利用が可能です．BiClamp®は約50回の再利用が可能です．再利用が可能なことは，ディスポーザブルの自動縫合器やベッセルシーリングシステムなどを使用する場合と比べて，医療経済上極めて有用であります．

①ディスポーザブルの製品の使用を抑えることにより，手術にかかる費用そのものを減額することができます．
②ディスポーザブル製品を使用した場

合，超音波凝固切開装置等加算や自動縫合器使用加算などの，保険点数を加算する必要がないため，国家の医療資源である国民健康保険をセーブすることができます．

日本は欧米諸国と比べ，医療費にかかる費用の割合が低いとの指摘もありますが，実際に社会保障費の増加が国家財政において問題となっていることは明白であり，一考の必要があると考えます．

Ecosurgery をシミュレーションしてみる

われわれは肺葉切除において，積極的に葉間形成を BiClamp® で施行することにより，自動縫合器の使用頻度を減らせるのではないかと報告しました[24]．

そこで，仮に本邦における肺癌手術症例のすべてにおいて，VIO300D の再利用可能なアクセサリー，つまりスリムラインや BiClamp® を導入したと仮定し，1 症例に 1 個の自動縫合器のカートリッジが節約できた場合，どのようなことになりえるかを考えてみました．2004 年日本胸部外科学会 Annual Report では，1 年間の肺癌手術例は 22,229 症例（2,068 施設，91.1％の回答率）とされているため，この数字をもとに考えてみます．

1．経済効果 Economy に関して

1 年間でどれくらいの節約が可能かを考えてみます（図⑤）．診療報酬の自動縫合器加算から 1 個 25,000 円とします．年間 22,229 症例ですから 25,000 円× 22,229 症例 = 555,725,000 円（約 5 億 5 千万円）となります．またメス先電極に関して，ディスポーザブルのものを 100 回再滅菌が可能なものに変えますと，1 年間で 2,512 万円の費用を抑えることができます．この両者を合計すると，約 5 億 8 千万円もの節約が可能となるのです．

平成 21 年度の国民医療費総額は約 36 兆円ですので，約 5 億 8 千万円という金額は考え方によっては小さい額かもしれません．しかし，少しでも節約をしようとする気持ちが，未来の日本人に"医療資源"を残し，現代の医療のような普通の医療を普通に受けることができる世の中を継代できるのではないかと思います．

2．自然環境保護 Ecology について

自動縫合器のカートリッジのプラスティックの部分の材料の一つとしてpolyetherimide があります（図⑥）．この部分の重さは 2.6g でした．この分子 1 個が完全に燃えてしまったら，CO_2 が 37 分子排出されます（図⑦）．

polyetherimide は 529g/mol，CO_2 は 48g/mol ですので，1g の polyetherimide が完全燃焼した場合，2.75g の CO_2 となります．

経済効果と同様に，1 年間で 22,229

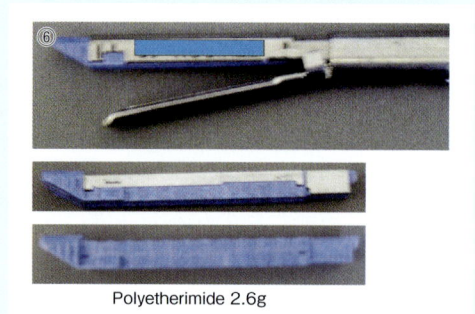

Polyetherimide 2.6g

第12章 電気メスの原理

polyetherimide 1分子

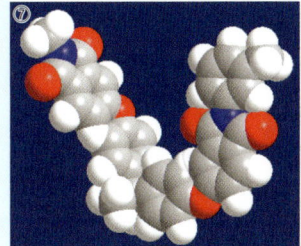

完全に燃えたら
CO₂ 37分子が排出される

Polyetherimide 529g/mol
CO₂ 48g/mol

個のカートリッジを節約したとして計算をしますと，カートリッジ分で159kgのCO_2が，またメス先電極を再利用可能なものにすることにより1,732kgのCO_2が削減可能となります．

両者を合わせますと1,891kgとなり，2Lのペットボトルに換算してみると約48万本に相当します〔CO_2（0℃，1気圧）1kg＝509Lで算出〕．

最終章 一歩だけ，前に
電気メスの歴史

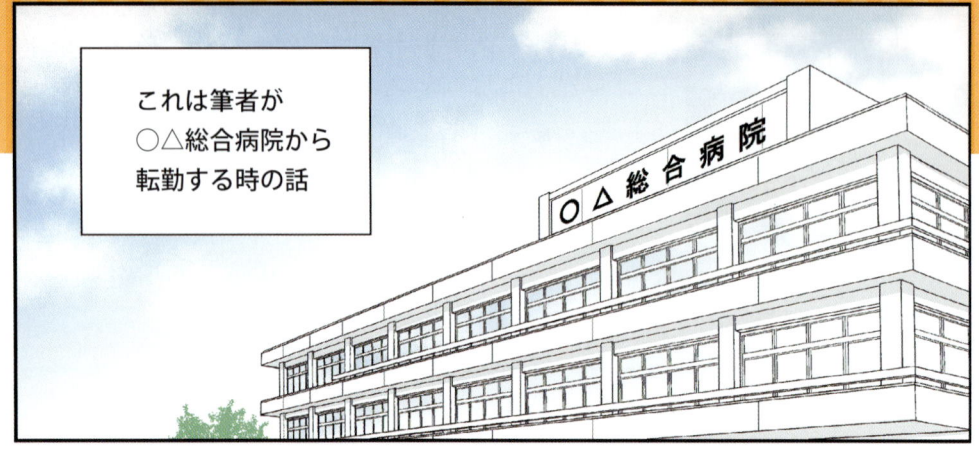

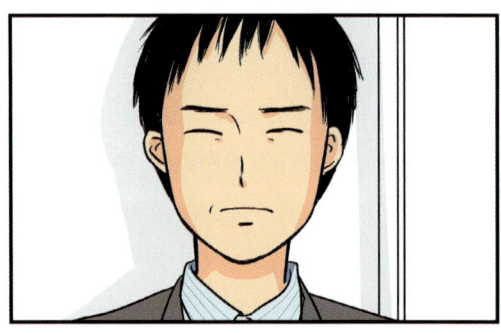

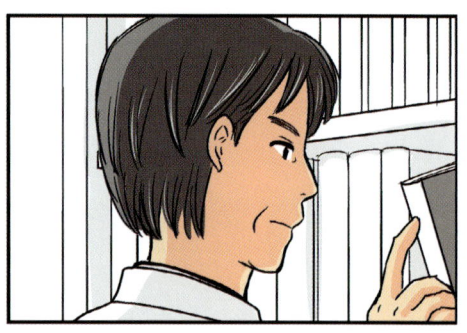

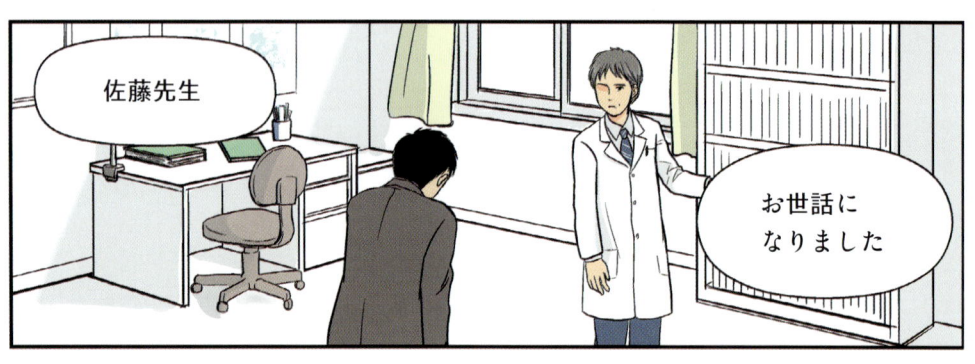

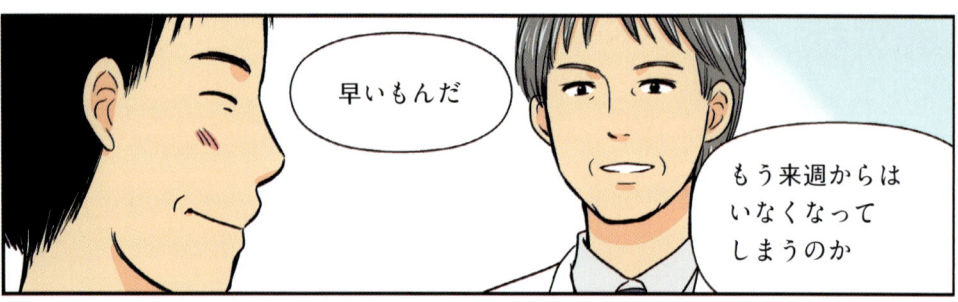

これは筆者が
〇△総合病院から
転勤する時の話

佐藤先生

お世話に
なりました

早いもんだ

もう来週からは
いなくなって
しまうのか

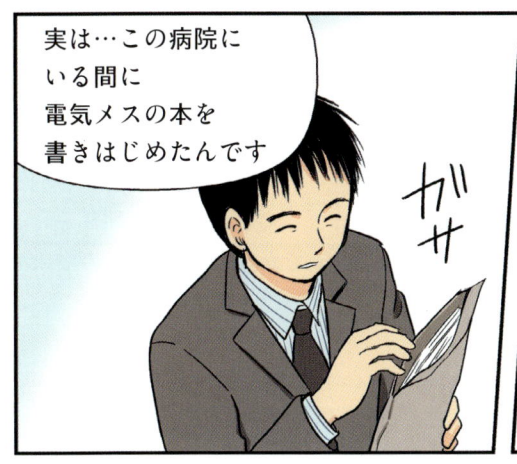

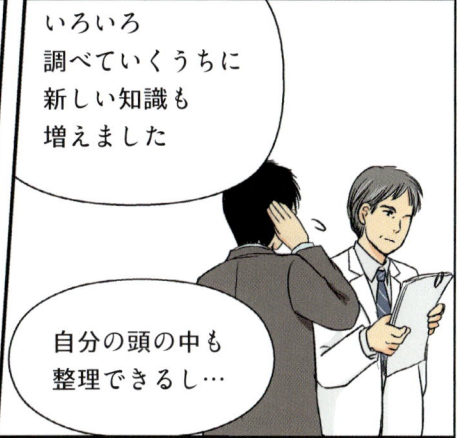

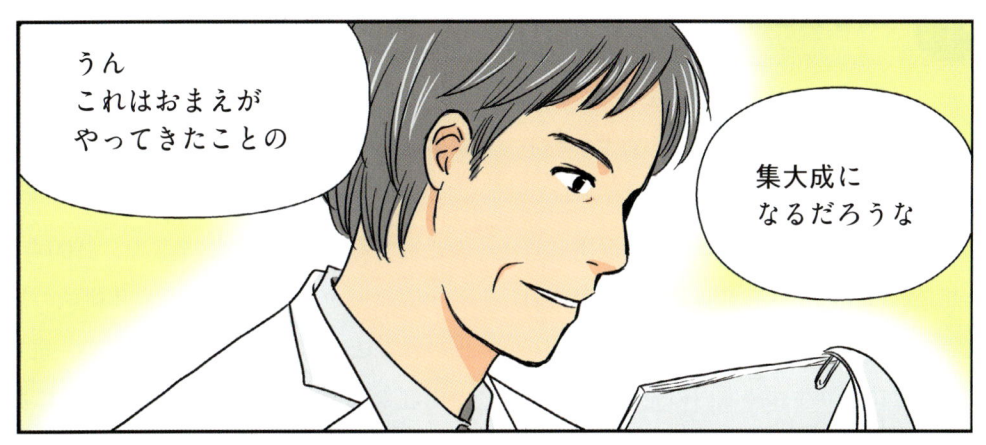

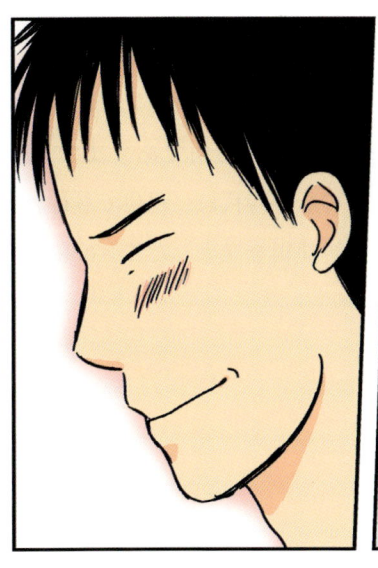

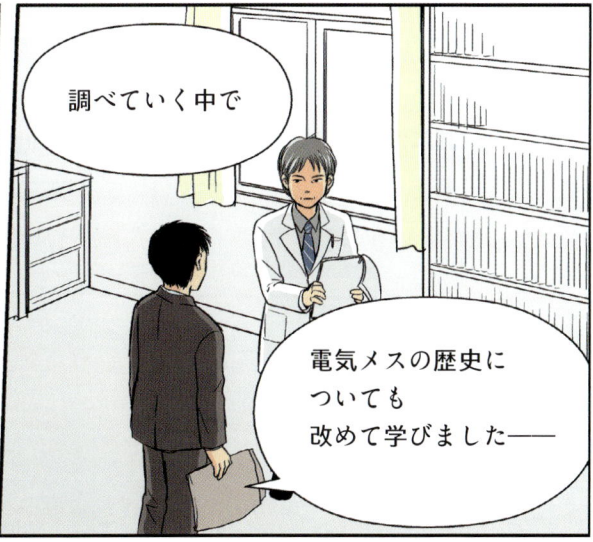

最終章　一歩だけ，前に

189

筆者が外科医になりたての頃から，電気メスはあって当然の道具でした．しかし，約20数年前ですが，研修医時代の外科の教授は，開腹で胆嚢摘出術を行い（まだ腹腔鏡下胆嚢摘出術は確立していなかった），肝臓から胆嚢床での剥離の際には，1つ1つ結紮で止血されていたそうです．

　これは聞いた話ですが，ある外科の先生が胆嚢床を電気メスで剥離されていたら，教授が入ってこられて「この部屋は焦げくさくて煙が出ていて，まるで焼鳥屋のごとあるですバイ（焼鳥屋のようだなぁ）」とおっしゃって立ち去られたとか．そう考えると，止血ひとつとっても，この20年でかなり進歩したのではないでしょうか．

1　原始的な止血法と生体物理学としての発見

　第5章でも記したとおり，止血法として熱凝固を施行することは，古代から行われていたそうです．

　1890年頃になると，生体に電流を流すことにより組織内に発熱がみられることが発見されました．19世紀後半には，高周波を組織内に通電することにより生体組織内の発熱が生じることをThompsonが発見しました．また1890年には，D`Arsonvalが電流の周波数と筋肉の刺激との関係について，論文を発表しました．高周波電流は，生体に流しても筋肉が刺激に追従できなくなり，反応しにくくなる，感電（ビリビリ）がなくなるということです．

　1893年，フランスのP. OudinはD`Arsonvalが用いたシングルコイルではなく，二次トランスコイルを使用して高周波の発振を行い，生体に通電する方法を発表しました．1900年には，Riviereがこの高周波電流を生体組織の出血を止める方法に応用しました．ここで，電気メスの原理が初めて世に認められたことになります．

　その当時の日本は，明治維新から日露戦争へと進んでいく頃でした．外科史では，かの有名なBillroth教授の全盛期であります．Billrothが電気メスのない時代に，現代でも行われている胃切除後再建術を発表したことは驚きです．

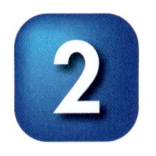

2 CushingとBovieの功績

　筆者が外科医になりたての頃には，電気メスを使いたいとき，器械出しの看護師さんに「Bovieをちょうだい」とおっしゃる先生もいらっしゃいました．それくらい「Bovie」という言葉は，電気メスの代名詞的な存在だったようです．

　1926年，Harvey CushingがW. T. Bovieの開発した電気メスを初めて臨床に導入したのが，現在の電気メスの幕開けといえるでしょう．CushingはMassachusetts General Hospitalの外科教授，"脳外科の父"と呼ばれる脳神経外科医で，BovieはMassachusetts Institute of Technologyの電気工学者でした．一般外科手術とは違って，血管の結紮や組織の圧迫による止血が困難な脳の手術に，Cushingはこの電気メス（というより電気止血器）を用いて脳腫瘍を摘出したのです．

　1928年，Cushingは『SGO』誌に初めてこの論文を発表しました．Bovie自身が「従来の電気的に加熱された焼灼器やメスとは基本的に異なり，生体を流れる電流によって発生する熱作用を利用するもの」と原理を述べています．

　その器械の素材は**スパークギャップ発振方式**でしたが，原理と考え方および手術への応用法は今日行われているものとほとんど差がないといってよく，いかに彼らの業績が優れたものであったかがわかります．また逆に，その後しばらくの間は電気メスの進歩がほとんどなかった，といっても過言ではありません．

　しかし，この画期的な新型電気手術装置は，彼らの天才的な発想による発明だけではなく，高周波治療器のNagelschmidtのほか，19世紀半ばから欧米で次々に試みられた多くの電気治療器の研究成果の積み重ねに負うところが大きいと思われます．

　この時期の日本は，関東大震災や満州事変などが起こり，第2次世界大戦への序章と思われる沈滞した時期でした．外科史では，このスパークギャップ発振による凝固止血の発達が，片肺全摘，膵頭十二指腸切除術，食道切除術など，現在でも難易度が高いとされる術式を可能にしたと推測されます．

3 真空管の導入

　Bovieの電気メスより早く，1906年にはL. Deforestが（三極）真空管をすでに発明していました．1908年には，すでに出血の少ない組織切開が可能な真空管式高周波発生装置を試作して，手術用電気メスの開発を唱えましたが，医師の協力が得られず実用化には至りませんでした．

　結局，電気メスの高周波発振回路に真空管が応用されたのは1940年頃です．真空管の発振方式によると，高周波の周波数は一定を保つことが可能で，つまり純粋な切開効果を十分に発揮することができるようになりました．しかし逆に，真空管では強力な減衰波を発生させることは困難で，できるだけ純粋な止血作用のためにはスパークギャップ方式による発振を併用する必要があったそうです．

　ご存じのとおり，この時代は第2次世界大戦と重なります．1935年には，アコマ社によるとスパークギャップ方式の電気手術装置を開発していたとの記録があるようです．しかしこの後の約12年間は，日本では電気メスの開発の主だった動きがありませんでした．第2次世界大戦期は，すべての日本文化が停滞したと考えるべきでしょう．しかし終戦後の1948年に，わが国でもスパークギャップ型電気メスが開発されました．

　1950年代は技術者が医療開発に戻った時代で，国産の真空管＆スパークギャップ式の電気メスが販売されました．これは国産化された三極真空管による安定した正弦波を切開に使用し，スパークギャップ発振の断続減衰波を止血・凝固に併用する装置が主流となり，この装置の時代が20年ほど続いたようです．この20年が日本の高度成長期に重なるということは，まさに日本の開発者の方々を後押しするような時代だったのかもしれません．

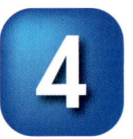

4 真空管からトランジスタへ
―ソリッドステート型電気メスの到来―

　真空管は，他の一般電子機器と同様に，急速にトランジスタへと入れ替わる時期を迎えることとなります．"3本の魔法使い"と呼ばれるトランジスタは1948年に発明されました．次第に大出力の電力型トランジスタが開発され，1969年には，すべての発振回路およびその関連回路にトランジスタを使用して設計された電気メス（ソリッドステート型電気メス）が，米国にてValley-labなどの製造会社により完成されました．

　このトランジスタの進歩と普及に伴い，切開もしくは凝固・止血など目的に合わせた出力波

最終章　一歩だけ，前に

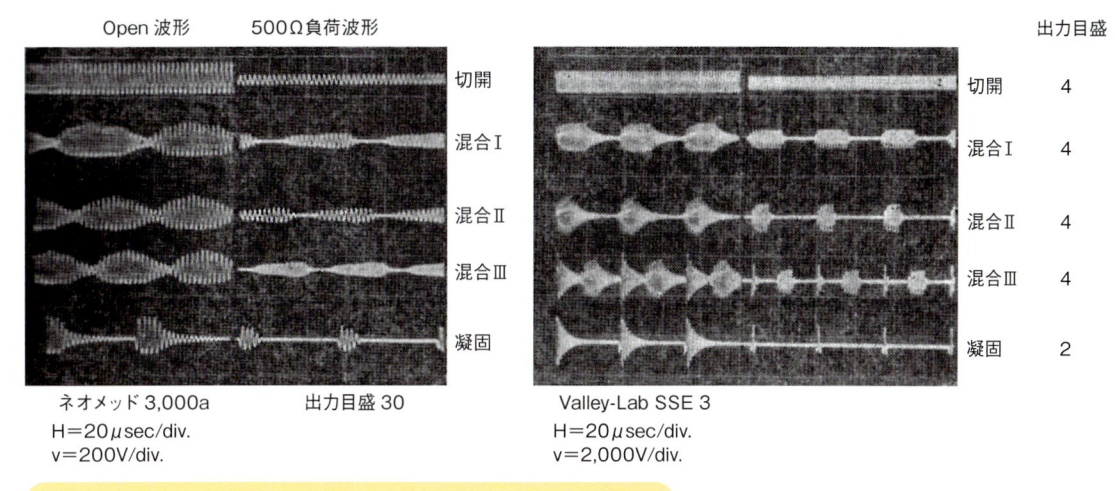

図13-2　ソリッドステート型では波形を調節できるようになった

（都築正和ほか編：電気メスの理論と実際．文光堂，1984より転載）

形の変調もトランジスタのみで可能となりました．スパークギャップ方式と真空管方式の組み合わせが，トランジスタのみの方式にとって代わったということです（図13-1）．

その後の研究開発により1970年代後半には，ある種の米国製のソリッドステート型では波形を調節できるようになり，図13-2のように純粋切開および純粋の凝固の間に2種類ないし3種類の混合型波形を選択できるようになりました（Neomed 3000aやValley-Lab SSE3など）．これらの優れた電気メスは凝固作用および混合作用を任意に変えることができ，純粋凝固作用を選択したときには強力な組織凝固を生じさせられるようになりました．

また日本では，セムコ社が1977年に国産初の完全フローティング型ソリッドステート電気メスMS-7000を生み出しました．このタイプの電気メスは，海外の電気メスがなかったことから，手本は一切なく，国内独自の研究で完成

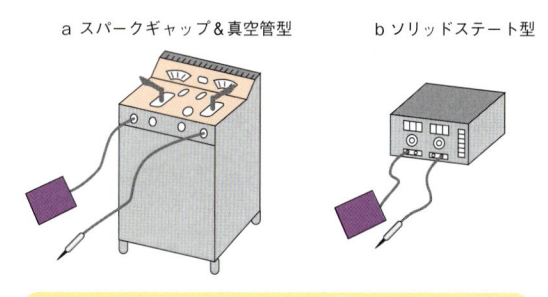

図13-1　本体の大きさにおいてもこれだけの進歩がある

されたものです．そのスペックをみると，当時世界最先端の米国製ソリッドステート電気メスと比較しても勝るところはあれ，性能が落ちる部分はなかったと考えられています．

5 スプレーモードの創始
―電気メス装置に新風を吹き込む―

1982年には，持田製薬社がスプレーモードの製品を搭載したオペレックXを販売し始めました．オペレックX（後のシステム5000，CONMED社）は，初めてスプレー凝固なるモードを搭載し，これは凝固波形電圧を高めるとともに，凝固波形の発生時間を10 μt から3 μt へと短縮し，電流を制御したモードを凝固側に用意するものでした．

この波形で放電凝固を起こさせ，メス先電極を組織に触れることなく放電させます．高電圧により次々と出血した周りの組織に放電が起こり，出血部分が特定できないジワーッとした患部に，スプレー状の面凝固ができるようになりました．

またこの時期には，切開・凝固ができるソリッドステート電気メスと，スプレーモード専用の凝固器を1台のケースに収納したタイプ（アイカ社，デュアル型電気メスW型ネオメッド3006）の販売も始まっています．他にデュアル型として1984年に2台の電気メスを1台に収納したダブル型電気メス（MS-7000w）を泉工医科工業社が販売を始めています．この製品は，1台のケースの中に独立した2台のモノポーラメス（切開・凝固）とバイポーラ専用器を搭載したため，3つのアクティブ電極が完全同時に使用できました．

1989年には，日本メディコ社がアルゴンガスを用いた電気メスバードシステム6000ABCを販売し始めました．直径3mmの筒からアルゴンガスを毎分1～5L噴出させ，筒先端付近の針状の電極から，高電圧のスプレー凝固出力を発生させることが可能となりました．高周波電子は不活性ガスアルゴンの中でバラバラに分離され，組織に当たると平均化された電子が均一な凝固層を形成する，という装置です．

6 CPU搭載へ

1984年，アムコ社はCPU搭載電気メスであるForce 4を販売しました．CPU搭載電気メスの登場は，世界的に見ても大きな出来事でした．

1990年には，アメリカに遅れること6年，アロカ社が国産初のCPU搭載電気メス，アロカ123を販売しました．1991年，利康商事はERBE社（独）のACCシリーズを輸入販売しました．CPU搭載によりメス先が触れている組織の抵抗を感知し，設定した出力を一定に保つ機能を可能とさせました．

1992年には，欧和通商がUSAラジオニック

ス社のインピーダンスコントロール電気メスRFC-3Gを輸入し始めました．これは，針状凝固電極先端に温度センサーを搭載し，脳深部（あるいは患部）に差し込み，正確な温度コントロールを行い，一定部位の凝固が行えるものです．センサーのない針電極でも，インピーダンス検知により精密な温度コントロールが可能でありました．

1994年，利康商事はERBE社のICCシリーズを輸入販売しました．このシリーズはCPU搭載により電圧を制御する，現在のVIOシリーズの先代です．VIOは，2003年よりアムコ社が輸入販売をスタートしました．前述したとおり，電圧を制御するシステムにより，ソフト凝固というモードが使用可能になりました．付属部品としてのBiClamp®も，凝固操作の重要な役割のひとつを果たしています．

7 付属品の発達

1996年，ジョンソン・エンド・ジョンソン社は，電気メスの付属品として，ほとんどの電気メス本体にバイポーラモードに接続可能であるバイポーラシザース（バイポーラ機能付きの外科用鋏）を販売しました．これは，簡単な発想ですが，なかなか実際には開発できない，壁を打ち破った製品との評価もあり，電気メスの歴史に残る製品でしょう．2000年には，Tyco社がValleylab社の双極電極（鉗子）で組織あるいは血管をシーリングする電気メスのLigaSure™を発売しました．

当時の日本はバブル崩壊後の経済停滞が深刻になった時期で，世界的に見ても景気がよいとはいえない状況だったと思われます．しかし，電気メス本体の改良は少ないとしても，バイポーラシザースやLigaSure™などの付属品が生み出されたことは，柔らかいアイデアで開発が行われる時代になったことを象徴しています．

現在われわれ外科医が当たり前のように使っている電気メスですが，外科系医師だけではなく，欧米に負けないような国産電気メスを開発しようと努力をされた方々，1つ1つの部品を組み立てた方々，また，外国で生まれた性能のいい電気メスをいち早く見つけて日本に輸入をされた方々など，いろいろな人々のおかげで今日に至っています．今後も，電気メスの進化は，外科学だけでなく幅広い領域で医学を発展させてくれるでしょう．

…我々、外科医が電気メスを当たり前に使えるようになったのは

外科系医師だけではなく、開発に努力された方々、いち早く電気メスを日本に輸入された方々…

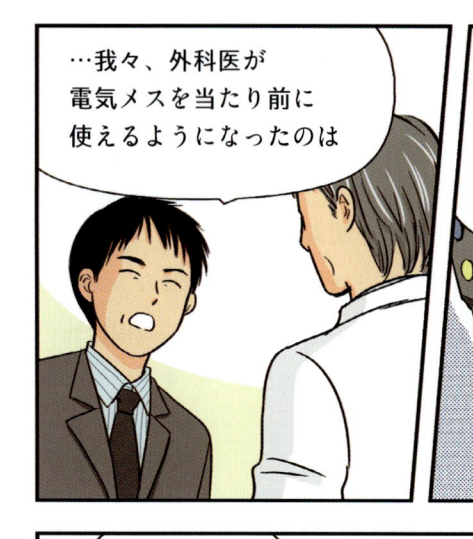

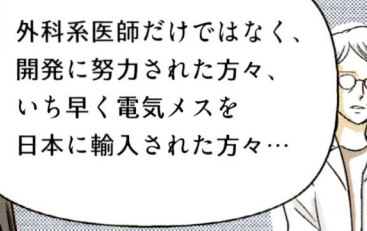

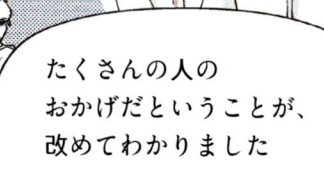

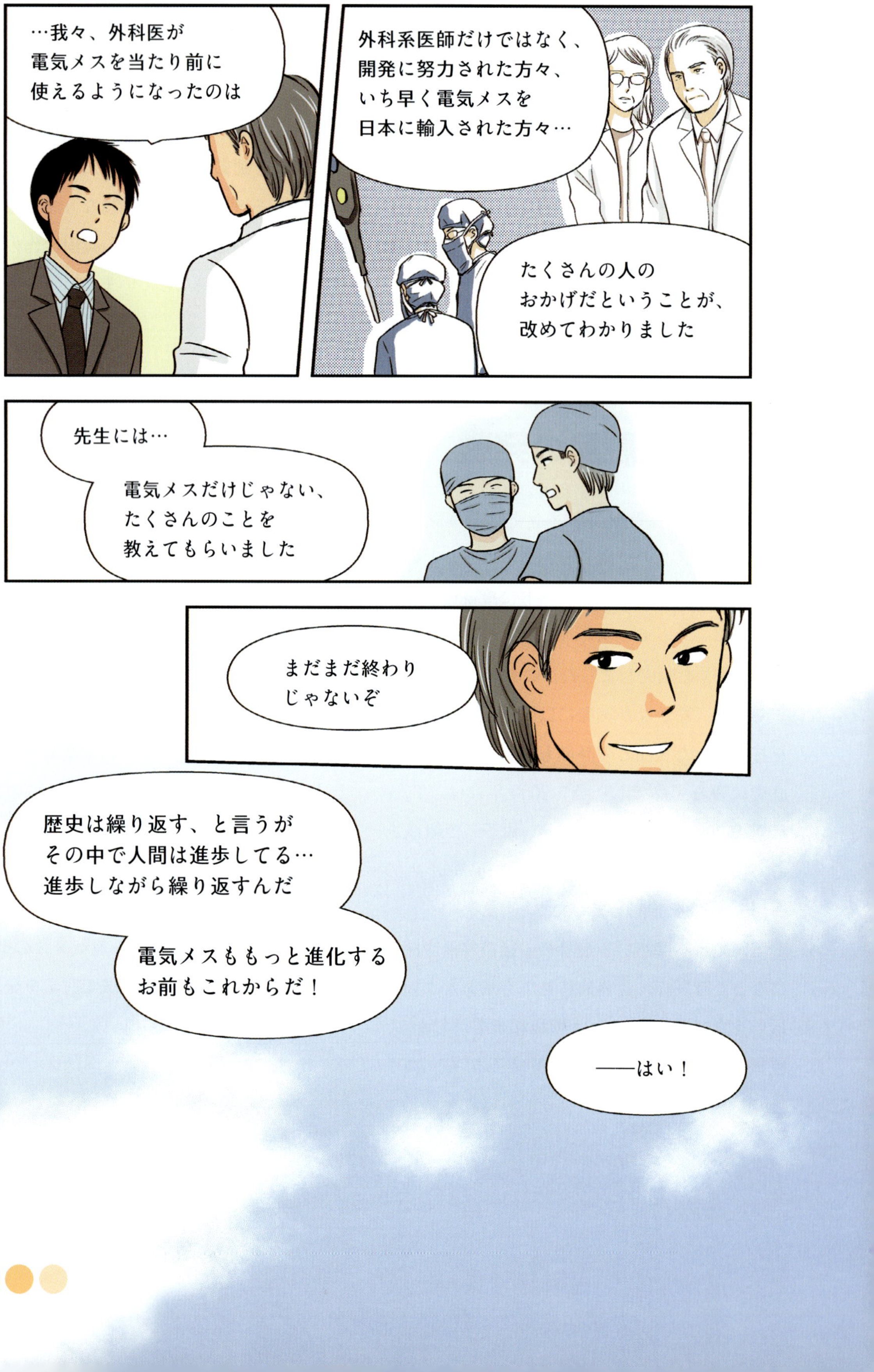

たくさんの人のおかげだということが、改めてわかりました

先生には…

電気メスだけじゃない、たくさんのことを教えてもらいました

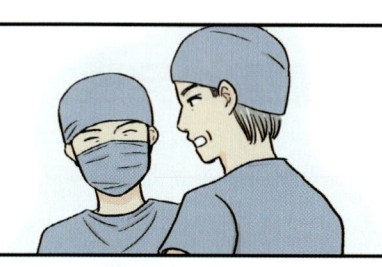

まだまだ終わりじゃないぞ

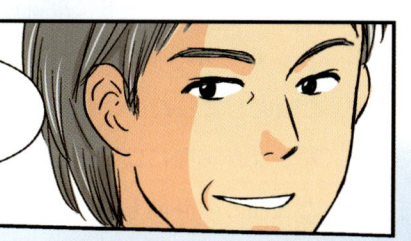

歴史は繰り返す、と言うがその中で人間は進歩してる…進歩しながら繰り返すんだ

電気メスももっと進化する お前もこれからだ！

――はい！

年 表

世紀	歴史	電気メスの歩み・医学史（青字）
16		1530 止血のために結紮法を考案した A. Pare 外科医となる．
17		
18	1763 パリ条約	
19	イギリス産業革命 1860 桜田門外の変 1867 大政奉還 →明治維新 1869 → '77 文明開化（電信開通）	1800 生体に電流を流すと組織に発熱がみられる現象が発見される． 1805 華岡青洲が通仙散による全身麻酔で乳癌手術を施行． 1830 ペアン止血鉗子の考案者 J. E. Pean が生まれる． 1841 コッヘル止血鉗子の考案者 E. T. Kocher が生まれる． 1857 長崎にてポンペの医学伝習開講，クロロホルムがもたらされる． 1861 伊藤玄朴が脱疽治療にあたりクロロホルム麻酔下で右足切断． 1867 C. H. Moore が乳房全切除術を施行． 1868 鳥羽伏見の戦いに薩摩藩が英国人外科医 W.Willis を帯同． 1881 T. Billroth（ドイツ）が幽門側胃切除術を施行． 1884 T. Billroth（ドイツ）が膵全摘術を施行． 1890 J. A. d'Arsonval が電流の周波数と筋刺激の論文を発表． 1894 W. S. Halsted が定型的乳房切除術を施行． 1897 K. Schlatter が胃全摘術を施行．
20	1904 → '05 日露戦争	1906 L.Deforest が 3 極真空管を発明． 1908 L.Deforest が真空管電気メスを試作したが，医師の協力が得られずに断念． 1911 Cushing が脳外科手術に銀クリップを使用．

197

年表

世紀	歴史	電気メスの歩み・医学史（青字）
20	1914→'19 第一次世界大戦 1923 関東大震災 1941→'45 第二次世界大戦 1955 55年体制 の始まり ↑ 高度経済成長 1964 東京オリン ピック開催 ↓	1926 脳外科医 H. Cushing と工学博士 W. T. Bovie によって，電気メスが初めて脳外科手術で使用された． 1927 Bovie が作ったスパークギャップ方式の電気メスが世界に進出． 1930 水中切開可能な電気メスが開発される． 1933 E. A. Graham が片肺全摘術を施行． 1935 A. O. Whipple が膵頭十二指腸切除術を施行． 1938 SF. Marshall1 が経胸的下部食道切除術を施行． 1940 電気メスの発振回路に真空管方式が導入される． 1947 電気メスの代替品というべき「パクレン」という製品が盛んに生産される（1950年には衰退）． 1948 瑞穂医科＝東京医科電気製作所にて日本でスパークギャップ型（G型：ギャップ式）電気メスが生産される． 1950 国産初の真空管＆スパークギャップ方式（GT型）の電気メスが販売される． 1952 スパークギャップを用いた膀胱手術が発表される． 1953 J. Gibbon（アメリカ）により人工心肺を用いた心臓手術が成功． 1956 大阪大学で人工心肺を用いた心臓手術が成功． 1967 アコマ社が新型スパークギャップ型電気メス B 型を販売． 1970 アコマ社が真空管＆スパークギャップ併用電気メスを販売．

世紀	歴史	電気メスの歩み・医学史（青字）
20	1973 第一次オイル ショック 1979 第二次オイル ショック 1987 国鉄の分割 民営化 ↑ バブル経済 ↓ 1989 ベルリンの壁崩壊, 東西冷戦終結	1975 Valleylab 社の SSE2K　トランジスタ型（ソリッドステート型）電気メスをアメリカより輸入販売. 1977 オリンパス社の UES（国産初の内視鏡用ソリッドステート電気メス）が誕生. 1978 SSE3B（デジタル表示，リターンフォルト回路，出力表示が7セグメントの赤い RED でダイレクト表示→マイクロプロセッサ搭載の予兆）を発売. SSE2L（デジタル表示，リターンフォルト回路）. 1979 ディスポーザブルの電気メス用対極板が海外からもたらされる. 1980 アイカ社がネオメッド 3000a（1台でスプレー機能当時使用搭載メス）を輸入販売. 1980 WHO が天然痘の根絶を宣言. 1981 対極板接触モニター REM 開発. 1982 アイカ社がデュアル型電気メス W 型ネオメッド 3006（通常の切開凝固ができるソリッドステート電気メスと，スプレーモード専用の凝固器1台のケースに収納，同時使用可能）を販売. 1983 アコマ社がアクトールシリーズ（ソリッドステート型電気メスのシリーズ）を販売. 1984 アムコ社が SSE4/Force 4（CPU 搭載電気メス）を販売. 1986 Valleylab Force 2（初めて FET トランジスタを採用，出力部が小型化）発売. 1987 利根川進教授が日本人初のノーベル生理学・医学賞を受賞. 1990 アロカ社がアロカ 123（国産初の CPU 搭載電気メス）を発売. 1992 欧和通商が RFC-3G（USA ラジオニックス社のインピーダンスコントロール電気メス）を輸入販売.

世紀	歴史	電気メスの歩み・医学史（青字）
20	1993 55年体制の終了 1995 阪神淡路大震災，地下鉄サリン事件	1997 Johnson & Johnson社がシザーズ（バイポーラ機能付き外科用鋏）を販売． 1999 臓器の移植に関する法律による初の脳死移植が施行される．
21	2001 アメリカ同時多発テロ事件 2011 東日本大震災	2003 タイコ社がLigaSure™（Valleylab社の双極電極鉗子）を発売． 2003 アムコ社がERBE社VIOシリーズを販売開始． 2007 山中伸弥教授がiPS細胞の作成を発表→ 2012 ノーベル生理学・医学賞受賞．

■参考文献■

1) 古川武彦，大木勇：BLUE BACKS 図解気象学入門　原理からわかる雲・雨・気温・風・天気図．講談社，2011
2) 小野哲章編：電気メスハンドブック―原理から事故対策まで―．クリニカルエンジニアリング別冊3，学研メディカル秀潤社，1993
3) 松原洋平：なるほどナットク！　電気がわかる本．オーム社，2001
4) 福島肇：BLUE BACKS　新装版　電磁気学のABC―やさしい回路から「場」の考え方まで．講談社，2007
5) 都筑正和．斎藤正男編：電気メスの理論と実際．文光堂，1984
6) 西尾実，岩淵悦太郎，水谷静夫編：国語辞典　第7版新版．岩波書店，2011
7) LONGMAN Dictionary of Contemporary English New Edition. 5th ed, Pearson Education, 2009.
8) 武村政春：BLUE BACKS　たんぱく質入門　どう作られ，どうはたらくのか．講談社，2011
9) Berg JM, Tymoczko JL, Stryer L：ストライヤー生化学．第6版，入村達郎他監訳，東京化学同人，2006
10) Feldman LS, Fuchshuber PR, Jones DB ed：The SAGES Manual on the Fundamental Use of Surgical Energy (FUSE). Springer, New York, 2012
11) Goldberg SN, Gazella GS, Halpern EF, Rittman WJ, Mueller PR, Rosenthal DI：Radiofrequency tissue ablation：importance of local temperature along the electrode tip exposure in determining lesion shape and size. Acad Radiol 3：212-218, 1996
12) Thomsen S：Pathologic analysis of photothermal and photomechanical effects of laser-tissue interactions. Photochem Photobiol 53：825-835,1991
13) Sakuragi T, Okazaki Y, Itoh T：Dramatic hemostasis of the transected pulmonary artery model using SOFT COAG electrosurgical output. Interact Cardiovasc Thorac Surg 7：764-766, 2008
14) Sakuragi T, Ohma H, Ohteki H. Efficacy of SOFT COAG for intraoperative bleeding inthoracic surgery. Interact Cardiovasc Thoracic Surg 9：767-768, 2009
15) Smaldone MC, Gibbson EP, Jackman SV：Case Report：Laparoscopic nephrectomy using the EnSeal Tissue Sealing and Hemostasis system：successful therapeutic application of nanotechnology. JSLS 12：213-216, 2008
16) Person B, Vivas DA, Ruiz D, Talcott M, Coad JE, Wexner SD：Comparison of four energy-based vascular sealing and cutting instruments：A porcine model. Surg Endosc　22：534-538, 2008
17) Edels H：Proc Instn Elect Engrs, Vol.10A, 55, 1961

18) 電気学会編：改訂新版　放電ハンドブック．再版，電気学会，1986
19) 池田研二：生体物性工学．臨床工学技士標準テキスト　第2版増補，小野哲章ほか編，金原出版，2014
20) 日本生体医工学会ME技術教育委員会監修：MEの基礎知識と安全管理（改訂第5版），南江堂，2010
21) Schwan HP：Electrial properties of tissue and cell suspension. in Advances in Biological and Medical Physics Vol.5, Lawrence JH, Tobias CA ed, Academic Press, New York, 1957
22) Geddes LA, Baker LE：The specific resistance of biological material. A compendium of data for the biomedical engineer and physiolosist. Med Biol Eng 5：271-293, 1967
23) Sitges-Serra A：Ecosurgery. Br J Surg 89：387-388, 2002
24) Sakuragi T, Takeda Y, Teishikata, Sakoda K, Morita S：Is bipolar thermofusion an acceptable option for unseparated interlobar fissure division in pulmonary lobectomy? Interact Cardiovasc Thoracic Surg 17：26-31, 2013

■参考資料■

1) ERBOTOM ICC200 operator manual V 1.06：総ERBE社製造，株式会社アムコ製造販売，1995年7月作成
2) VIO300D取扱説明書：ERBE社製造，アムコ国内販売代理店，2010年作成
3) ForceTriad™ エネルギープラットフォーム取扱説明書：Valleylab社製造，タイコヘルスケアジャパン社製造販売，2006年9月作成
4) ENSEAL® RF60 ジェネレーター取扱説明書：Johnson & Johnson社製造，ジョンソン・エンド・ジョンソン社製造販売，2010年5月21日改訂（第3版）
5) ジェネレーターGEN11取扱説明書：Johnson & Johnson社製造，ジョンソン・エンド・ジョンソン社製造販売，2009年10月作成
6) EESジェネレーター取扱説明書：Johnson & Johnson社製造，ジョンソン・エンド・ジョンソン社製造販売，2013年3月26日（第1版）作成

索 引

あ行

アーク柱 ……………………………………… 171
アーク放電 ………………………… 26, 169, 170
アクティブ電極 ……………………………… 12, 19
エフェクト …………………………………… 88, 95
オームの法則 ………………………………… 24, 90

か行

感電 …………………………………………… 29
帰還型発振回路 ……………………………… 85
休止期 ………………………………………… 48
凝固 …………………………………………… 35, 38
凝固モード …………………………………… 12
共振回路 ……………………………………… 97
強力放電 ……………………………………… 46, 50
空中放電 ……………………………………… 87
クレストファクター ………………………… 50
グロー放電 …………………………………… 169
高周波 ………………………………………… 30, 77
高周波電源部 ………………………………… 77
高電圧 ………………………………………… 77
コロナ放電 …………………………………… 168
混合凝固 ……………………………………… 48

さ行

細胞乾燥 ……………………………………… 35, 59
細胞障害 ……………………………………… 38
細胞脱水 ……………………………………… 35, 59
細胞の破裂 …………………………………… 60
周波数 ………………………………………… 171
ジュール熱 …………………………………… 16, 20
出力維持型 …………………………………… 99
出力制御型 …………………………………… 99
真空管 ………………………………………… 81, 192

スパークギャップ方式 ……………………… 80, 191
静電誘導 ……………………………………… 15
切開モード …………………………………… 12
絶縁の破壊 …………………………………… 14
ソフト凝固 …………………………………… 63
ソリッドステート型電気メス ……………… 81, 192

た行

対極板 ………………………………………… 13, 19, 157
蛋白変性 ……………………………………… 35, 37, 59
直流化 ………………………………………… 77
定格負荷 ……………………………………… 95
定格負荷抵抗値 ……………………………… 96, 99, 100
抵抗値 ………………………………………… 96
デューティーサイクル ……………………… 47
電圧 …………………………………………… 19
電圧制御 ……………………………………… 64, 87
電位差 ………………………………………… 15
電気メス本体 ………………………………… 19
電子なだれ …………………………………… 15, 167
電力 …………………………………………… 20
電力制御型 …………………………………… 64
電流 …………………………………………… 20
電流密度 ……………………………………… 24, 89
同調回路 ……………………………………… 79
導電型（対極板） …………………………… 159
導電率 ………………………………………… 173, 174
突沸現象 ……………………………………… 22
トランジスタ ………………………………… 81

な行

2面型対極板 ………………………………… 160
熱傷 …………………………………………… 157
熱伝導率 ……………………………………… 178

は行

バイポーラ（双極）電極	127
バジング	53, 115
ハンドピース	12, 19
ピークパワーシステム	89, 93
微小放電	20
火花放電	169
火花電圧	169
拡がり抵抗	21
比誘電率	175
負性抵抗	169
分割型対極板	160
閉鎖回路	13
放電	15
放電凝固	45, 172
放電圧	22
放電現象	14
放電熱	15, 20, 22, 60

ま行

マッシュルーム現象	128, 147
無放電凝固	63
メス	11
メス先電極	12, 19

や行

誘電率/誘導率	173, 174
誘電緩和周波数	176
容量型（対極板）	159

ら行

リターンフォルト回路	158
連続波	26

欧文

Bovie	191
black coagulation	40, 46, 61
caramelization	40
carbonization	40
cell death	38
cell dehydration	35, 58
cell desiccation	35, 58
coagulation	27, 38
collateral damage	128
Cushing	191
duty cycle	47
Faradic effect	30
fulguration	45
generator	19
"I"Beam cutting mechanism	145
I-Blade™	145
Instant Response™	124, 140
modulation	26, 47, 48
plasma cloud	34
Polymer Temperture Coefficient	145
PPS	89, 93
protein denaturation	35, 59
PTC	145
SOFT COAG	63
steam envelope	34, 90
TissueFect™ センシングテクノロジー	118, 140
vaporization	22, 60
white coagulation	40, 46, 60, 63

あとがき（謝辞）

　この本を執筆するにあたり，日本医療機器工業会 安全部会 手術用メス委員会技術主査の山崎正喜様（株式会社アムコ）には多大なるご指導をいただき，心から感謝いたします．山崎様の御指導なしにはこの本は完成しませんでした．また各社の，いわゆるエネルギーデバイス部門の方々には，資料の提供や製品の詳しい説明をいただき，ありがとうございました．

　各章のイントロとエンディングのマンガのモデルとさせていただきました先生方，家族，友人，横浜・関内の天婦羅屋の御主人，野球選手，テロ対策チームの人（架空）は，この本の目的（わかりやすさを追求する）のためには欠かせなかったと，この本を書き終えた今，改めて感慨深く思います．マンガ家の渡邊治四様には，筆者に関しては実物以上の描写をしていただきました．ありがとうございました．略歴に掲載した写真が実際の顔です．

　最後に，私一人でこの本を書き上げることにご理解をいただいた，金原出版（古谷純朗社長）には，改めて感謝します．特に編集部の芳賀なつみ様には，執筆の素人である私の直感をほぼ全面的に受け入れていただきましたが，"やめておいたほうがいいことは，やめたほうがいい"と，はっきり玄人の意見を言っていただきました．ありがとうございました．

　読者の皆様へ，本書の内容（特に理論，このような例えがいいのではないか，など）に関する御意見をお願いします．魅力的な技術を正しく未来へ伝えていきましょう．

2014 年　春　　　　　　　　　　　　　　　　　　　　　　　　　　　桜木　徹

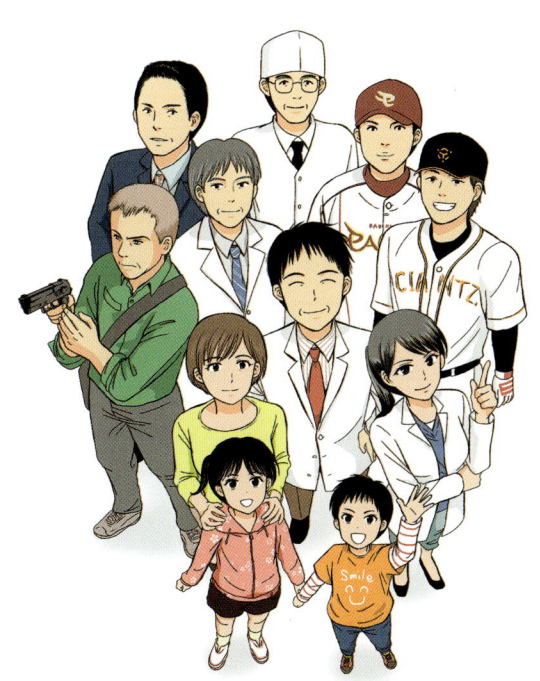

著者略歴

桜木 徹

医師，医学博士。1967年生まれ。
佐賀医科大学（現 佐賀大学医学部）卒業。日本外科学会認定医。
共著として『研修医のための見える・わかる外科手術』（畑啓昭編集，羊土社）を執筆。

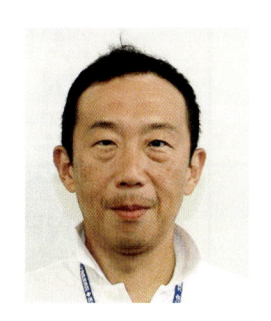

わかりやすい電気メスの本──自分の武器を知る!

2014年3月31日　第1版第1刷発行
2022年6月20日　　　　　第5刷発行

著　者	桜木　徹
発行者	福村　直樹
発行所	金原出版株式会社

〒113-0034　東京都文京区湯島2-31-14
電話　編集(03)3811-7162
　　　営業(03)3811-7184
FAX　　　(03)3813-0288
振替口座　00120-4-151494
http://www.kanehara-shuppan.co.jp/

検印省略
Printed in Japan

ISBN 978-4-307-20325-8

印刷・製本／真興社

JCOPY ＜出版者著作権管理機構 委託出版物＞
本書の無断複製は著作権法上での例外を除き禁じられています。複製される場合は，そのつど事前に，出版者著作権管理機構（電話 03-5244-5088, FAX 03-5244-5089, e-mail : info@jcopy.or.jp）の許諾を得てください。

小社は捺印または貼付紙をもって定価を変更致しません。
乱丁，落丁のものは小社またはお買い上げ書店にてお取り替え致します。

WEBアンケートにご協力ください

読者アンケート（所要時間約3分）にご協力いただいた方の中から抽選で毎月10名の方に図書カード1,000円分を贈呈いたします。
アンケート回答はこちらから➡
https://forms.gle/U6Pa7JzJGfrvaDof8

2022・4

基礎知識から性能比較まで手術デバイスの情報を一冊に集約！

手術室デバイスカタログ
外科医視点による性能比較・解説

編集 NPO法人国際健康福祉センター
デバイス研究会

外科手術の成否は術者の習熟度が大きく影響する。習熟した外科医は武器となる様々な手術デバイスの長所・短所を理解し、適切に使用できる。一方、手術デバイスの基礎知識を得るための客観的な教科書は存在せず、情報を得る機会は限定的である。そこで本書では、手術デバイスの基礎知識、基本性能の解説、各メーカーの性能比較等、外科医が注目したい観点から記載し、手術成績の向上に貢献する有益な情報を提供したい。

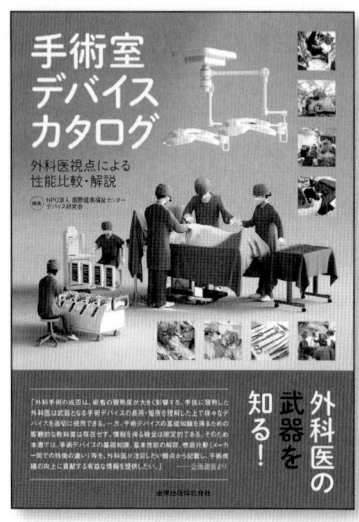

CONTENTS

第1部　エネルギーデバイス・電子機器
　電気メスジェネレーター　超音波凝固切開装置
　ベッセルシーリングシステム　ほか

第2部　大型機器・基本鋼製機器
　手術台　体位固定具　開創器　剪刀
　鑷子　鉗子　持針器　筋鉤　肛門開創器

第3部　内視鏡手術機器
　内視鏡システム　気腹・排煙装置
　トロッカー　内視鏡手術鉗子　クリップ　ほか

第4部　内視鏡手術消耗品
　小切開創縁保護・開創部密閉器具
　検体回収袋　組織圧排子・リトラクター　ほか

第5部　消耗品
　ドレーン／ドレーンバッグ　イレウス管
　肝胆膵手術で用いるチューブ　縫合糸　ほか

第6部　手術中に使う薬品
　癒着防止材　止血材　組織接着剤　消毒液

読者対象　外科医（一般外科、消化器外科、胸部外科、婦人科、泌尿器科）、
手術室看護師、臨床工学技士、病院の購買部門

◆B5判　440頁　　◆定価8,250円（本体7,500円＋税10％）　ISBN978-4-307-20432-3

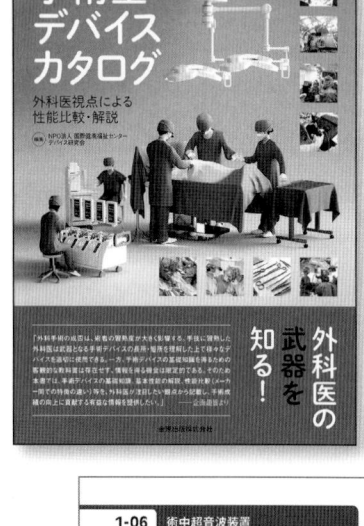

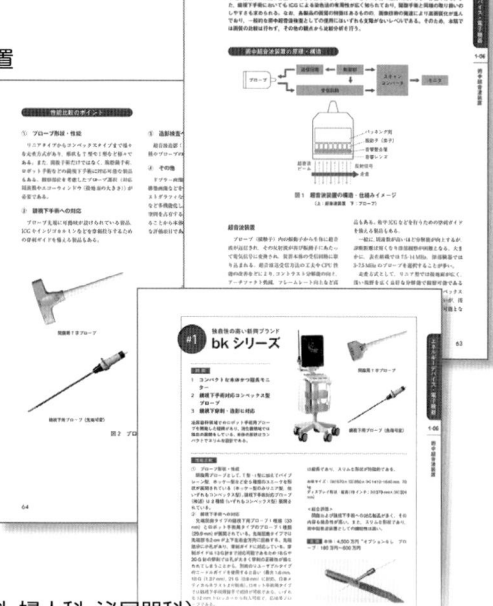

金原出版
〒113-0034　東京都文京区湯島2-31-14　TEL03-3811-7184（営業部直通）　FAX03-3813-0288
本の詳細、ご注文等はこちらから ▶ https://www.kanehara-shuppan.co.jp/